多家权威医院专家编写

健康影响孩子一生的幸福

婴幼儿疾病防治与家庭护理手册

宁桦 主编

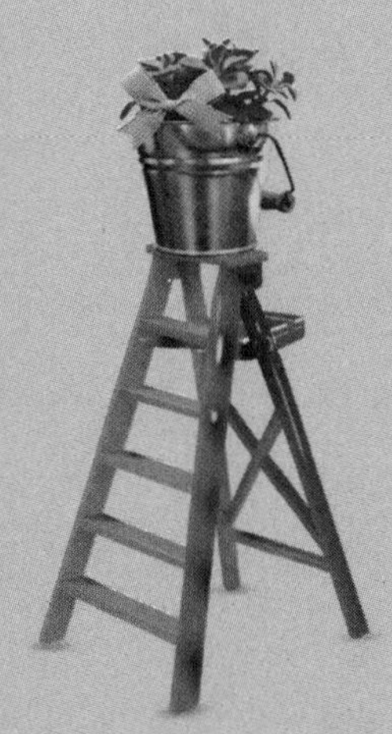

中国人口出版社

我们坚持以专业精神，科学态度，为您排忧解惑。

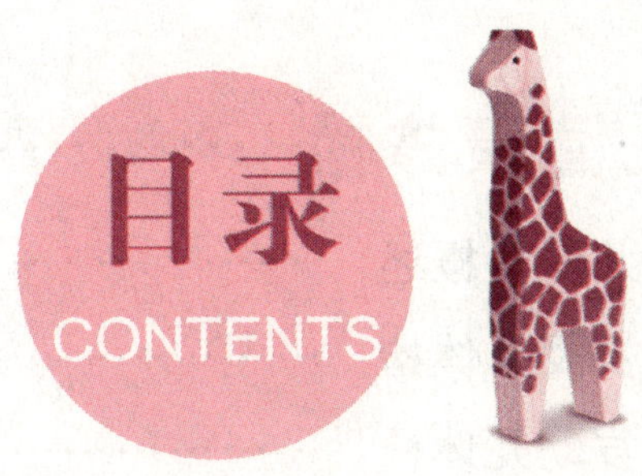

Part 1

做孩子健康的守护神
——儿童生病早知道

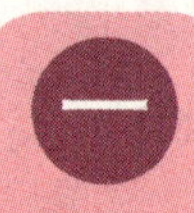

Part 2 做孩子最好的保健医
——用药安全至关重要

Part 3
做孩子疾病的清道夫
——常见病防治与护理

七 消化系统疾病 ······155

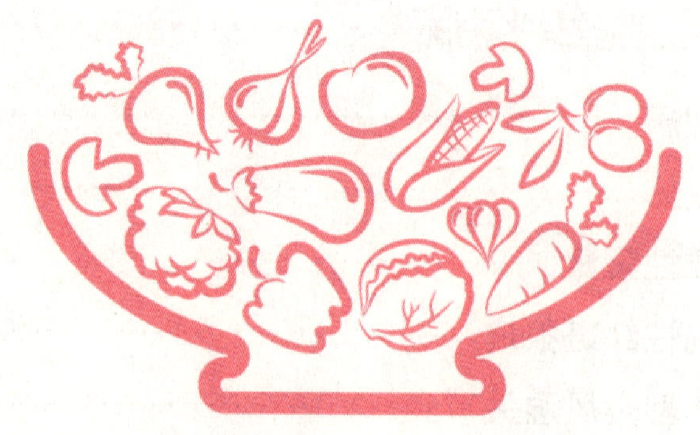

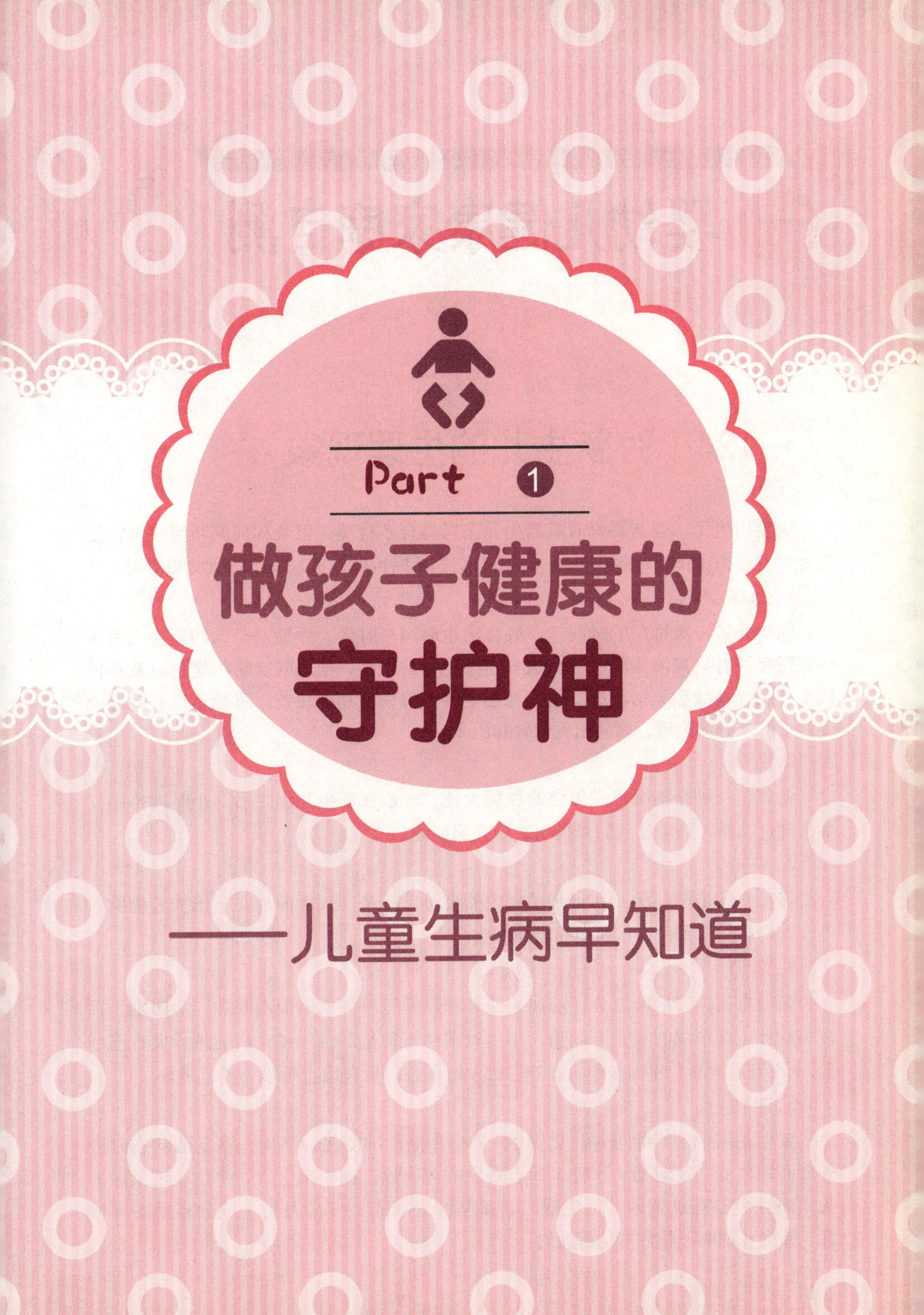

Part 1

做孩子健康的守护神

——儿童生病早知道

一 婴幼儿健康家庭自测

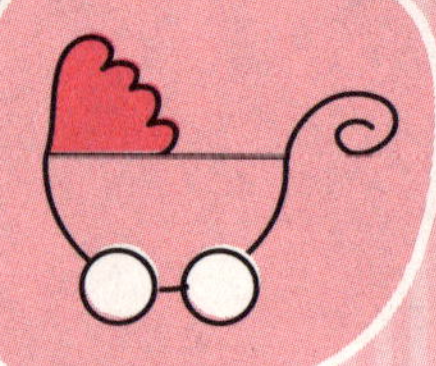

(一)24小时新生儿的生理现象

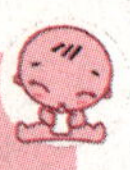

宝宝出生了，爸爸妈妈看着新生儿高兴得合不拢嘴，但是如何判断宝宝是否健康呢？下面为你介绍一些有关新生儿出生后24小时内的健康标准，以供父母参考。

1.排尿

新生儿第一次排尿的时间，一般在出生后24小时内。生后2～5天的新生儿可于排尿时啼哭并见尿液染红尿布，这与白细胞分解较多，使尿酸盐排泻增加以及小便较少有关，持续数天后消失。新生儿出生时肾脏调节功能较差，不能迅速有效地处理过多的水分和溶质，容易出现水肿和脱水。

2.胎粪

胎粪是一种带暗绿色或黑色的黏稠大便，一般在新生儿出生后24小时内排出。如果超过24小时仍未见到胎粪排出，应查明原因。

3.姿势

新生儿的姿势与胎儿在母亲子宫内的姿势差不多，头部前屈，下巴挨着前胸，手、脚均有些弯曲，手指并拢并紧握拳头。

4.囟门

囟门有前囟和后囟之分，前囟为顶骨和额骨边缘形成的菱形间隙，后囟则为顶骨与枕骨边缘形成的三角形间隙。出生时前囟正常呈2±1厘米，后随颅骨发育而增大，6个月后逐渐骨化而变小，在1～1.5岁时闭合。后囟出生时很小或已闭合。

5.四肢

新生儿出生后不断地进行着睡眠–觉醒周期性的变化。新生儿在觉醒状态时进行着有规律的手足运动，这种运动有一定的规律性。孩子出生后，手往往是紧握拳头，而且手心有点朝外，但睡眠时，手呈张开状态。三个月后手就会自然展开伸直，新生儿期两下肢常常是弯曲的。

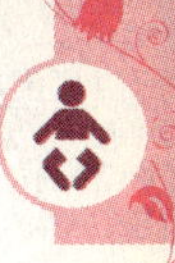

(二)宝宝生病的早期先兆表现

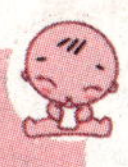

宝宝生病是难免的，妈妈无需着急，只要平常对孩子细心一点，对疾病做到早发现、早治疗，孩子就不会太痛苦，妈妈也不会太烦恼。一些疾病的早期阶段，宝宝的身体会有所变化。如果孩子有了疾病的前兆，要及早就医，而不应轻信营养品或保健品的宣传广告。

1.体重异常

本来胖乎乎的小脸慢慢地消瘦下来，躯体和四肢的皮下脂肪变薄了，甚至有点皮包骨头的感觉；较长时期内，孩子体重增加不明显或几乎不增加。这些情况多见于食量小，消化吸收能力较差的孩子，也可见于孩子疾病过后的恢复期。

2.身高异常

较长时期内，孩子增高不明显或个头几乎不增长。这种情况常见于生病之后，或有明显挑食或偏食的孩子，也与不良生活方式有关，如经常晚睡。

3.面色异常

孩子面色苍白或萎黄，皮肤弹性差，或有较严重的皮肤损害，如皮肤粗糙，色素沉着，汗毛脱落，出现皮下出血点，出现“乌青块”。在排除皮肤病等疾病的情况下，出现这些症状可能与某些微量营养素的缺乏有关，如缺乏铁、锌或维生素C、维生素B_1，也可能与食物过敏有关。

4.头发异常

有些孩子头发稀少无光泽、枯黄、易断裂，或出现白发、枕部脱发等情况可能与营养不良、某些微量营养素缺乏有关。

5.视力异常

在昏暗的光线下视物不清，眼睛干燥，经常眨眼，经常有眼屎，眼睛易疲劳。这种情况可能与孩子不爱吃蔬菜，尤其不爱吃绿色蔬菜和胡萝卜等原因有关。

6.出牙异常

有些孩子出牙迟，一岁时8个乳牙还没出齐，到了2岁，乳牙还不到20个；有的孩子乳牙掉后新牙迟迟不出；有些孩子囟门闭合迟，走路迟、说话迟。这些情况可能与维生素D、钙或蛋白质的缺乏有关。

7.食欲异常

孩子味觉减退，食欲不振；有的孩子有异食癖，如吃泥土、纸张或墙壁灰等物质。这种情况可能与缺铁性贫血和(或)缺乏微量元素锌有关，也可能与肠道寄生虫有关。

8.口腔异常

有些孩子口腔内有异味；经常出现口角炎、唇炎、口腔炎；舌头肿大，有的成地图舌(舌头表面看起来像地图)；消化能力差，可出现恶心、呕吐、腹痛症状，有时也会出现腹泻和便秘交替症状。这种情况可能与维生素B_2、维生素B_1缺乏有关，也可能与缺锌有关。要培养孩子均衡饮食的习惯。

9.精神异常

表情淡漠、不愿说话、不喜欢活动；或烦躁不安，或时时哭吵；睡眠时头部多汗，睡眠不踏实，易醒，经常翻来翻去，时有惊跳或突然啼哭。这种情况可能与营养不良、缺乏某些维生素或微量元素有关，也可能与某些疾病有关。

10.血色异常

孩子的嘴唇、眼结膜、口腔粘膜颜色苍白；手指甲血色差，用手轻轻压迫甲盖，放松后甲盖的血色恢复慢；经常头晕，注意力不集中。这些情况可能与微量元素铁，或叶酸缺乏有关。

11.呼吸异常

正常的小儿呼吸平衡而有节律性，健康的婴幼儿不超过40次/分，儿童不超过30次/分。若发现宝宝呼吸时快时慢、呼吸深浅不一，应引起注意。患肺炎的宝宝常常呼吸增快，伴有两鼻翼扇动、口鼻周围发青等；气管炎的小儿可在喉部听到咕噜咕噜的痰声；哮喘的小儿则有一种特别响亮的哮鸣声等。

12.大便异常

如果不是吃了大量的西瓜或西红柿等红色食品，果酱样红色便或柏油样便一般提示有消化道出血的可能，应及时治疗；绿色便常出现于三天之内的正常新生儿，但三天之后出现绿色便多为消化不良引起的；白色便为肝炎或胆道疾病所特有，且小儿皮肤发黄。

13.不明原因出血

刷牙时牙龈出血，不小心碰到鼻子或天气干燥时鼻子出血等，这些情况可能与维生素C缺乏有关。

(三)测体温、脉搏、呼吸和血压

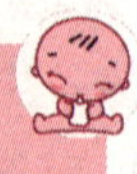

体温、脉搏、呼吸和血压是人体四大生命体征。它们是机体内活动的反映，是衡量机体状态的指征，以及了解疾病发生发展的规律，为小儿的疾病诊断、治疗及护理提供依据。

下面介绍体温、脉搏、呼吸和血压的生理学基础、影响因素、测量及记录方法。

测脉搏

心脏每收缩舒张一次，在外周动脉上便出现一次搏动，这就是脉搏。

1.正常和异常的脉搏

正常的脉搏规律而有力。通常运动之后脉搏会跳得快一些，休息时较慢。异常脉搏，如脉搏跳动过快或过慢，微弱或时快时慢等，都可能是患病征兆。

测脉搏应在小儿安静时测量，可把手放在他胸部左侧心脏跳动的部位，测心脏实际1分钟跳动的次数。对儿童应测桡动脉或颞动脉，年幼儿腕部脉搏不易摸到。可计数颈动脉或股动脉搏动，除脉搏次数外尚应注意节律是否整齐及血管充盈度。

2.测量脉搏的基本方法

测量脉搏时，首先使小儿保持安静，采用卧位或坐位。手臂放在舒适的位置，让小儿掌心向上，用你的大拇指托住他的腕部，食指和中指放在小儿掌心面拇指侧的腕部横放下方的动脉搏动处，压力适中，以清楚地能测到脉搏的搏动力度，计数1分钟。各年龄小儿脉搏次数见表1。

表1　各年龄小儿脉搏次数(每分钟、安静状态)

年龄	脉搏(次／分)
新生儿	120～140
1岁以下	110～130
2～3岁	100～120
4～7岁	80～100
8～14岁	70～90

测呼吸

人体在代谢过程中，不断地消耗氧气和产生二氧化碳。因此人体不断地从外界摄取氧气和排出二氧化碳。这种人体与外界环境之间的气体交换过程，称为呼吸。

1.正常和异常的呼吸

正常的呼吸是比较均匀、无声、规则、且不费力。吸气略长于呼气。如果孩子出现呼吸过快，或过慢，或深浅不一，则表明孩子有患病的可能。

2. 测量呼吸次数的基本方法

应在小儿安静时测量。年幼儿腹式呼吸为主，观察孩子胸部或腹部的起伏运动。一起一落算一次呼吸。测量时间为1分钟。

呼吸过快不易看清楚，可用听诊器听呼吸音计算，或可用少量棉花纤维粘在靠近鼻孔边缘，观察棉花纤维扇动计算。除呼吸频率外，呼吸节律及深浅也应注意。各年龄小儿呼吸次数见表2。

表2 各年龄小儿呼吸次数（每分钟，安静状态）

年龄	呼吸1次／分
新生儿	40～50
1岁以下	30～40
2～3岁	25～30
4～7岁	20～25
8～14岁	18～20

3. 呼吸脉搏比例

在安静状态下，呼吸1次，脉搏搏动3～4次。各年龄小儿呼吸脉搏比例见表3。

表3 各年龄小儿呼吸脉搏比例

年龄	呼吸：脉搏
新生儿	1：3
1岁以下	1：3～4
2～3岁	1：3～4
4～7岁	1：4
8～14岁	1：4

测血压

血管内血液流时，对血管壁的压力称为血压。

当心脏收缩时，血液射入主动脉，动脉压力达到最高值，称为收缩压。

心脏舒张时，主动脉管壁弹性回缩，使血液继续向外流动及保持对血管壁的侧压力。在舒张末期，血压降至最低值，称为舒张压。收缩压和舒张压之差称为脉压差。

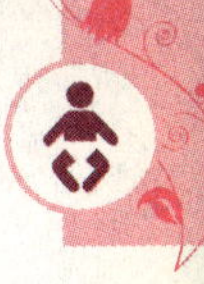

1.正常和异常血压

不同年龄血压正常平均值可用公式推算。收缩压(mmHg)=80+(年龄乘以2)，舒张压为收缩压的2/3。

2.测量血压的基本方法

测量血压前须让小儿休息10分钟。啼哭时不能测压，可在入睡时测量。测上肢血压时，取坐位或卧位，使上臂动脉与心脏在同一水平。露出上臂，伸直肘部，手掌向上，放平血压计。驱尽袖带内空气，将袖带平整地缠于上臂中部，带之下缘距肘窝2～3厘米。袖带缠绕松紧要适度，过紧(使血管在气囊未充气前已受压)测得血压偏低。过松，测得血压偏高，不同年龄小儿所用，血压计袖带宽度不一样，应为上臂长度的2/3。过宽，测出血压较实际为低。太窄则测得值过高。年幼儿血压不易测准确。新生儿及小婴儿可用简易潮红法或多普超声诊断仪测定。

测体温

1.正常和异常体温

口表只适用于能配合的年龄儿童。37.5℃以下为正常。小婴儿可测腋温。将体温表置于腋窝处夹紧上臂至少5分钟。36℃～37℃为正常。肛表最准确，但对小儿刺激大，可将肛表搽润剂后缓慢推入肛门约3～4厘米，至少测3分钟。36.5℃～37.5℃为正常，用半导体体温计在颈动脉处试表半分钟即可显示，但太灵敏，波动大。

2.体温计的种类

体温计有水银体温计、电子体温计、及半导体体温计。

(1)常用的是水银体温计。体温计一端的玻璃球内装有水银，测温时水银遇热膨胀升入有刻度的细管内。体温计分口表、腋表及肛。我国多采用摄氏刻度体温计。

(2)电子体温计有两个不易破碎的探头，一个用于口腔，一个用于直肠。电子体温计测量体温时较之水银体温计既迅速且准确。

(3)半导体体温计是用半导体热敏电阻作感温元件，通过调节开关可在刻度上显示出体温读数，给小儿用既方便又快捷。

3.体温计的使用方法

(1)口温测量法：将口表的水银端放入舌下热窝的部位，测3分钟。注意叮嘱孩童闭口用鼻呼吸，切勿用牙咬，也别说话，以免体温表破碎或脱落。如用电子体温计则测10～20秒。

(2)直肠温度测量法：滑润肛表的水银球端，轻轻插入肛门3～4厘米，测2分钟。如用电子体温计则测10～20秒。

(3)腋窝温度测量法：将腋窝擦干，置体温计于腋窝内，使上臂紧贴躯干将体温计夹紧，测4～5分钟。刚洗完澡的孩子要等20分钟才能测温，以免影响测温结果。

4.体温计的读法

查看体温表度数时，应使体温表与视线平行。轻轻来回转动体温表，就能看清水银柱上升的度数。

5.使用体温计的注意事项

(1)使用口表测体温，只适用于年龄比较大(7岁以上)，能听话能配合的孩子。以防咬碎体温计，要有专人看护，直到测完为止。

(2)使用肛表时，应有人在旁守护。用手扶住肛表，防止体温计折断或进入直肠而造成意外。

(3)无论使用哪种水银体温计，使用之前都应先拿住无水银的一端用力甩动，直到水银柱降到35℃以下为止。

(4)每次测温后，先用清水把体温表洗干净，然后用纱布擦干。口表、肛表需放入75%酒精中浸泡10分钟，腋表用75%酒精棉球擦拭几遍即可。平时要将体温表插入表套内保存。

(四)孩子的亚健康状态不容忽视

孩子也有亚健康，只不过很多家长没有意识到，例如，口臭、磨牙、腹疼、大便不正常、乏力、夜眠不安、夜惊、小便黄、脾气暴躁等等，这些都是亚健康的表现，表现在身体上的体征包括：面色萎黄或有白斑、黑眼圈、头发不润滑、腹胀、口唇发红、牙齿生长不好、手足心热脱皮、多汗、皮肤粗糙或发痒、指甲白斑脆薄、消瘦等，孩子长期的亚健康状态会影响到孩子生长发育和免疫功能，会导致孩子的身高体重不达标，容易感冒、长期咳嗽、反复扁桃腺炎、哮喘反复发作等。

亚健康的起因

(1)脾胃不和，也就是肠胃功能不好。家长以为常给孩子吃大鱼大肉就是爱孩子，其实这些肥甘厚味及饮食的不规律恰恰是引起孩子亚健康状态最常见的因素。因为孩子的脾胃功能尚未完全发育成熟，长期不健康的饮食会加重孩子的脾胃负担，造成小儿脾胃功能紊乱。

(2)某些急慢性病后期也是亚健康期，特别是感染急慢性疾病，病后初愈，此时孩子身体的正气、脾胃尚未完全恢复，中医称之为“病瘥期”。

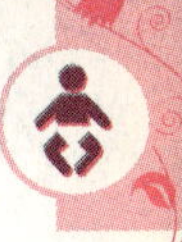

(3)反复使用多种抗生药物，虽然病好了，但人体正气已伤，尤其会伤脾胃之气，造成脾胃不和。

(4)中医认为，外感六淫之邪，会伤及脾胃，身体处于亚健康状态，表现一种脾气失和状态。

(5)体质原因，有的孩子先天禀赋不足，脾胃虚弱。孩子长期处于亚健康状态可引起反复的上呼吸道感染，而反复的上呼吸道感染又反过来使孩子经常处于亚健康状态，二者形成恶性循环。

远离亚健康的日常调节

(1)不要给孩子吃过多的大鱼大肉，煎炸油腻食物、零食等，要让孩子的食谱多样化，五谷杂粮、蔬菜水果，什么都要吃一点。

(2)病后调理，很多家长出于心疼，孩子病后赶紧做点高热量、高蛋白的食物让孩子补补，但此时孩子的脾胃还未恢复正常，需要清淡的饮食。

(3)慎用抗生素，当孩子出现反复感冒等病时不要追求快点好而随意、过多地使用抗生素。要尽量提高孩子自身的免疫力，以调脾和胃、消食清热的原则进行治疗。家长也可以选择婴儿健脾散、止咳消积口服液、王氏保赤丸等中成药。

(4)锻炼也是必须的，游泳是孩子非常好的一种锻炼方式，全身运动又可以增加肠胃蠕动。

如果孩子处于亚健康状态，最好找医生进行系统的中药调理。

(五)判断孩子是否健康的方法

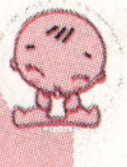

“九看一摸”判断法

1.看笑容

不论是婴儿还是大一些的孩子，爱笑是代表身体内部的平和与协调，只要是身体内气血两亏、寒湿重，身体总会有这儿或那儿的不舒服。婴儿只能用哭声来表达，动不动就哭的孩子身体肯定有问题，大一些的孩子也很少能准确表达身体内哪不舒服。所以，只要吃饭、睡觉能保质保量，而且整天都很开心、爱笑，这就是孩子身体健康的标志，如果一个爱笑的孩子慢慢变得不爱笑了，说明这个孩子最近身体出现了不适，父母就要注意了。

2.看眼神

气血充足的孩子眼睛明亮，有神、眼神专注；眼睛不明亮、目光散乱的孩子则说明气血不足。

3.看皮肤

健康的孩子皮肤应该是淡淡的粉色，富有弹性、光泽，这是气血充足的表现；如果孩子脸色发暗、发青、发黄、发白，则代表孩子身体内寒湿重，胃肠功能差，消化不良，贫血等。

4.看头发

健康的孩子头发乌黑、浓密、柔顺；头发稀少、发黄、竖着的、不服帖，则说明孩子气血不足或营养失衡。

5.看耳朵

耳朵形状圆润，摸上去肉多骨少、柔软，代表孩子先天肾气足，而耳朵的形态看上去不太漂亮、骨多肉少、较硬的孩子则先天不足，说明在整个怀孕期间，母亲身体内气血两亏、寒湿重。

6.看指腹

小孩子与大人一样，手指指腹扁平、薄弱或指尖细细的，都代表身体内气血不足及寒湿重；而手指的指腹饱满、肉多，有弹性，代表身体健康，气血充足。

7.看青筋

鼻梁上出现青筋或眉尾出现青筋的孩子体内寒重，消化不好，气血不足。

8.看睡眠

入睡快、睡眠沉、呼吸均匀无声响、一觉睡到天亮的孩子气血充足；那些入睡困难、易惊易醒、睡不安稳、翻身频繁、夜尿多、呼吸深重或打呼噜的，多是气血不足的孩子。

9.看锻炼

运动后胃口大开、食欲大增的孩子气血充足；反之，运动后不想吃饭、食欲变差的孩子则气血不足。

10.摸小手

气血充足的孩子，小手时刻都应该是温暖的；那些整天小手冰凉的孩子则气血不足、身体内寒湿重。

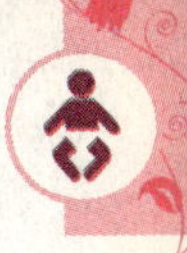

脸色判断法

一个人的脸色与身体健康有着密切的关系，医生也经常通过观看患者的脸色作为判别疾病的参照。因此，爸妈可要学会察“颜”观色，如果宝宝的小脸蛋红润，表示身体健康；倘若脸发黑、发黄、苍白等，则要注意了。

一般来讲，健康的宝宝脸色通常是微黄、红润而有光泽，即所谓的“唇红齿白”；不健康的宝宝常常表现出多种异常的脸色，如发黑、发黄、潮红、苍白等。

1.脸色发黑

脸上的颜色取决于血液中氧含量的多少，氧含量高脸色显得红润，反之则暗。而血液中的氧气完全来自于肺部的呼吸，吸气时，将空气中的氧大量吸入到血液中，呼气时则将身体内的代谢废气二氧化碳排出。宝宝大哭时，拖长了呼气时间，吸气时间变得非常短，因而只有很少的氧气进到血液中。然而，身体由于剧烈哭泣而消耗氧的量却比平常倍增，所以血液中的氧含量锐减，宝宝由此脸色变得黑紫。此外，如果宝宝咽喉有异物或支气管哮喘大发作，也会出现脸色发黑的症状。

2.脸色发黄

大多是由于细胞损害或胆道阻塞，使血液中胆红素浓度超过正常范围而造成，医学上称之为“黄疸”。主要见于急性黄疸型肝炎、胆结石、急性胆囊炎、肝硬化、肝癌、胰头癌等患者。此外，长期慢性失血，也会出现脸色枯黄的症状。

3.脸色潮红

这种潮红有生理性与病理性两种。生理性脸部潮红与日晒、剧烈运动或情绪活动、愤怒或害羞等有关；病理性面部潮红主要发生在感染引起的高热性疾病，如感冒。此外，猩红热、麻疹也会产生脸色潮红的症状。

4.脸色苍白

由于脸部毛细血管充盈不足而引起，中医认为，这大多是属虚病或寒症，是体质差的表现。此外，如恶心呕吐、晕车、缺铁性贫血、肠套叠、脑膜炎等，均会出现脸色苍白的现象。

5.脸色发紫

引起宝宝脸色青紫的原因并不多，但大多比较严重。

(1)如果宝宝平常就有脸色青紫的状况，新妈妈需要注意宝宝是否有先天性心脏疾病。

(2)突然间的呼吸道堵塞，也是引起宝宝脸色青紫的原因之一，不规则的进食习惯很可能造成这种状况。

(3)食物、药物中毒也可能引起宝宝脸色青紫。

大便情况判断法

婴幼儿大便的次数和质地常常反映其消化功能的状况，家长要学会掌握宝宝大便的性状和规律，及时发现宝宝的异常情况，为宝宝调整好饮食。

医生指出，宝宝便便的气味、水分是检测健康的重点信号。

1.异常情况

(1)豆腐渣样大便，则常常见于霉菌引起的肠炎。

(2)水样大便，多见于食物中毒和急性肠炎。

(3)灰白色大便，各种原因所致的胆道阻塞病人会排出灰白色的大便。

(4)柏油样大便，多见于胃及十二指肠溃疡、慢性胃炎所致的出血。

(5)果酱样大便，暗红色果酱样大便见于肠套叠；暗红色果酱样脓血便则见于阿米巴痢疾。

(6)黏液脓性鲜血便，常见于细菌性痢疾、空肠弯曲菌肠炎。

(7)洗肉水样血便，并有特殊的腥臭味，见于急性出血性坏死性肠炎等等。

(8)大便有恶臭，如臭鸡蛋味。应注意配方奶浓度是否过高，进食是否过量。可适当稀释奶液或限制奶量1～2天，或者可给宝宝用点维生素制剂，以帮助消化。

2.正常情况

(1)胎便：正常的新生儿多在出生后24小时内排泄胎便，而早产儿排泄胎便的时间有时会推迟，这主要和早产儿肠蠕动功能较差或孩子进食延迟有关。正常情况下，胎便呈墨绿色，较黏稠，无臭味，3～4日内排完。

(2)母乳喂养儿便便：在没有添加辅食之前，大便是黄色的，较细腻。偶尔会微带绿色且比较稀；或呈软膏样，均匀一致，带有酸味且没有泡沫。婴儿的便便次数较多，约5～8次/天。

(3)辅食喂养儿便便：添加辅食后，随着食物种类的增加，大便逐渐与成人相似。有的婴儿大便呈绿色，有时便里还会出现黏液，但只要婴儿吃睡正常，体温不超过37.5℃，体重增加良好，则为正常现象。

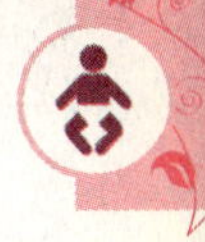

尿液颜色判断法

细心的妈妈不仅会适当地训练宝宝，使宝宝形成好的排尿习惯，而且会留心宝宝的排尿情况来判断宝宝是否健康。尿液是宝宝新陈代谢的产物，正常宝宝的尿液颜色无色或稍黄，外观基本清亮透明，放置片刻后底层会稍有沉淀。

1.乳白色尿

有时宝宝排在尿盆中的尿液呈乳白色，似淘米水样。在寒冷季节出现这种情况，这实际上是尿中盐类结晶析出的缘故，不必担心；另外当宝宝进食含磷酸盐和碳酸盐较多的食物，如菠菜、苋菜等绿色蔬菜或香蕉、橘子等水果时，尿液中的盐类也会增多，使尿变混，呈乳白色，此种乳白色尿通常情况下对宝宝的健康无害。但是，乳白色尿也可能是病兆，比如尿路感染时出现的脓尿。

出现脓尿的宝宝通常有尿痛或尿急等表现，但也有的宝宝表现不太明显。把盛有乳白色尿液的痰盂放在炉子上慢慢加热煮沸，或在尿液中倒入等量的开水。如果是盐类沉淀的尿液就会立即变清；如是脓尿仍呈白色浑浊状，则应去医院做进一步检查和治疗。

防治方法：盐类结晶性乳白色尿：应鼓励宝宝多喝水，必要时可口服维生素C，一般几天后乳白色尿就会消失。脓尿：首先应寻找病因，若是尿路感染引起的脓尿，应在医生指导下选用泌尿道浓度高且细菌敏感的抗生素治疗。

2.血尿

血尿一般分为肉眼血尿和镜下血尿。肉眼血尿是指用肉眼能见到尿液呈血样或洗肉水样，镜下血尿则仅在显微镜下见到红细胞。血尿是宝宝肾脏疾病最常见的临床表现之一。引起血尿的原因很多，可分为两大类：一类是肾小球性血尿，指血尿来源于肾小球，如肾小球肾炎；另一类是非肾小球性血尿，血尿来源于肾小管或尿道。另外，某些全身疾病也可致血尿，如各种出血性疾病、某些感染性疾病(如流行性出血热)。其他如发热等也可以导致暂时性血尿。

防治方法：若出现血尿则应尽早去医院做检查，根据病情采取相应的治疗措施。对于肾小球肾炎，应限制盐和高蛋白质食物的摄入，以减轻肾脏负荷；对于出血性疾病，应限制宝宝的活动，以免摔着、碰着引起内脏和脑内出血而危及生命。另根据医嘱对宝宝精心照料，以防意外。

3.蛋白尿

尿中蛋白含量超过正常范围时称之为蛋白尿，蛋白尿在肾脏疾病，尤其是肾小球疾病最常见，有时是最早出现的临床表现，但蛋白尿也可见于某些非肾脏疾病。

宝宝蛋白尿常见于以下情况：暂时性蛋白尿(又称功能性蛋白尿)、直立性蛋白尿(又称体位性蛋白尿)、无症状性持续性蛋白尿(又称持续性良性蛋白尿)、原发性和继发性肾小球肾炎、肾病综合征、原发性肾小管间质疾病。

防治方法：在医院进行正常的治疗时，根据具体情况采取相应的饮食调理。对于急性肾小球肾炎的宝宝，应严格限制水、盐和蛋白质的摄入；而对于大量蛋白尿的肾病综合征宝宝，则不宜限制蛋白质饮食。

尿量多少判断法

1.尿少但次数多

由于宝宝发育尚未成熟，容易受外界环境、暗示性语言等影响，其控制力、抗压力及表达能力还比较差，所以，只要是受到轻微刺激，包括残尿对包皮和阴部的刺激、不舒适的衣裤的摩擦、潺潺的水声、口哨声等都会令宝宝产生尿意。

宝宝正常情况下昼夜排尿8～15次，如排尿次数明显增多，超过了上述范围，而尿总量并不增加，每次的尿量还很少，那么妈妈就要注意宝宝其他的反应。

尿少但次数多，通常是以下几种疾病的预警：

(1)神经性尿频，是指宝宝膀胱逼尿肌发育不良，神经不健全，可发生白天点滴性多尿，可达20～30次，但是夜间排尿正常，有反复发作趋势，尿化验检查正常。

(2)炎症刺激可使神经感受阈值降低，尿意中枢处于兴奋状态，产生尿频，并且尿量减少，因此，膀胱炎、前列腺炎、尿道炎、肾盂肾炎、慢性阴茎头包皮炎、外阴炎等都可出现尿频，同时往往会伴有尿急、尿痛等症状，如果宝宝不会诉说，常会排尿时哭叫。

(3)非炎症刺激，如尿路结石、异物等，也会出现尿频。

防治方法：如果宝宝尿频是由精神因素引起的，妈妈应该从训练宝宝养成良好的“嘘嘘”习惯做起，尽早使宝宝对“嘘嘘”形成条件反射；如果宝宝的尿频由感染引起，那么必须进行彻底的治疗，并且应遵守医嘱。

2.尿量多

宝宝的正常尿量随年龄而异。除泌尿系本身外尚与其他影响因素有关，诸如液体摄入量、不显性失水(体温、活动量、呼吸状态、环境的温度和湿度)、精神因素及药物影响等，故个体差异较大。一般而言，新生儿每天尿量为400毫升，婴幼儿为400～600毫升，学龄前为600～800毫升，学龄期为800～1400毫升。

如果宝宝的尿量明显增多，且超过以上标准，则为多尿。宝宝在正常情况下每千克体重需水量：0～1岁为120～160毫升，1～2岁为120～150毫升，2～3岁为110～140

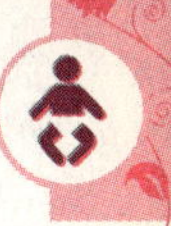

毫升。妈妈可以按照这个标准来给宝宝喝水，要注意上面标准中包括饭菜中的水分。

如果天气热或活动量大，饮水量还可以适量增加。在病理情况下，宝宝多尿最常见的是内分泌疾病，如糖尿病、尿崩症等，起病较急，宝宝会出现烦渴、多饮、多尿、身体消瘦等症状，同时疲乏乏力、萎靡不振，严重时可出现休克、昏迷等表现。

防治方法：生理性多尿，妈妈应该以控制宝宝的饮水量为主要措施；如果宝宝的多尿是由糖尿病等引起，妈妈应该尽早带宝宝到医院进行治疗，因为宝宝的血糖长期控制不住，可损害眼睛、并发白内障，还会导致肾脏的损害。

舌头判断法

正常健康的孩子的舌体应该是大小适中、舌体柔软、淡红润泽、伸缩活动自如、说话口齿清楚，而且舌面有干湿适中的淡淡的薄苔，口中没有气味。一旦孩子患了病，舌质和舌苔就会相应地发生变化。其实，舌头就像反映孩子身体健康状况的“晴雨表”，尤其是孩子的肠胃消化功能更是在舌头上表现得淋漓尽致。如果妈妈对舌头的变化能够有所了解，就能及早发现孩子的异常，防患于未然。这样就可使孩子减少生病，更加健康地成长。

1.发热时的舌头

孩子感冒发烧，首先表现在舌体缩短，舌头发红，经常伸出口外，舌苔较少，或虽然有舌苔但苔少而发干。如果体温较高，舌质呈绛红色，说明孩子热重伤耗津液，所以孩子经常会主动要求喝水。如果同时伴有大便干燥，往往口中会有秽浊气味。这种情况经常会发生在一些上呼吸道感染的早期或传染性疾病的初期，妈妈应该引起重视。发热严重的孩子，还可看到舌头上有粗大的红色芒刺，犹如市场上的杨梅一样，这种“杨梅舌”多见于患猩红热或川崎病的孩子。

处理对策：

(1)应注意及时为孩子治疗引起发热的原发疾病，并及时进行物理降温或口服退热药物。

(2)注意多给孩子饮白开水，少食油腻食物及甜度较大的水果。

(3)可购买新鲜的芦根或者干品芦根煎水给孩子服用。

2.不爱吃饭时的舌头

有的孩子平时就很能吃，一看到喜爱的食物就会吃更多。爸爸妈妈看到孩子吃得多，不但不加以劝阻，还会很高兴，不停地鼓励孩子多吃。这样，就会使孩子吃得过多、过饱，消化功能发生紊乱。到了第二天，孩子可能会不爱吃饭，有的孩子还会出现肚子胀气、疼痛，严重时还会发生呕吐，吐出物为前一天吃下而尚未消化的食物，气味酸臭。

小一点的孩子会由于积食导致腹泻，此时观察孩子的舌头，可看到舌上有一层厚厚的黄白色垢物，舌苔黏厚，不易刮去，同时口中会有一种又酸又臭的秽气味道。这种情况多是因平时饮食过量，或进食油腻食物，脾胃消化功能差而引起。

处理对策：

(1)当孩子出现这种舌苔时，饮食要清淡些。对于食欲特别好的孩子，应及时提醒每餐适量，以使肠胃得到充分的休息。

(2)如果孩子一旦出现乳食积滞，可酌情选用有消食功效的药物，消食导滞，保证大便畅通。

(3)也可以用鸡内金15克、茯苓10克、山楂30克煎水服用，每日一剂。

(4)如果孩子的大便干燥，腹胀明显，可以用炒黑丑、白丑各15克、生黄芪15克煎水服用，也可起到消食导滞的作用。

3.地图舌

地图舌是指舌体淡白，舌苔有一处或多处剥脱，剥脱的边高突如框，形如地图，每每在吃热粥时会有不适或轻微疼痛。地图舌一般多见于消化功能紊乱，或孩子患病时间较久，使体内气阴两伤。出现地图舌的孩子，往往容易挑食、偏食、爱食冷饮、睡眠不稳、乱踢被子、翻转睡眠，较小一点的孩子易于哭闹、潮热多汗、面色萎黄无光泽、体弱消瘦、怕冷、手心发热等。

处理对策：

(1)多吃新鲜水果和新鲜且颜色深的绿色或红色蔬菜，同时注意忌食煎炸、熏烤、油腻辛辣食物。

(2)可用适量的龙眼肉、山药、白扁豆、大红枣，与薏米、小米同煮粥给孩子食用，如果配合动物肝脏一同食用，效果将会更好。

(3)如果孩子面色白、脾气较烦躁、汗多、大便干，多为气阴两伤，可用百合、莲子、枸杞子、生黄芪适量煲汤饮用，将会使地图舌得到改善。

4.光滑无苔的舌头

有些经常发烧，反复感冒、食欲不好或有慢性腹泻的孩子，会出现舌质绛红如鲜肉，舌苔全部脱落，舌面光滑如镜子，医学上称之为“镜面红舌”。出现镜面红舌的孩子，往往还会伴有食欲不振，口干多饮或腹胀如鼓的症状。

处理对策：

(1)对于出现镜面红舌的孩子千万不要认为是体质弱，而给予大补或多食肥甘油腻食物，应该多食豆浆或新鲜易消化的蔬菜，如花菇、黄瓜、西红柿、白萝卜等。

(2)可将西瓜、苹果、梨、荸荠等榨汁饮用，或是早晚用山药、莲子、百合煮粥给孩子食用，也会收到很好的效果。

哭声判断法

哭是宝宝的唯一语言，宝宝会以哭闹的方式来表达自己的需求或不舒服。所以，通过宝宝的哭声，可以判断宝宝的身体健康状况。如果宝宝总是哭闹不安，妈妈就要警惕：宝宝是不是生病了。

哭闹分为生理性哭闹和病理性哭闹。当宝宝出现不明原因的啼哭时，妈妈应该先从生理性原因考虑，例如，宝宝是不是饿了、渴了或者是室内温度太高了。如果排除生理因素，就应该考虑到宝宝可能生病了，并及时去医院就诊。

宝宝不同的哭法代表患有不同的疾病，妈妈只有了解宝宝为什么而哭，才能针对不同情况，及时有效地进行应对。

1.持续哭闹不安

如果宝宝持续哭闹不安，并且精神状态比较差，食欲不佳，那么宝宝有可能是发热了。妈妈应该测量一下宝宝的体温，看看是否有发热现象。

2.哭闹及皮肤压痛

如果宝宝一直哭闹，并不发热，碰到身体某个部位哭得更厉害，可能是皮肤问题。妈妈要细心检查宝宝身体各部位有没有异常，比如臀部、颈下、腋下皮肤皱褶处有没有发生皮肤糜烂，耳朵、脐带处是否流脓等。

3.突然哭闹

如果宝宝一向比较安静，突然变得爱哭闹，而且哭声高而尖，眼神呆滞，这是宝宝脑部病变的信号。出现这些现象，妈妈应该及早带宝宝到医院就诊。

4.哭声微弱

如果宝宝持续哭闹，而且哭声微弱，安静时呼吸次数明显加快，体温不升高，反而身体发凉，这是宝宝患肺炎的症状，应该及早就医。另外，肺炎的宝宝还会表现出口吐白沫的症状。

5.阵发性剧烈哭闹

如果宝宝连续几个小时出现无原因的剧烈哭闹，时哭时停，伴有呕吐、脸色发白、食欲不振、排出暗红色血便时，宝宝可能是患了肠套叠。这种病非常危险，妈妈要立即把宝宝送到医院就诊。

睡眠判断法

睡眠对儿童来说尤为重要，特别是婴幼儿，他们绝大多数时间是在睡眠中度过的，良好的睡眠是小儿的体格和神经发育的基础，因此小儿的健康状况也可以以睡眠质量来衡量。

孩子睡着以后，很多父母都是放下不管，去忙其他的事情，其实在宝宝睡着的时候，父母可以认真观察一下，通过孩子睡眠可以看出宝宝是否健康！

正常情况下宝宝的睡眠应该是安静、舒坦，头部微汗，呼吸均匀无声，有时小脸蛋上可以出现各种表情。但是，当孩子患病时，睡眠就会有异常的表现。

烦躁、啼哭、易惊醒、入睡后全身干涩、面红、呼吸粗糙急速、脉搏快，超过正常，这预示着发热即将来临。

入睡后翻来覆去，反复折腾，常伴有口臭气促、腹部胀满、口干、口唇发红、舌苔黄厚、大便干燥等症状，中医认为，这是胃有宿食的缘故，治疗原则应以消食导滞为主。

睡眠时哭闹不停，时常摇头，用手抓耳，有时还伴有发烧，可能是患有外耳道炎、湿疹，或是患了中耳炎。

入睡后四肢抖动“一惊一乍”，则多是白天过于疲劳或精神受了过强的刺激(如惊吓)所引起。

如果宝宝入睡后用手去搔抓屁股，而肛门周围又见到白线头样小虫爬动，有可能是蛲虫病。

如果宝宝入睡后撩衣蹬被，并伴有两颧及口唇发红、口渴喜饮，或手足心发热等症状，则是阴虚肺热所致。

入睡后面朝下，屁股高抬，并伴有口舌溃疡、烦躁、惊恐不安等病状，中医认为是“心经热则伏卧”。这常常是小儿患各种急性热病后，余热未净所致。

熟睡时，特别是仰卧睡眠时，鼾声隆隆不止，强口呼吸，这是因为增殖体、扁桃体肥大影响呼吸所致。

所以，细心的妈妈要及时发现小儿睡态的异常，防治疾病的发生。

指甲判断法

正常的宝宝指甲是粉红色的，很光滑，有韧性，甲半月颜色稍淡。判断宝宝的指甲是否健康要看表面形态、颜色、质地、厚度及甲床关系等多方面。

颜色异常指白甲、宝宝甲板上出现白色斑点，多见于正常儿童，或者为一时性

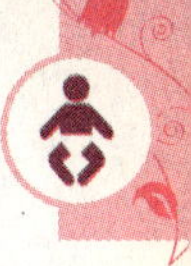

损伤。黄甲是整个指甲变黄。主要是因为吃了富含胡萝卜素的食物，真菌感染也会出现黄甲，但多伴有指甲的形态改变。宝宝的甲半月如果颜色异常，呈红色时多属心脏病，贫血时呈淡红色。

1.形态异常

如果孩子的指甲出现横沟可能是得了急性热病(如麻疹、肺热、猩红热等)、代谢异常及皮肤病。要是甲板中央出现几行竖着的浅沟，多见于甲母质受损及皮肤扁平苔癣。甲板变薄脆，有竖着的突出的棱，指甲尖容易撕裂、分层是指甲营养不良的表现，也见于扁平苔藓等皮肤病。甲板表现出小的凹窝，可以发生在正常儿童也可以发生在银屑病(也就是“牛皮癣”)、湿疹等皮肤病患儿。指甲在纵向发生破裂、可见于甲状腺功能低下，脑垂体前叶功能异常等。

2.硬度异常

硬甲是甲板增厚，越引指尖，越加厚，可以是先天原因造成，也可在后天因长期刺激引起。软甲则甲板薄软，易变曲，变白，指甲尖易劈裂，见于先天异常，维生素B缺乏，梅毒等。扁平甲、匙状甲、钩形甲、巨甲、小甲、甲萎病等大多是先天异常所致，还有杵状甲既有先天因素还有后天心脏病原因。

囟门判断法

孩子的头顶有一处特别的地方，摸上去软软的，有时还能看到在微微地跳动，这个地方叫做“囟门”。囟门的下面就是大脑组织，用手能摸到大脑表面凸凹不平的纹路。

孩子的脑袋上有前、后两个囟门，在头顶的前囟门呈菱形，出生时长2±1厘米；后囟门比较小，通常不必太在意。正常发育的新生宝宝，前囟门会在12~18个月之间闭合，后囟门在出生时很小或已闭合。

孩子的囟门在正常的情况下，呈现稍微凹陷的状态，而且常常可以在囟门看到如同脉搏般搏动的情形。

别看孩子的囟门不大，它却是反映健康的一个窗口。孩子的身体如有异常情况，囟门会马上反映出来，所以妈妈应该留心观察，以免漏掉了重要的信息。观察囟门的正确姿势，是将孩子抱起而呈现直立的状态。最适当的时候是孩子安静的时候。

1.囟门鼓起

前囟门原本是平的，但有时囟门会突然间鼓起来，是不是正常现象要视具体情况而定。当孩子哭闹、咳嗽、用力或者排便时，头颅内压力增加囟门鼓起，这是正常现象。当孩子发烧时，因为心跳和血液流速加快，血流量增加，所以颅内压力增加囟门鼓起。孩子患了脑膜炎等疾病，由于颅内感染而囟门鼓起。过量服用鱼肝油、维生素A 或四环素，也可使前囟门饱满。停用后即恢复正常。

应对方法：囟门鼓起的同时，如果伴有发热、呕吐甚至抽风的现象，必须立即去医院。

2. 囟门凹陷

有时囟门会凹陷下去，也需要根据实际情况来判断是否正常。当孩子站立时囟门凹陷这是正常现象。当孩子因腹泻而脱水时，因颅内的水分减少，颅内压力降低而囟门凹陷。当休克或身体大出血时，血压下降，颅内压力也随之下降引起囟门凹陷。因营养不良而消瘦的孩子常见囟门凹陷。

应对方法：孩子腹泻时要及时补充水分；如孩子因受到意外伤害而大出血，必须立即去医院。

3. 囟门过大

前囟门一般的大小为2±1厘米，如果达到4～5厘米，就说明囟门过大。囟门过大都是疾病所致。首先，孩子可能是先天性脑积水。患这种病的孩子一般在出生时囟门并不大，在生后几天囟门才逐渐明显变大。其次，孩子也可能是先天性佝偻病。患这种疾病的孩子前、后囟门都大，正中有条较宽的骨缝将前后两囟门连通。

应对方法：带孩子上医院做进一步检查。

4. 囟门过小或早闭

假如囟门仅有手指尖大，有可能是头小畸形，也有可能是颅骨早闭。出现这类问题的孩子头围大小一般都会低于正常值。

应对方法：满月前要定期测量头围，满月后每隔一个月要检查头围增长速度，如果头围增长在标准范围之内，就说明发育是正常的。如果在5～6个月大时囟门就明显偏小，应带孩子到医院请医生诊断。

5. 囟门迟闭

前囟门闭合的正常时间一般为1岁～1岁半，如果闭合过迟，说明孩子可能缺钙。

如果孩子长到18个月，前囟门还没有闭合，则多为疾病所致，也有少数为脑积水等原因。

应对方法：及时补钙；超过18个月还没有闭合的话，就要去医院做进一步检查。

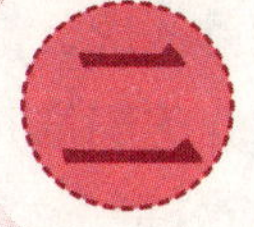

二 免疫是儿童的健康卫士

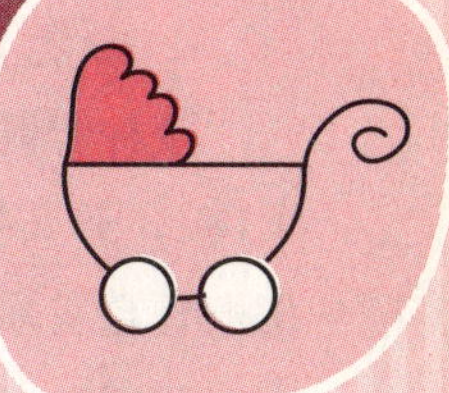

（一）儿童预防接种的疫苗

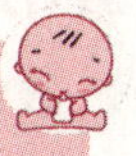

疫苗的类型

疫苗有活菌疫苗、死菌疫苗、类毒素三种。

1.活菌疫苗

减毒活菌苗作为疫苗用，如小儿麻痹、麻疹、卡介苗(BCG)等疫苗。接种活疫苗时，会发生轻微的感染，但免疫力长久持续，所以不用数次追加免疫。

2.死菌疫苗

杀死病原体，只留下能够产生免疫力的毒素作为疫苗，如百日咳、乙脑、流行性感冒等疫苗。接种死菌疫苗，可在血中产生抗体，以杀死入侵的病原体。死菌苗无法像活菌苗那样在体内增殖，所以必须经常追加接种，以强化免疫。

3.类毒素

取出病原体的毒素，加以削弱毒性而进行无毒化，如白喉、破伤风疫苗。与死菌苗相同，不具有持续力，必须经常追加接种。

预防接种疫苗的种类

1.卡介苗(BCG)

接种卡介苗能预防结核菌感染。新生儿出生一周内即可接种，其余人群要先做结核菌素试验，检查有无免疫力后再接种，只要结素反应阴性，可在2星期内接种卡介苗。如因身体不适，这期间未能接种，待欲接种时，接种前仍需做结素试验。

卡介苗的接种方法是在左上臂三角肌处皮内注射，接种后2～3个星期会局部红肿，大约4周结成疮痂，有时呈脓痂，不要用力摩擦，轻轻擦拭直到自然剥落为止。

2.脊髓灰质炎疫苗（婴儿瘫糖丸）

接种脊髓灰质炎疫苗能预防小儿麻痹。一般在宝宝2个月时口服，每月一次，每次1粒，务必接种三次。该疫苗为脊髓灰质炎减毒疫苗，在美国已不使用。美国推荐儿童脊髓灰质炎疫苗采用全部IPV(灭活脊髓灰质炎病毒疫苗)，所有儿童应分别于2月龄、4月龄、6～18月龄和4～6岁时接种4剂疫苗。

腹泻时要避免接种，如果是软便，次数和平常一样的话，口服婴儿瘫糖丸也没有问题。

3.百白破三联疫苗（DPT）

这是白喉、百日咳、破伤风三种混合制剂的预防接种。第一次接种是出生后3个月。大约间隔1个月再接种第二次，连续三次。间隔1年再注射一次。此种混合疫苗经常会使宝宝发热或出现其他副作用。第一次接种如宝宝发生高热，第二次应告诉医生，采取适当措施，如减少接种剂量，发热多发生在接种当天或第二天。有时发热可长达三日，接种后高热时可酌情用退热药。若宝宝正患感冒等疾病，须延缓接种，不妨碍免疫效果，第一次与第二次可间隔2个月，第二次与第三次可间隔6个月。只接种1次，几乎毫无效果，如接种两次，基本达到免疫效果，最好接种三次。

4.麻风腮疫苗（MMR）

麻风腮疫苗也叫麻风腮三联疫苗，用于预防麻疹、流行性腮腺炎和风疹，是中国国家计划内疫苗。联合疫苗的好处是一剂可以预防多种疾病，减少注射次数，减轻了宝宝的痛苦和总体副反应。宝宝出生后18～24个月大时，家长需要带宝宝到卫生防疫机构接种第一剂麻风腮疫苗，等到宝宝到6岁大时，再接种第二剂。

5.乙肝疫苗

乙肝疫苗为B型肝炎遗传工程疫苗。接种年龄为出生后0、1、6个月，共三次，接种后一般无不良反应。接种完成后如查乙肝表面抗体阳性，表示接种成功，可每2年加强一次。

6.肺炎双球菌结合疫苗（PCV13）

所有2～24月龄的儿童都建议接种此疫苗。

（二）预防接种的一般事项

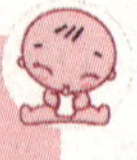

接种前应注意的问题

每一种疫苗都有一定的禁忌证，因此父母要如实地向医务人员反映宝宝的健康

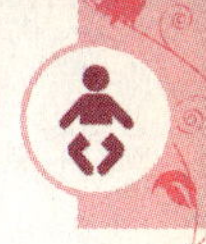

状况，必要时要进行体格检查后才能接种。接种时应注意的问题如下：

1.接种的剂量

一般情况下免疫力的强度与接种的剂量成正比，若剂量过低，便不能引起机体产生足够的免疫反应，而达不到免疫效果。但是剂量过大可能引起异常的接种反应，也不能达到应有的免疫效果。因此，必须按照规定的剂量接种。

2.接种的次数

父母都希望接种一次就能获得免疫成功。然而，从目前制剂的质量来看，只有一些活疫苗接种一次即可达到免疫效果，如卡介苗、麻疹疫苗等，而一些死菌苗、灭活疫苗及类毒素等需进行多次注射才能达到免疫效果，如百白破三联混合疫苗、乙型脑炎灭活疫苗等。因此，应按规定接受全程和加强接种。

3.两次接种的间隔时间

不同种类制剂均有最适宜的接种间隔时间，主要是根据每种制剂的性质、产生免疫反应的快慢以及注射后机体吸收的快慢来决定。所以，接种完毕后应主动询问医务人员下次接种的日期及疫苗名称。

接种注意事项

1.接种前的注意事项

(1)从2～3天前检查健康状况。

(2)尽量避免外出，保持清洁。

(3)测体温。

(4)带好预防接种手册和有关疾病挂号本。

(5)让宝宝穿宽松的衣服。

(6)尽量由妈妈陪伴。

2.接种后的注意事项

(1)当天在家休息、观察。

(2)检查宝宝的状态，如有异常，可去看医生。

(3)在接种手册上做好记录。

(4)当天禁止洗澡。

3.其他注意事项

如有以下情况，是否接种可由医生决定：

(1)感冒。

(2)过敏：除了过敏体质较严重的孩子外，原则上多数孩子都可预防接种。

(3)急性疾病：应待疾病恢复，并于1个月后再接种。腹泻时要停止口服婴儿瘫糖丸。

(4)慢性疾病：许多慢性疾病，如心血管疾病等易出现副作用，而一旦再患上传染病就更严重，所以，家长不可忽视。接种时，若能设法预防副作用，即无多大妨碍。

(5)抽搐、惊厥：预防接种时应注意有惊厥病史的小儿。若在1年内曾有上述症状的小儿，在原因不明前，同年不要接种。原因清楚后，也要和医生商量，慎重接种。

(6)湿疹：避免接种卡介苗，湿疹处如附卡介菌苗的话，会形成严重的皮肤病。

(7)未熟儿、难产儿。

(8)发育迟缓，身体虚弱时，必须延期接种。

不宜预防接种的情况

一般情况下，宝宝必须按时进行预防接种，但因每种疫苗接种到人体后都会产生不同程度的反应，因此为了避免给小儿带来严重反应，以下几种情况不宜接种。

1.暂缓接种

(1)急性传染病，如急性肝炎、伤寒、活动性肺结核、消化道溃疡发作期或严重疾病并发热时，不宜立即接种，但待病情缓解、热退后即可接种。

(2)最近6周内曾注射过丙种球蛋白或免疫球蛋白的，需待6周后才可接种。

(3)有急性传染病密切接触史(如肝炎、结核病人等)，待该疾病最长潜伏期过后再接种。如乙型肝炎最长潜伏期为180天，那么宝宝应在接触乙肝病人180天后再接种。

2.不宜接种

如患有免疫缺陷或正在进行免疫抑制剂(如肾上腺皮质激素、放射疗法、抗代谢化学疗法等)治疗的宝宝，或患有严重的慢性疾病(如心脏病、高血压、肝肿瘤、慢性迁延性肝炎等)的宝宝都不能接种任何的疫苗。

一般感冒、轻微发热、营养不良或其他一般性疾病都不影响预防接种。

(三)预防接种的异常反应

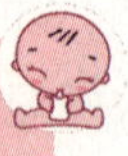

个别孩子在接种后出现一些异常反应或合并症，有时较为严重，必须及时处理。

1.晕针

注射后突然晕厥，轻者只感心慌、恶心或手足发麻等，短时间即可恢复正常。

重者脸色苍白，心跳加快，出冷汗，甚至突然失去知觉。晕针与空腹、疲劳、室内空气不好、精神紧张或恐惧有关，是由刺激后出现的反射性周围血管扩张引起的一时性脑缺血造成的。

2.无菌性脓疡

因吸附剂(氢氧化铝或磷酸铝)未被完全吸收，或接种部位不准，引起局部组织坏死、液化而形成。一般于接种后24～48小时前后，可见注射部位有较大的红晕或浸润，2～3周后局部出现硬结，伴有疼痛，肿胀可持续数周或数月，随之发生脓疡、破溃，不易愈合。遇到这种情况应去医院处理。

3.过敏性皮疹

较常见，皮疹多种多样，以荨麻疹最常见，一般在接种后数小时到数天发生，接种活疫苗在1～2周内发生，重者可给予抗过敏药，预后良好。

4.过敏性休克

个别孩子预防接种后会发生休克，多在接种后数分钟至半小时内发生，表现为烦躁不安、面色苍白、发绀、四肢凉及出虚汗等症状，重者神志不清、血压下降、大小便失禁。遇上这种情况应立即送往医院儿科，或就地皮下或静脉注射肾上腺素。应及时组织抢救。同时建议家长在孩子接种疫苗后，在现场观察半小时再离开。

5.血管神经性水肿

个别孩子在接种后1～2天内，注射部位红肿范围加大，皮肤发亮，重者水肿可扩大至整个上臂及手腕。处理方法是局部热敷，口服抗过敏药物。

6.全身感染

多为孩子免疫缺陷，接种后引起全身感染。处理时应注射特异性免疫球蛋白或输血浆。

(四)各种疫苗接种注意事项

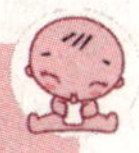

口服脊髓灰质炎疫苗的注意事项

脊髓灰质炎疫苗是预防脊髓灰质炎(俗称小儿麻痹症)的一种制剂，因它味道甜，形状像弹子糖，故俗称为“糖丸”。

脊髓灰质炎疫苗是在宝宝出生后第2、3、4个月服用(间隔期为1个月)。以后分别于1岁半、4岁时各加服1次，每次口服1粒。

脊髓灰质炎疫苗是采用减低毒力的Ⅰ、Ⅱ、Ⅲ型脊髓灰质炎病毒的疫苗株，在猴肾细胞上培养而成的减毒活疫苗。服用时注意事项

(1)给宝宝服糖丸时，可以用汤勺将糖丸压碎用冷开水溶解后服用。较大小儿可直接吞服，切忌用热开水或其他饮料送服，以免杀死疫苗，服后无效。如果口服疫苗后出现呕吐则应补服。

(2)对哺乳的宝宝，不要在哺乳后2小时内服用，因母乳中可能有抵抗脊髓灰质炎病毒的抗体存在，会影响疫苗的效果。

(3)如因宝宝有特殊原因，当时不能服用时，一定要把糖丸放在冰箱冷藏室内。3个月以内服用。

接种百日咳预防针的注意事项

百日咳疫苗于1932年制成，经70多年来的临床应用证明疫苗是安全有效的。从1981年起为了适龄儿童接种方便，我国已将百日咳疫苗、白喉类毒素和破伤风类毒素混合制成“百白破”混合制剂，自宝宝出生后满3个月进行接种。接种后可以预防百日咳、白喉及破伤风。

每种疫苗都有禁忌证，百日咳也不例外。凡是出现以下情况的宝宝不宜接种百日咳预防针，而只能接种精制白喉和破伤风类毒素二联疫苗：患有中枢神经系统疾病，如脑发育不全，曾经有脑损伤史、癫痫病或常发生热惊厥的小儿。第1次注射“百白破”后有严重反应，如发生抽风的小儿。

一般注射“百白破”预防针后反应较轻微。注射局部可有红、肿、疼痛及痒，个别宝宝可出现全身反应，主要表现为低热、疲倦等。只需适当休息，做一些对症处理(如服退热片等)，在2～3天内症状即可消失，不必着急。

接种麻风腮疫苗的注意事项

麻疹、风疹和流行性腮腺炎都是急性呼吸道传染病，分别由麻疹病毒、风疹病毒和腮腺炎病毒引起，而且都是主要影响儿童。这三种疾病均具有高度传染性，并且可能导致严重并发症甚至死亡，所以接种麻风腮疫苗至关重要。

宝宝接种完麻风腮疫苗后需要在接种单位停留30分钟，在此期间，请注意观察宝宝是否有异常反应，在确保一切正常后再离开。回家后宝宝最好适当休息，多喝水，注意保暖，同时避免进行剧烈的活动。

如果宝宝已经得过上述三种病中的任何一种，那么他的体内就已经存在针对此病毒的抗体了，你需要根据情况选择其他两种联合疫苗或单种的疫苗给宝宝接种。

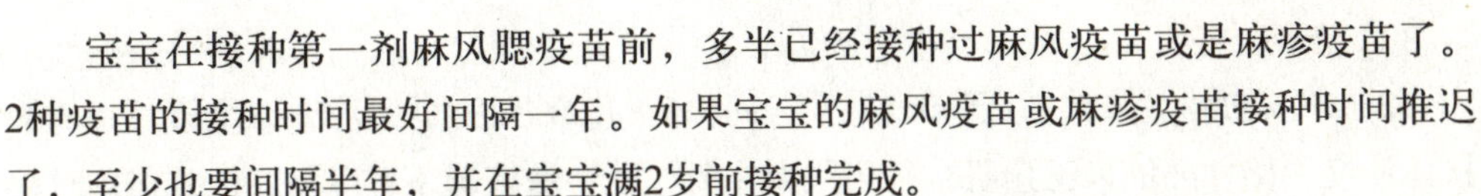

宝宝在接种第一剂麻风腮疫苗前，多半已经接种过麻风疫苗或是麻疹疫苗了。2种疫苗的接种时间最好间隔一年。如果宝宝的麻风疫苗或麻疹疫苗接种时间推迟了，至少也要间隔半年，并在宝宝满2岁前接种完成。

权衡麻疹、风疹和腮腺炎疫苗接种与接种后的复方危险，血小板减少加剧的危险。大多数情况下，接种的益处远大于潜在的危险，尤其是考虑到麻疹和风疹发病后易发生血小板减少。

接种乙肝疫苗的注意事项

乙型肝炎疫苗(简称乙肝疫苗)，目前为基因工程疫苗，接种于上臂三角肌内。新生儿亦可接种于大腿上外1/3处或臀部肌肉内。注射前应将疫苗摇匀，接种量根据情况会有所不同。

接种方法

乙型肝炎表面抗原阳性孕妇所生的新生儿，目前暂定于新生儿出生后24小时内接种第1针，1个月后和6足月时分别接种第2、3针(即0、1、6个月)，每次接种剂量为10微克。同时应在新生儿生后12小时内，和生后1个月肌注乙肝免疫球蛋白(HBIG)。

正常孕妇(乙肝表面抗原阴性)所生的新生儿也应接受乙肝疫苗的接种。分别于出生后24小时内、1个月后和6足月接种(即0、1、6个月)，种满3针为全种，否则会影响免疫效果。接种剂量第1针为10微克，第2、3针为10微克。

对一般易感者(包括婴幼儿、儿童及成人)，为了预防感染乙型肝炎，也应接种。需接种3次，即在接种第1针后1个月接种第2针，再间隔5个月左右接种第3针。每次接种剂量均为10微克。而曾与乙型肝炎患者有密切接触的小儿，第1针用10微克外，另外2针也为10微克，间隔时间同易感者。

凡有过敏体质、严重湿疹和免疫功能不全、发热及急、慢性严重疾病的小儿应禁止接种。

乙肝疫苗较安全，接种后反应轻微，只有极个别小儿会发生过敏反应。

接种甲型肝炎疫苗的注意事项

甲型肝炎(甲肝)是儿科较常见的肠道传染病。是由甲肝病毒引起的，主要经粪——口途径传播，由食用了被甲肝病毒污染的食物和水引起感染。

甲型肝炎病毒疫苗是以甲型肝炎病毒HM175株，经培育用甲醛灭活、氢氧化铝吸附后制成灭菌悬液。

1.接种方法

2~18岁初种，接种剂量为0.5毫升，间隔6~12个月后加强1次，以维持长时间的抗体滴度，接种部位为三角肌，采用肌肉注射。在特殊情况下可以与其他疫苗同时接种，例如可同时口服脊髓灰质炎疫苗或注射乙肝疫苗、流行性乙型脑炎疫苗等。

2.接种反应

甲肝疫苗具有良好的耐受性，接种反应轻微，一般在注射后24小时即可消失。宝宝注射甲肝疫苗后14天即可产生抗体，且抗体至少可维持1年。在6~12个月加强免疫后，抗体可维持20年。此外，若宝宝感染上甲肝，处于甲肝潜伏期，接种该疫苗后可减轻症状。

我国目前生产的甲肝减毒活疫苗，是用甲肝病毒株，经人二倍体细胞培育制成，适用于2岁以上甲肝患者，接种后可获得4年以上的保护期。

接种水痘减毒活疫苗的注意事项

水痘是一种传染性很强的出疹性传染病，是由一种特殊的水痘病毒(水痘——带状疱疹病毒)引起的。

主要通过唾液飞沫传染，亦可因接触水痘病毒污染的衣服、玩具、用具等而得病，多发生于1~5岁的宝宝。

水痘减毒活疫苗是由减毒水痘——带状疱疹活病毒OKa株在MRC5人二倍体细胞上培养繁殖而获得的病毒冻干制品。

接种对象是1周岁以上的健康宝宝。其接种方法是对1~12周岁儿童，进行皮下注射0.5毫升。13周岁以上需接种2次，每次剂量亦为0.5毫升。两次间隔时间为6~10周。

经观察水痘病毒活疫苗接种后，血清阳转率大于98%，接种后的反应是极轻微的。疫苗接种6周内，尽量避免使用水杨酸制剂。水痘减毒活疫苗尚未列入我国常规的计划免疫接种项目。

三 婴幼儿健康体检

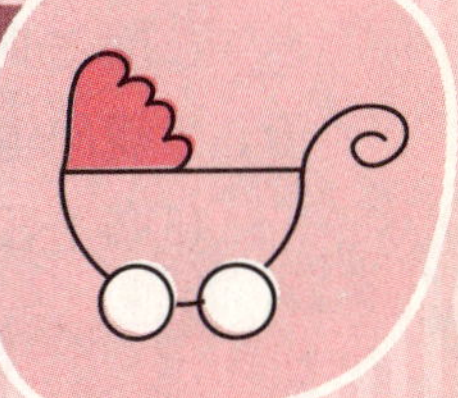

（一）婴幼儿体检概述

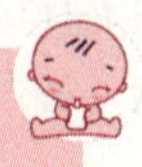

定期体检的意义

健康查体是贯彻“预防为主”的方针，防病于未然。通过对小儿的健康状况、生长发育等进行连续监测，了解孩子的生长发育情况，预防和处理小儿常见病及某些特殊疾病，对孩子的营养和教育提供指导。这些均有利于小儿体格与社会行为的健康发育。所以，健康查体是非常重要的，年轻的家长们千万不能忽视。

体格检查的对象

儿童体检的对象是7岁以下儿童，重点是婴幼儿。

体格检查的次数

年龄越小，体检次数越多。体检后要进行发育评价，发现缺点进行矫治，发现疾病及时治疗。

具体体检日期是孩子出生后42天左右到生产医院做产后检查，了解孩子喂养及发育情况。孩子3个月时，到就近医院的儿童保健科建立系统管理档案，进行4：2：1查体，即1岁内查体4次，每隔3月1次，一般为婴儿满3个月、6个月、9个月、12个月各查1次；3岁之内每年查体2次，即每隔半年查1次；3岁以后，每年查体1次。

体检时的注意事项

(1)使用统一体检表(卡、册)；统一测量方法；统一评价和诊断标准。

(2)体检时要耐心仔细地了解被查儿童的全面情况，重视询问与检查，并做出评价，发现问题及时指导。

(3)筛查出体弱儿童立专案管理，针对疾病及时治疗。

体格检查的内容

儿童体格检查内容包括问诊、体格发育测量及全身备系统的检查。

(1)问诊询问出生年月日(公历)，计算实足年龄。

(2)各年龄段问诊重点新生儿问诊重点：母亲妊娠期健康情况，分娩情况，小儿出生后一般健康状况。重点为有无窒息、黄疸轻重、呕吐及惊厥史。婴幼儿期间诊重点：喂养情况(母乳喂养或人工喂养或混合喂养)，辅食添加情况，断奶时间；有无佝偻病早期症状；小儿会坐、爬、站、走的月龄；小儿视力、听力、语言发育情况；是否患过某急性传染病及预防接种完成情况。学龄前期间诊重点：小儿神经精神发育情况，食物内容，饮食习惯；家庭或托幼机构教养情况。

(3)儿童体格发育测量

体重测量：用标准人体磅测量，小儿是穿裤头、背心，冬季可穿衣测量，但要除掉衣服重量(孩子母亲可在晚上孩子脱衣睡觉后称衣服的重量)。

身长测量：让孩子靠墙直立，用皮尺测脚跟(脱鞋)至头顶的距离(头顶用一直尺平压与皮尺交点处读数字即为身长)。3岁以下小儿平卧测量，以厘米为单位。

头围测量：皮尺过两眉弓、枕骨凸绕头一周即头围，以厘米为单位。

胸围测量：皮尺过两乳头及两肩胛骨下缘绕胸一周即为胸围，以厘米为单位。

(4)全身各系统检查请儿科医生给孩子做全身各系统检查。

(二)0～1岁婴儿体检

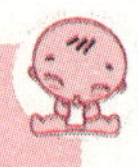

第1次体检(出生后第42天)

1.医院检查

宝宝出生后第42天，迎来第一次体检。通常医生会检查宝宝身高、体重、心肺、血色素、分髋试验、臀纹、脐部，经皮测胆红素，进行营养测评以及神经运动检查。此时宝宝还很小，心肺检查主要以听诊、叩诊完成，查血也只简单地查儿样。分髋试验和臀纹是检查宝宝的髋部是否有问题，髋关节是否有先天性脱位的情

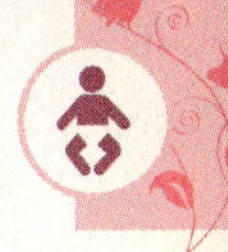

况。脐部体检是检查宝宝是否有先天性疾病脐疝。

2.自己在家做的检查

视力：爸爸妈妈最好借用手电筒，使手电筒光向单方向运动，若宝宝的双眼很容易追随光运动，则宝宝的视力发育正常。

动作发育：观察宝宝的小胳膊、小腿总是否喜欢呈屈曲状态，两只小手握着拳。如果是，则发育正常。

生殖器：对于男宝宝，爸爸妈妈可目测睾丸降入，阴囊上是否光洁无异物。

第2次体检(宝宝4个月时)

1.医院检查

检查的项目有称体重、量身高、量头围、听心脏、血常规、尿常规、微量元素、骨碱性磷酸酶。做第1次的微量元素检查及骨碱性磷酸酶，主要目的在于检查宝宝是否缺锌。查尿常规可以辅助初步判定宝宝的泌尿生殖系统感染、肾脏功能情况。

2.自己在家做的检查

动作发育：爸爸妈妈手扶宝宝腋下或双臂，宝宝两腿能够支撑身体；令宝宝俯卧，把头抬起，如果宝宝的头能和肩胛成90度，说明宝宝动作发育正常。

视力：爸爸妈妈手持物体在宝宝双眼前缓慢运动，观察宝宝双眼，正常情况下，宝宝的双眼可以追随运动的物体转动，同时头部也随之转动。

听力：爸爸妈妈在宝宝耳畔轻轻说话，宝宝听到声音时，会表现出注意倾听的表情，会试图转向爸爸妈妈。

口腔：此时宝宝的唾液腺正在发育，爸爸妈妈可看到经常有口水流出嘴外。

第3次体检(宝宝6个月时)

1.医院检查

宝宝6个月时，医院除了称体重、量身高、量头围，还会听心脏、验血、检查骨骼发育和微量元素的情况，并且要开始做视力筛查。6个月之后，宝宝由母体得来的造血物质基本用尽，易发生贫血。6个月以后的宝宝，缺乏钙及维生素D会影响骨骼正常发育，严重维生素D不足会出现方颅、枕秃、鸡胸。

2.自己在家做的检查

动作发育：会翻身，已经会坐，但还坐不太稳。会伸手拿自己想要的东西，并塞入自己口中。

视力：身体能随头和眼转动，对鲜艳的目标和玩具，可注视约半分钟。

听力：宝宝此时对声音敏感，爸爸妈妈在离宝宝半米的地方说话或摇铃铛，宝宝环视寻找新的声音来源，并且总能转向发出声音的地方。

牙齿：宝宝乳牙的萌出时间，大部分在6～8个月，长得快的宝宝6个月已经长了2颗牙。同时，由于出牙的刺激，唾液分泌增多，流口水的现象会继续并加重。爸爸妈妈在此期间要注意给宝宝进行牙齿清洁。

第4次体检(宝宝9个月时)

1. 医院检查

宝宝在9个月时，医院一般会进行动作发育、视力、牙齿、骨骼、微量元素的检查。

此时宝宝视力初步可测，约0.1，能注视画面上单一的线条。此时宝宝易缺钙、缺锌。缺锌的宝宝，免疫力低下，易生病，所以宜检查微量元素。

2. 自己在家做的检查

动作发育：此时宝宝能够坐得很稳，并且可以从卧位坐起再躺下。还可以灵活地前后爬行，并扶着栏杆站立。双手的动作也得到发展，拇指和食指能协调地拿起小东西。

牙齿：观察宝宝乳牙的萌出时间，大部分在6～8个月，此时要注意保护牙齿。

第5次体检(宝宝12个月时)

1. 医院检查

通常医院会检查宝宝囟门、血液、心肺、动作发育、视力、听力、牙齿等。1岁到1岁半的时候，宝宝的囟门就会闭合了。医生会用手轻轻触摸宝宝头部，知道其闭合情况。如果闭合得较晚，或囟门的数值较大，都需要引起注意。

2. 自己在家做的检查

动作发育：这个时候，宝宝能够自己站起来，并扶着东西行走。如果将宝宝放在台阶上，宝宝可以手足并用地爬上台阶。手指的活动也更加灵活，能用蜡笔在纸上戳出点或道道。

视力：宝宝可拿着父母的手指指鼻、头发或眼睛，大多会抚弄玩具或注视近物。

听力：当爸爸妈妈在1米的地方对着宝宝喊“宝宝，看这里”时，宝宝能够自己转身或抬头。

牙齿：乳牙萌出时间最晚不应超过1周岁。此时宝宝应出6～8颗牙齿。如果目测

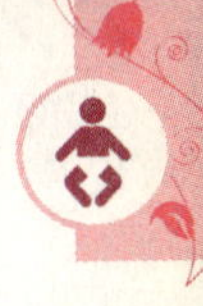

孩子出牙过晚或出牙顺序颠倒，要问寻医生，它可能是由缺钙引起的，也可能是甲状腺功能低下所致。

(三)1~3岁幼儿体检

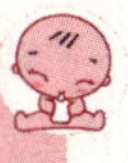

第6次体检(宝宝18个月时)

1.医院检查

1~2岁，体检变为每半年一次，并应进行全面体检。医院除了检查身高、体重、头围以外，还会检查头部、脖子、耳朵、眼睛、牙齿、腹胸部、生殖器。检查是否有淋巴结肿大的情形，看耳朵是否有感染的症状，眼睛是否斜视，牙齿是否变黄变黑，牙齿的排列及咬合是否正常、心肺处有无杂音及心跳频率、是否有肝脏或脏脾异常肿大、是否有疝气。此外，还需要查大便和血红蛋白，因为1岁半的宝宝，很容易贫血或感染蛔虫。

2.自己在家做的检查

动作发育：能够独立行走，会倒退走，会跑，但有时还会摔倒；能扶着栏杆一级一级上台阶。

视力：此时应注意保护孩子的视力，尽量不让孩子看电视，避免斜视。

听力：爸爸叫宝宝把书或其他物品递给妈妈，宝宝能照做，证明宝宝已经可以听懂简单的话了。

第7次体检(24个月时)

1.医院检查

2岁是宝宝成长过程中的一个新的里程碑，宝宝的身心发展已越来越呈现出幼儿的特征，两周岁的宝宝除了检查身高、体重、头围以外，还需测心肺和微量元素。

2.自己在家做的检查

动作发育：此时宝宝走路很稳，还能跑动，自己单独上下楼梯。手指动作发展上，已经能够把珠子串起，会用蜡笔在纸上画圆圈和直线等简单的线条和图形。

听力：如果宝宝到2岁仍不能流利地说话，就要到医院去做听力筛查。

牙齿：目测乳牙20颗已出齐。

第8次体检(36个月时)

1.医院检查

宝宝3岁时，平均体重13.85千克，身长94.3厘米，头围48.9厘米，胸围50.5厘米，除了检查身高、体重、头围以外，还需着重检查牙齿和视力。

检查是否有龋齿，牙龈是否有炎症，如有问题需要及时治疗，以免影响恒牙的萌出。

宝宝到3岁时，视力达到0.5。此时宝宝应进行一次视力检查，我国大约3%的儿童有弱视。如在3岁时能发现，4岁以前治疗，效果最好。如果发现的晚，矫正有困难，12岁以上就很难治疗了。

2.自己在家做的检查

动作发育：跟宝宝做游戏，观察宝宝能不能随意控制身体的平衡，完成蹦跳、踢球、跃障碍、走S线等动作。手指能否使用工具，如剪刀、筷子、勺子等，是否可以跟着你学折纸、捏彩泥。

(四)3～7岁儿童体检

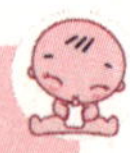

这一时期小儿身高、体重的增长速度相对缓慢，抵抗疾病的能力有所增强，语言能力有了飞跃的发展，能用语言表达自己的需要，但由于活动范围的扩大，好奇心和求知欲的增强，较3岁以内小儿更容易发生意外事故，故此期应加强这方面的保健宣传。

体检时，医生会指导您如何培养孩子独立生活的能力，加强精神、神经方面的保健，及早发现小儿视力、听力、体格及精神发育障碍，指导家长如何纠正孩子的异常行为，如何防龋齿、沙眼、寄生虫病等。

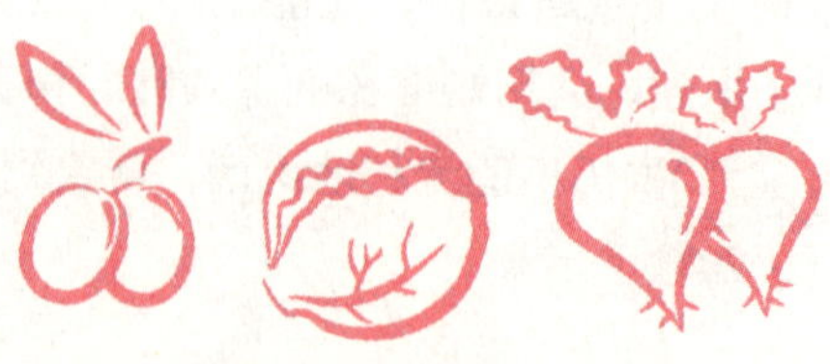

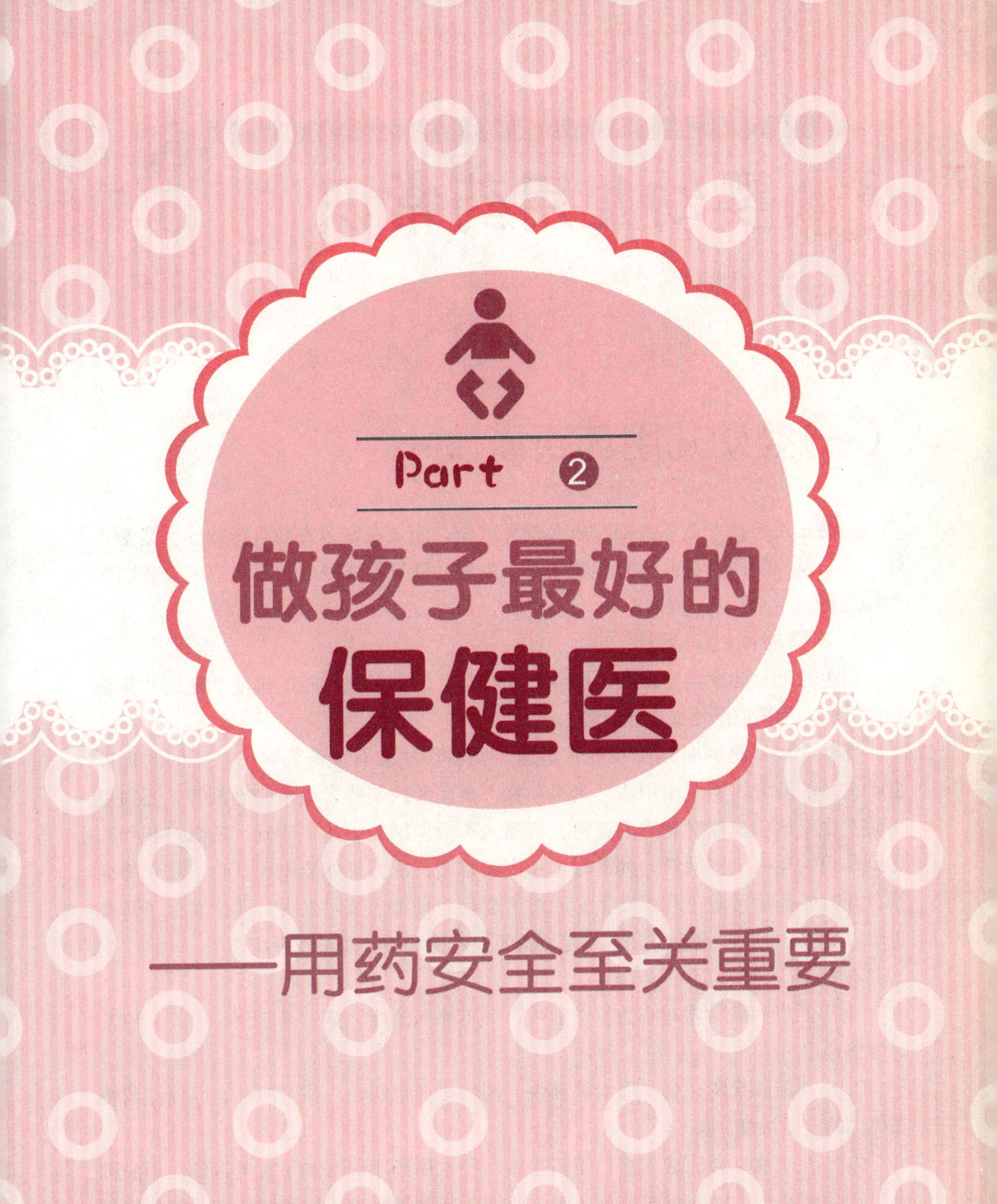

Part ②

做孩子最好的保健医

——用药安全至关重要

一 婴幼儿用药常识

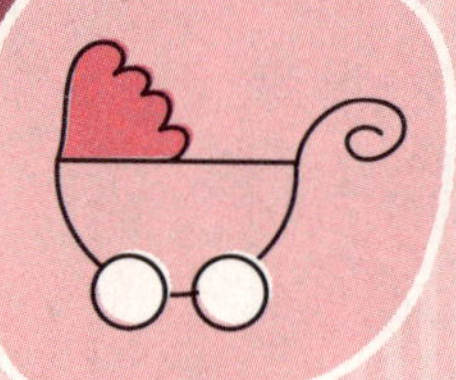

（一）婴幼儿用药须谨慎

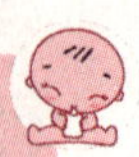

婴幼儿用药并不是单纯地将成人剂量减少，而是在许多方面有特殊性。婴幼儿处于生长发育阶段，身高体重不断增长，生理功能日趋成熟，用药时应充分兼顾这些特点。

1.不同时期针对用药

新生儿期：此期器官发育不成熟，尤其是肝的解毒和肾脏的排泄功能比儿童期和成人低。用药应严格按体重计算。

婴幼儿期：这一时期生长发育迅速，要密切注意有些药物可通过不同的机理影响孩子的发育。避免使用四环素类药物、类固醇或某些含激素的制剂等，还须警惕某些中枢抑制药物对智力的损害。婴幼儿不会说话或表达不明确，所以对药物的毒副作用的观察比较困难，如链霉素和庆大霉素，成人可能先出现耳鸣、眩晕等症状，及时停药后可避免耳聋发生，而对于婴幼儿却难于及时发现，即使发生了耳聋也难以察觉。因此，婴幼儿用药一定要慎重，严密观察，及早发现副作用。

2.用药注意事项

(1)小儿患病后常常起病急、进展快，如不抓紧治疗，病情易恶化。因此，应及时准确地用药治疗。

(2)小儿新陈代谢旺盛，血液循环快，药物排泄也快，应按时服药，以保证药物在体内的有效浓度。

(3)小儿患病机会比成人多，用药也多，经常用药不仅增加了发生毒副作用的机会，还会使某些敏感细菌被杀死，而抗药细菌却大量繁殖，导致抗药细菌的严重感染，给治疗带来困难。因此，对小儿用药更应讲究适应证，当用则用，可不用时不能乱用，严格遵守用药时间及疗程。

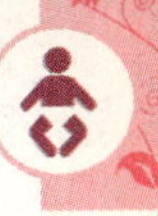

3.成人药不可乱吃

成人吃的药小儿不一定能吃，即使是常用药也是如此。如成人用的止咳药咳必清、止咳糖浆，内含麻黄素、鸦片等成分，不能随便给婴幼儿服用。

1%的呋麻液或麻黄素也不能随便给婴幼儿用，不得已用时要对半稀释。凡是说明书上注明小儿不宜使用的，就一定不要给小儿用。有些成人用的药，虽然小儿也能用，如抗生素、维生素、助消化药等，但用药前要了解每片药的含量及小儿用药量，精确推算后，才能给婴幼儿服用。

（二）家庭小药箱的常备药物

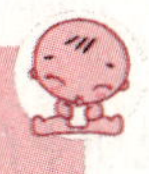

1.退烧药

发热为小儿最常见的症状，应为小儿准备对乙酰氨基酚、布洛芬。但有哮喘的患儿不用布洛芬，有葡萄糖-6-林酸脱氢酶(G-6PO)缺乏的患儿不用对乙酰氨基酚。

2.感冒药

感冒初起大部分是病毒引起的，可准备一些抗病毒药，如利巴韦林颗粒。中成药品种很多，如健儿清解液、小儿豉翘清热颗粒等。

3.治腹泻药

常用药物如蒙脱石散(商品名思密达、必奇等)、妈咪爱、乳酶生、口服补液盐等。

4.助消化药

小儿常因消化功能紊乱或喂养不当发生消化不良、腹胀、腹泻等，应备有胃酶合剂、妈咪爱、思密达、乳酸菌素片等助消化药。

5.祛痰平喘药

祛痰药有愈创木酚甘油醚、氨嗅索。平喘药有美普清、氨茶碱等。咳嗽是机体排出炎性分泌物的保护性反射，利于病原体及分泌物的排出。若咳嗽较轻，不影响活动和休息，可不用止咳药；若咳嗽较频，甚至痉咳，影响孩子休息，重者出现面部浮肿、出血点等，则必须用镇静止咳药。服用止咳糖浆后不要饮水，以免冲淡药物降低疗效，如同时服用多种药物，应最后服用止咳糖浆。

6.抗贫血药

硫酸亚铁、右旋糖酐铁、维生素B_{12}、叶酸等铁剂药物有胃肠道刺激症状，饭后服可减轻。服用铁剂后会使大便变黑，不必担心，也无需处理，忌与茶、奶同服。溃疡病人慎用。

7.抗过敏药

常用的有扑尔敏、非那根、氯雷他啶、盐酸西替利嗪等。服用后小儿会有头晕、嗜睡、口干、恶心等现象，宜睡前服用。

8.抗生素药

可选用头孢丙稀、阿莫西林、头孢克洛等，根据病情选用一种，一般感冒可不服用抗生素。

9.常用中成药

中成药服用方便，用药量小，价格相对便宜，对小儿常见病有良好的疗效。应根据医生或药品说明书的推荐剂量酌情服用。如小儿感冒冲剂用于退热解毒，消积止咳口服液用于帮助消化、止咳化痰，小儿牛黄散用于发热、咳嗽、大便干结等。

10.常用外用药

酒精：医用酒精浓度为75%，多用于皮肤感染，如小疖肿、脓疮等的涂擦。也可稀释后用来擦澡。新生儿脐部感染时也可用来清洁脐部。因其易挥发，最好瓶装。

碘酒：碘酒是碘或碘化钾溶入酒精配制而成。常用浓度为2%～2.5%，应用范围同酒精，但对皮肤的刺激比酒精大，特别是新生儿要慎重使用。可用于皮肤消毒、疖子初起、毒虫咬伤等。黏膜处如嘴唇不宜使用。因其成分不稳定，应装入深色小瓶中并放阴暗处。

红汞：红汞俗称红药水，是一种常用的皮肤消毒剂，适用于各种外伤，本身刺激性小，皮肤黏膜发生破裂者也可使用，但注意不能和碘酒、紫药水一起使用。

高锰酸钾：高锰酸钾简称PP粉。一般外用时多配成1：5000的溶液，通常放数粒晶体于盆中。加温水制成淡紫色即可。高锰酸钾是一种很强的氧化剂，溶液浓度不可过高，否则会引起皮肤灼伤。

11.其他外用药

包括0.25%氯霉素眼药水、0.5%呋麻液、呋锌膏、开塞露等。婴幼儿用药的基本原则明确诊断。熟悉药物的作用，正确选择药物。药物剂量要准确。给药的途径、方法需适宜。定时给药。采用正确的给药方式和方法。不能滥用乱用，防止发生不良反应。防止药物蓄积中毒。注意年龄、性别、个体的差异性及疾病状况的影响。避免禁忌药物配伍使用。能口服就不打针输液，能局部用药就不全身用药，能外用治疗就不内服治疗，能中药治疗就不西药治疗。

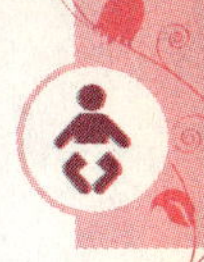

(三)药品保存方法与变质识别

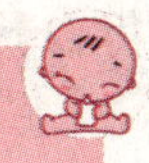

家庭药品保存方法

(1)放于清洁干燥、避光的地方。

(2)标签清楚，标签不清时要及时更换或不用，内服、外用药要分开放置。

(3)定期检查药品日期，变色、浑浊、沉淀、发霉者弃掉不用，要注意药品的有效期。

(4)不同性质的药品应用不同的保管方法。因室温过高而易变质的药品，如青霉素、链霉素、乙肝疫苗、丙种球蛋白等，应放于冰箱低温保存；易氧化潮解的药物，如新霉素、利福平等，应密封于瓶或袋中；需避光的药物，如维生素K、维生素B_{12}等，应放于棕色瓶中。

(5)将药品放于小儿拿不到的地方，防止小儿误服药物引起中毒。

(6)中药丸、散类药要防潮、防鼠、防虫蛀；芳香类药要瓶装，防挥发；易霉变药要放于阴凉通风处。

(7)成人用药最好与小儿用药分别放置，以免错服。

识别药物是否变质

药物外观出现如下变化的，应视为变质。

针剂：颜色改变，有沉淀分层，出现混浊、絮状物或黑霉点，以及其他固体结晶等。

药片：白色药片颜色变黄、变深，出现花斑、霉点、潮解等。糖衣片表面褪色露底、裂开、发霉等。

糖浆：出现较多沉淀、发霉。

冲剂：发黏、结块、溶化。

眼药水：有结晶、絮状物。

眼药膏及其他药膏：失水、干涸、水油分离、有油败气味。

(四)婴幼儿用药剂量的计算

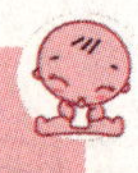

临床常用的计算方法有四种，即按体重、体表面积、成人剂量折算和年龄计算，目前多采用前两种。

1.按体重

按体重的方法最常用。药物剂量(每天或每次)＝药量/kg×体重(kg)，若不知实际体重，可按下列公式估算：

1～6个月婴儿体重：出生体重(kg)+月龄×0.7

7～12个月婴儿体重：6kg＋月龄×0.25

1岁以上体重(kg)：年龄×2+8。

例如，多潘立酮混悬液(吗丁啉口服液)，其剂量及服法是，0.3ml/kg/次，Tid，一个6岁体重20kg的儿童，应按每次6ml，每天3次服用。

2.按体表面积

按体表面积方法相对复杂，但科学性强，适用于成人和儿童。

药物剂量 ＝ 药量/m^2×体表面积(m^2)。

30kg以下者体表面积的计算公式为：

体表面积(m^2)=0.035(m^2/kg)×体重(kg)＋0.1(m^2)。

30kg～50kg者，体重每增加5kg，体表面积增加0.1m^2。

例如，地高辛的饱和量，其剂量是1.5mg/m^2，根据月龄计算出实际的体表面积，再乘以1.5mg/m^2，即为饱和量。一个1岁10kg的婴儿，其体表面积是0.45m^2，地高辛的饱和量为0.675mg。

3.成人剂量折算

根据成人剂量折算(见表4)，其计算公式为：小儿剂量＝成人剂量×小儿体重(kg)÷50。按此法计算出的药量偏差在各年龄期较其他方法为小。

表4　小儿药量与成人药量比例

小儿年龄	相当于成人用药比例	小儿年龄	相当于成人用药比例
出生～1月	1/18～1/14	2岁～4岁	1/4～1/3
1～6月	1/14～1/7	4岁～6岁	1/3～2/5
6～1岁	1/7～1/5	6岁～9岁	2/5～1/2
1岁～2岁	1/5～1/4	9岁～14岁	1/2～2/3

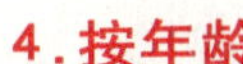

4.按年龄

按年龄给药的方法。因患儿个体差异较大，故给药剂量不一定准确。

（五）婴幼儿药品剂型分类

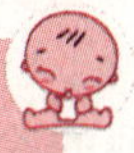

1.糖浆剂

其中的糖和芳香剂能掩盖某些药物的苦、咸等不适味道，从口味上孩子易于接受，如小儿止咳糖浆、小儿健胃糖浆、小儿喜食糖浆、冠迪糖浆等。服药后应过一段时间再喝水，以利药物的吸收。

2.干糖浆剂

也叫颗粒剂，它是经干燥后的颗粒剂型，味甜、粒小、易溶化，而且方便保存，不容易变质，如小儿驱虫干糖浆、小儿速效伤风干糖浆等。

3.咀嚼片剂

因加入了糖和果味香料而香甜可口，便于嚼服，适用于周岁以上的小儿服用，如小儿维生素咀嚼片(小施尔康片)、小儿多维咀嚼片(小儿善存片)等，家长要注意妥善保管这类药物，以免小儿当成“糖豆”大量食用，引起药物中毒。

4.冲剂

它是药物与适宜的辅料制成的干燥颗粒状制剂，一般不含糖，常加入调味剂，且独立包装，便于掌握用药剂量，如蒙脱石散(思密达)、板蓝根冲剂、小儿咳喘灵冲剂、小儿退热冲剂等。

5.滴剂

一般用量较小，适合于周岁以内的婴儿，须按说明书或医嘱服用，滴剂一般不混合于食物或饮料中服用，如鱼肝油滴剂等。

6.口服液

是由药物、糖浆或蜂蜜和适量防腐剂配成的水溶液，临床最常用的小儿制剂之一，特点是分装单位较小，稳定性较好，易于贮存和使用，如抗病毒口服液、茵栀黄口服液、小儿清热解毒口服液、小儿感冒口服液等。

7.混悬液

是由不溶性药物加适当的赋形剂制成的，服用前一定要摇匀，如多潘立酮混悬液(吗丁啉混悬液)、布洛芬混悬液(美林混悬液)、对乙酰氨基酚混悬液(泰诺林混悬液)等。

(六)用药途径及药物的选择

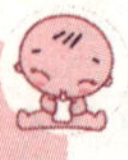

用药治疗疾病采取的途径多种多样，用药方法及给药途径是否正确，对药物作用影响很大。常用的用药途径有以下几种：

1.口服给药

绝大多数药物经口服、胃肠道吸收而在体内发挥治疗作用，其优点是简便、安全、经济、无痛苦，病儿较易接受，家庭中也便于实施。缺点是作用缓慢，吸收量不规则，不适用于急救。

2.胃肠道途径给药

舌下含服：如心痛定、硝酸甘油片等。此种方法作用快，对黏膜无刺激，少不良味道。

直肠给药：如肛门栓剂、保留灌肠等，对胃肠无刺激，比口服给药作用快。

注射给药：注射给药也是一种比较常用的给药途径，其特点是用药量准确，作用快，排泄也快。缺点是操作技术较强，要求严格无菌，家庭使用不方便。注射给药包括皮内注射、皮下注射、肌肉注射、静脉注射及静脉输液等。

3.局部给药

直接将药物用于患处，使局部保持较高的药物浓度，产生对局部的治疗作用，包括涂擦、喷雾、含漱、湿敷、滴入、吸入等方法。

有些家长认为打针比吃药效果好，因此不管病情的轻重，一律要求注射治疗，也有的家长觉得打针比吃药省事，图方便而要求注射治疗。其实有些病口服给药比注射给药效果会更好，如肠炎和痢疾等消化道疾病。另外，小儿肌肉欠发达，臀部较小，血管细小，操作起来有一定难度，小儿治疗又不易合作，因此注射时稍有不慎，就会造成局部感染和损伤。而且肌肉注射次数过多可造成臀肌挛缩，影响下肢功能。

(七)正确服药的方法

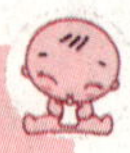

服药时间及方式

讲究药物的服用方式和服用时间，主要的目的是提高药物的疗效，减少和降低药物的不良反应。

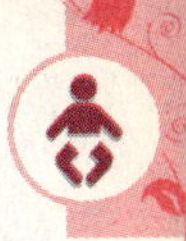

1.药物的服用方式

服用药粉：可将药粉溶于少许糖水中，倒入奶瓶，让孩子像吸奶一样服药。口服液多是苦或微甜的，也可用少许糖水稀释后喂服。

服用片剂：片剂不好吞服，可研成粉末调服。若孩子能吞服药片，嘱孩子将药片放到舌根区，然后大口喝水，随吞咽动作将药片服下。丸剂可以揉碎，用温开水在小勺中化成汤液给孩子喂服。

服用较苦的药：孩子拒服较苦的汤药时，可固定头手，用小勺将药液送到舌根当部，使之自然吞下，切勿捏鼻，以防呛入气管。

小婴儿喂药时最好将小儿抱起或头略抬高，以免呛咳将药吐出。

2.药服的服用时间

(1)健胃药、抗酸药、止泻药、胃肠止痛药、胃肠道传染病治疗药以及滋补药一般应该饭前服用，可以使药物作用迅速、吸收完全。

(2)对胃肠道有刺激性的药物和助消化药物一般应该饭后服用，可以减少药物的不良反应或充分发挥其疗效。

(3)镇静催眠药物最好睡前服用。

(4)驱虫药和导泻药要空腹服，可以使药物集中，浓度高，起效快。

(5)阿司匹林片剂可以嚼碎服用，减少胃肠道刺激性，但阿司匹林肠溶片不能嚼服。

(6)用于急、重病症治疗的药物可以随时服用，如哮喘急性发作时可马上服用支气管解痉药(β受体激动剂)。

(7)一些用于特殊目的的药物根据医嘱服用，如用于次日作化验或照X线片检查的药物等。

喂药最好用温开水

给宝宝喂药最好是用温开水送服。

1.不要用茶水喂药

茶叶中含有咖啡因、茶碱、鞣酸、硅酸等，这些物质可以与有些药物成分发生反应，使药物失效或产生不良后果。如咖啡因具有中枢兴奋作用，可以对抗镇静催眠药的药效；鞣酸与铁盐易生成鞣酸铁沉淀，这样不仅使体内铁质减少，而且鞣酸铁沉淀还会导致腹痛、腹泻等胃肠道不良反应等。

2.不要用果汁送服

果汁中含有维生素C、果酸等酸性物质，可使许多药物提前分解，或使糖衣提前溶化，不利于吸收。有些药物在酸性环境中不良反应增强，本身对胃黏膜就有强烈的刺激性，在酸性环境中不良反应更大，若用果汁送服这类药物，轻者会引起胃部不适，重者可以引起胃黏膜出血。某些碱性药物更不能与果汁同时服用，因为酸碱中和会使药效大减。

3.不要用牛奶送服

牛奶及其乳制品中含有酸和较多的钙、镁、磷酸盐，它们在肠胃中可以破坏抗生素，从而削弱药效。贫血患儿在服用铁剂时，也不宜用牛奶送服，且服药时间不要与饮用牛奶时间间隔太短。因为钙质和磷酸盐可使铁剂沉淀，妨碍铁剂的吸收。牛奶及其乳制品含有较多的蛋白质和钙离子，可与磷酸盐类、硫酸盐类制剂生成溶解度较小的磷酸钙、硫酸钙沉淀，降低药物疗效。牛奶中含蛋白质、脂肪酸较多，可在药片周围形成一层薄膜将药物包裹起来，也会影响机体对药物的吸收。

4.不用可乐和咖啡送服

可乐中含有可卡因，咖啡中含有咖啡因，两者都有兴奋中枢神经和刺激胃酸分泌的作用，故可乐、咖啡不宜与镇静药、抗组胺药及对胃肠道有刺激作用的药物同服，否则会加剧上述药物对胃肠道的不良反应，诱发胃出血。

中药西药分开服用

如果同时要吃中药，又要吃西药，怎么吃才合理呢？医生建议中西药尽可能分开服用，并且相隔1小时左右。不主张中西药同时服用，更忌讳直接用中药汤剂冲服西药。虽然有些中药与西药有协同作用，如药理实验表明，金银花能加强青霉素对耐药性金葡菌的杀菌作用，但整体来说，中药尤其是复方的成分非常复杂，同服可能形成络合物，影响药物在胃肠道的吸收，甚至与西药相互作用，形成新的物质，严重时导致中毒等事件的发生。如黄连素可明显抑制乳酶生的乳酸菌的活力，使它失去消化能力。麻杏仁止咳片、通宣理肺丸。消咳宁片不宜与地高辛合用，因前者均含麻黄碱，麻黄碱能够兴奋心脏，加强地高辛对心脏的影响，引起心律失常。

类似的不能同时服用的还包括牛黄解毒片与诺氟沙星和硫酸亚铁片、穿心莲片与乳酸菌素片、六神丸和地高辛片等。因此，没有特殊要求，医生没有交代同时服用时，中西药最好分开服用。

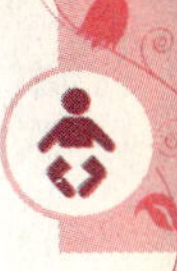

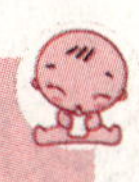

（八）点眼药的方法和注意事项

眼科局部外用药主要有滴剂和眼膏两种。滴眼药水时，让孩子仰面躺着或是端坐，头稍微向后仰，眼睛向上看。家长用左手拇指或棉签轻轻扒开孩子的下眼睑，使下眼结膜囊暴露出来，右手持眼药瓶或滴管将眼药水滴入结膜囊内，再将上眼睑稍稍提起后轻轻合上，使整个结膜囊内充满眼药水，然后让孩子闭上双眼1～2分钟。如果眼部附有分泌物，应先用消毒棉签拭去，再滴眼药水。

涂眼膏时，在暴露下结膜囊后，手拿眼膏瓶将一米粒大小的眼膏直接挤入眼结膜囊内。让孩子闭上双眼2～3分钟，以帮助眼膏在结膜囊内溶化分布，并且用棉签或棉球擦干净眼睑边缘以及睫毛上的油膏。对年龄小不合作的婴幼儿，需要有助手的配合，或等其睡觉后再操作。

点眼药时的注意事项：

(1)操作者一定要洗手。

(2)悬浮剂眼药使用前要先摇均匀。

(3)眼药的瓶嘴不要接触到患儿的睫毛或眼睛，以防受污染。

(4)点药时第一滴药水丢掉，有冲洗瓶嘴的作用。

(5)点完眼药应立刻盖上瓶盖。

(6)眼部附有分泌物，应先用消毒棉签拭去后再滴药。

(7)需联合使用时，先点眼药水，后点眼药膏。

(8)点两种以上眼药水需间隔5分钟以上。

(9)点完眼药如有不适反应，应尽快求医。

(10)此外，眼药水属于液体药物，稳定性比较差，一旦开封后药物容易变质，因此眼药水在开封一个月内最好用完，最长不要超过两个月，眼药膏开封后不能超过三个月。眼药水(膏)保存时必须放置在阴凉避光之处，避免日光直射、高温、多湿。

(11)眼药水(膏)若颜色有变化或出现异味、颗粒或变得混浊、出现棉絮状沉淀物，都说明药物变质了，绝不可再使用。

(九)婴幼儿中药的煎服及保存

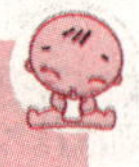

1.煎服方法

煎中药要选用适当器皿，忌用铁制品，最好选用砂锅。

煎煮前先加冷水浸泡半小时，有些药品随水浮起可以搅拌，一般浸过药3～5cm。

先用武火(大火)煎煮，沸后用文火(小火)保持微沸。随时搅动，每剂药煎煮两次，第一次(头煎)于沸后再煎20～30分钟，第二次(二煎)于沸后再煎15～20分钟，每剂药煎液量一般为一小茶杯(100～200毫升)。

注明先煎、后下、包煎、另煎、冲服字样的药品煎服方法如下：

(1)先煎药：如生石膏，将该药品先煎10分钟，然后再放入群药。

(2)后下药：如薄荷，在群药将要煎好前5分钟，再放入该药品。

(3)包煎药：如车前子，用布袋包好该药，放入锅内同煎。

(4)另煎药：如羚羊角片，将该药品煎煮20分钟，煎透取汁放入杯中，然后将药渣并入群药再进行煎煮。

(5)冲服药：如三七粉，用煎好的药液送服该药。服法：水煎2次，过滤、将药液混合，共分2～4次服用。

2.保存方法

中药汤剂煎好后，应该尽快滤取药液，待药液冷却后可以放置在干净的玻璃、陶瓷或饮料瓶中，置于4℃冰箱保存。

一般一剂汤药，保存时间不要超过48小时，常温下不要超过24小时；如果是真空袋包装，常温下最长不能超过一周。

3.中药不可以加糖

中药汤剂，一般味道都较苦，儿童服药时往往会哭闹、拒绝服用，因此，许多家长就在中药中加糖，其实这种做法是不提倡的。这种只顾爽口而忽视疗效的做法轻则影响药物的疗效，重则导致不良反应。每剂中药处方都是医生通过患儿具体情况确定的，寒热属性有差别。

中医认为，糖具有润肺和中、补脾缓肝的功效，也有寒热温凉药性的不同。中药汤剂加糖服用，往往会改变原有处方的寒热偏性，导致疗效降低。中医认为“甜”入脾生热，具有碍脾生痰的作用，有痰或痰多的小孩要禁用糖。糖类特别是红糖，含有较多的铁、钙等元素，可与中药中的蛋白质和鞣质等成分结合，使药液

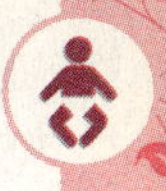

中的一些有效成分凝固变性，继而产生浑浊、沉淀，不仅影响药效，而且危害健康。另外，有些中药恰恰是利用苦味达到药效的，如瓜蒂散是一种苦味催吐剂，是以苦味刺激舌的感觉神经，通过神经反射引起呕吐，因此在服用时就不能加糖。

(十)婴幼儿用药误区

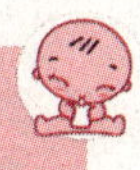

1.滥用抗生素

抗生素对于多种细菌有着强大的杀灭和抑制作用，但使用不当，会产生很多问题，例如，抗生素对病毒是无效的；抗生素剂量不足或反复换药等可产生细菌耐药性；部分抗生素可损伤肝肾、神经、血液等系统器官功能；长期应用抗生素还可引起二重感染；大量浪费医药资源。

2.滥用糖皮质激素

糖皮质激素临床应用范围很广，具有抗感染、抗过敏、抗毒、抗免疫和抗肿瘤等作用，但也有很多不良反应，如抑制免疫功能，抑制生长发育等，长期应用会造成骨质疏松、免疫力下降，股骨头坏死和肾上腺皮质萎缩等。

3.滥用营养药

维生素在人体的生理活动中起着重要的作用，婴儿每天需维生素A1500～2000IU，维生素D400～800IU，过量服用会造成不良后果。长期服用维生素A(50000IU/天)，可出现中毒症状，如烦躁、食欲减退、口唇皲裂、四肢疼痛、肝脾肿大、前囟饱满等。若每日服用维生素D2万～5万IU，连续数周或数月即可发生中毒，其中毒症状为：烦躁、哭闹、恶心、呕吐、腹泻、便秘、尿频、夜尿增多、肌张力下降、蛋白尿等。有些营养品还含有激素等禁用成分，小儿长期服用可出现性早熟特点。

4.迷信新药、贵药、进口药

治疗疾病应针对病因合理用药。对新药的疗效评价需要长期观察，如青霉素的过敏性休克是在它诞生10年后才被发现，沙立度安(反应停)的致畸作用是在用药1年后出现的。贵药和进口药在原料、生产工艺等方面要求较高，不良反应可能较少，疗效有的确实很好，但有的疗效尚难评价，使用时一定要从医疗价值上出发，切忌迷信新药、贵药和进口药。

二 谨防药物产生的伤害

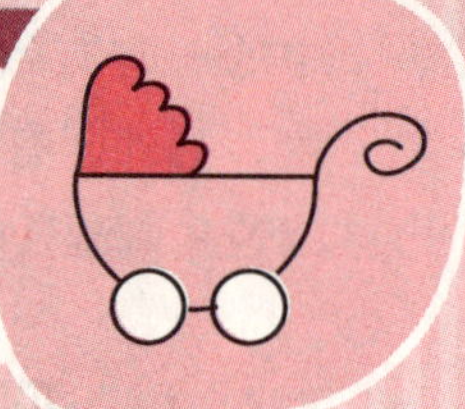

(一)药物的不良反应与预防

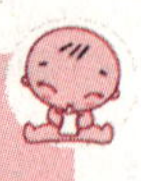

药物的不良反应

药物能治病，也能致病。许多药物除具有治疗作用外，还会产生一些不良反应，如副作用、毒性反应、过敏反应和继发反应等。

1.药物的副作用

药物的副作用是指药物除发挥治疗作用外。还可产生对人体不良影响，但一般较轻微，不会造成严重危害，如服用红霉素可引起恶心、呕吐、胃部不适等，服用扑尔敏能引起头晕、嗜睡等。

2.药物的毒性反应

药物的毒性反应是指药物对人体造成较严重的危害，不仅影响治疗效果，同时可给病儿造成难以恢复的损害，如链霉素、庆大霉素引起耳聋等。

3.药物的过敏反应

药物的过敏反应是指特异体质的病儿，在用药时引起的一种病理性免疫反应，如皮疹、荨麻疹、血管神经性水肿，甚至过敏性休克。

4.药物的继发反应

药物的继发反应是指应用某种药物而引起的间接的不良反应，如镇痛药引起的成瘾性、广谱抗生素引起的继发感染、皮质激素引起的依赖性等。

预防药物的不良反应

(1)要严格掌握用药指征，正确选择和使用药物，尽量不用和少用药物，一种药能解决问题就不用两种药，协同作用虽然能提高疗效，但毒副作用也会增强，还要

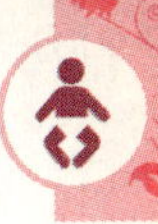

注意药物的配伍禁忌。

(2)要按医嘱用药，不可滥用、乱用，不可自行增减药量及次数或停药。

(3)用药时不仅要考虑到药物的效能和安全性，还必须考虑到孩子的一些具体情况，如年龄、个体差异和身体状况等。

(4)患有慢性病的孩子，家长要记住哪些药不宜服用，如溃疡病患儿不应服用阿司匹林，否则会诱发溃疡出血。

(5)凡有药物过敏史者，家长就医时应向医生讲明，避免使用这类药物。如用某些药物后出现与本病无关的征象，如皮疹、发热、哮喘等，应怀疑是否过敏，立即找医生诊治。

(6)要根据病情选择用药途径，病情轻者尽量口服，不但方便而且安全。

(7)患有肝、肾疾病时，用药要格外小心，尽量避免加重肝肾功能损害的药物。

(8)长时间应用某种易发生毒副反应的药物，如洋地黄、氨茶碱等，应监测药物浓度，随时调整剂量提高疗效，避免不良反应。

(二)药物之间的相互作用

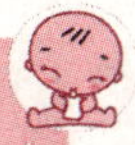

(1)患痢疾或肠炎时，多粘菌素E(可利迈仙)、磷霉素钙片等抗生素不要与枯草杆菌肠球菌颗粒(妈咪爱颗粒)、双歧杆菌肠球菌嗜热链球菌片(金双歧片)等肠道微生态制剂同时服用。婴幼儿腹泻时应暂停口服鱼肝油。

(2)先天性心脏病患儿需长期服地高辛治疗时，地高辛不能与钙剂同服，因为钙剂会加重地高辛的毒性反应引起中毒。若必须服用，两药要间隔6小时以上。

(3)肾病患儿需长期服用大剂量激素(如强的松)治疗，为减轻其骨骼脱钙的不良反应，应同时服用鱼肝油和钙剂。

(4)服磺胺药时，须同时服用碳酸氢钠片碱化尿液，防止药物结晶损伤肾小管造成血尿，磺胺药不宜与维生素C同服也是同一道理。

(5)红霉素不宜与维生素C同服，因为红霉素在酸性环境下药效会降低。

(三)造成患儿药物性耳聋的药物

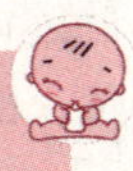

引起耳聋的原因有多种，有先天遗传、后天感染、环境因素或药物中毒等，其中药物中毒是可以减少或避免的。药物性耳聋是指婴幼儿使用某种药物治病或接

触某种化学制剂而引起的耳聋。临床表现为：耳鸣、进行性听力下降，常为双侧性的，先对高频率声音反应下降，然后对低频率声音反应下降，最后完全丧失听力。此外还可有眩晕、走路或站立不稳等表现。婴幼儿用药后因不会表达往往表现为过分安静，因而本病具有一定的隐蔽性。

药物性耳聋是永久性的损害，受损部位是位于耳蜗的感知声音的毛细胞，受损后其功能很难恢复，但早期发现并采取干预措施可防止病情加重。

目前已发现近百种耳毒性药物，常见的有庆大霉素、链霉素、卡那霉素、丁胺卡那霉素、新霉素、小诺霉素、红霉素、多粘菌素、万古霉素、利福平、保泰松、阿司匹林、消炎痛、碘酒等药物，其中以庆大霉素、链霉素、卡那霉素、新霉素(均属氨基糖甙类抗生素)的损害最大，毒性反应的程度与剂量、疗程大致呈正比，即剂量越大、疗程越长则发生率越高。口服方式比注射方式毒性反应要轻一些。为尽量减少和避免毒副作用的发生，卫生部专门颁布了《常用耳毒性药物临床使用规范》，规定了30种耳毒性药物的使用标准。

(四)有损婴幼儿的肾功能的药物

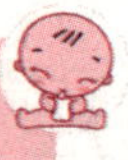

我们知道大部分药物被人体摄入或吸收后，都要经过肝脏代谢，最后由肾脏排出，所以肝肾起着非常重要的作用。婴幼儿由于其自身的生理特点，内脏器官功能均未完善，因此用药时要斟酌使用，避免或减少使用毒性较大的药物。

肾功能损害的表现有：蛋白尿、管型尿、血尿、尿少、氮质血症，严重者可出现肾功能衰竭。

临床主要有以下几类药物对肾脏有毒性作用：

(1)抗生素。以氨基糖甙类为主，按肾毒性由大到小排列为新霉素、卡那霉素、丁胺卡那霉素、庆大霉素、妥布霉素、链霉素。其他还有万古霉素，磺胺类药物。在第一代头孢菌素中部分药物有肾毒性，但目前使用已不太多。第二、三代头孢菌素肾毒性都非常小。抗真菌药两性霉素B毒性较大，可引起不同程度的肝肾及其他器官损害，已逐渐被不良反应少的药物所取代。多粘类抗生素中多粘菌素E(可利迈仙)的肾毒性较多粘菌素B明显减轻。

(2)解热镇痛类。如阿司匹林，扶他林等。

(3)抗肿瘤药。如顺铂、氨甲蝶呤。

(4)重金属解毒剂。如青霉胺。

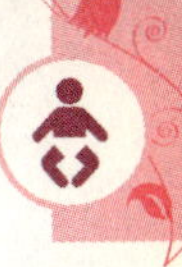

(5)免疫抑制剂。如环孢霉素A。

(6)中药。如含有汉防己、关木通等成分的成药，可引起马兜铃肾病。

(7)其他。如甲氰咪胍、感冒通等。

对儿童使用上述药物，必须严格执行规定的用药剂量，用药期间应注意药物毒性反应监测和血、尿监测，如有异常改变应及时停药并做相应治疗。尽量减少或避免儿童出现肾脏损伤。

(五)婴幼儿需慎服的中成药

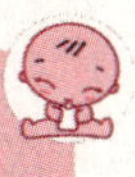

许多家长认为中成药毒副作用低，殊不知中成药中也含有毒性成分，只不过比例较少而已。如果不了解药物成分，最好不要给婴幼儿吃中成药，否则对婴幼儿健康不利。

六神丸含有蟾酥，可能引起恶心、呕吐、惊厥等症状；琥珀抱龙丸和珍珠丸均含有朱砂，可能诱发齿龈肿胀、咽喉疼痛、记忆衰退、兴奋失眠等不适感；牛黄解毒片长时间服用可导致白细胞减少。

(六)客观认识麻醉药

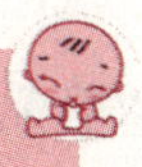

小儿麻醉是一种控制性睡眠与局部神经阻滞相结合的方法，即麻醉=睡眠+止痛，通过控制药物的剂量达到调整睡眠深度和镇痛的目的。小儿麻醉分基础麻醉和正式麻醉两个阶段，基础麻醉的目的是使患儿意识消失，安静下来，为正式麻醉打下基础。

正式麻醉分全身麻醉和区域神经阻滞两种，全身麻醉是指：通过吸入或注射麻醉药物，使人体中枢神经系统受到抑制，呈现神志丧失、周身无疼痛不适感、反射抑制、肌肉松弛等表现的麻醉方法。这些抑制状态与血液中药物的浓度有关，可以通过控制剂量来掌握，当麻醉药从体内排出或代谢完毕后，患儿神志会逐渐清醒，不会留有后遗症。目前国内外尚无资料证明：在正规麻醉操作下麻醉可以影响孩子智力。家长切不可将术后恢复期患儿反应迟钝，误认为是麻醉剂对智力的影响。

我们知道大脑是人体需氧量最大的器官，对缺氧非常敏感，一般情况下心跳呼吸停止4～6分钟，脑细胞就会发生不可逆性损害。小儿在麻醉过程中，如果出现呕吐、舌根后坠、大出血、心跳呼吸骤停或休克等情况，则可造成大脑缺氧，如果抢救不及时，会引起不良后果，但不能误认为是麻醉药引起的脑细胞的不良反应。同时也应了解，小儿麻醉的风险确实比成人麻醉要高。由于小儿器官和功能尚不成熟和完善，麻醉过程中较成人更易发生麻醉意外、休克、脏器衰竭等情况，但发生率很低。如果较大儿童术中能够配合，应尽量避免麻醉，这样安全系数就会提高。

(七)婴幼儿要慎用氟哌酸

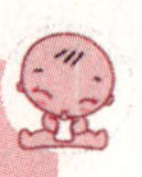

诺氟沙星片(氟哌酸片)属第三代喹诺酮类药物，是20世纪80年代研制的广谱抗菌药，具有抗菌活性强、组织穿透性能好、交叉耐药性很少、毒性低、不良反应少等优点，常用于治疗呼吸道、消化道和泌尿系感染等疾病。

此类药物对幼年动物关节软骨的影响，一直是人们讨论的它在儿科应用的焦点。现有资料不能肯定其在儿科领域应用的安全性，目前儿科缺乏此类药物使用的大样本资料，也缺乏远期随访资料，美国食品药品管理局(FDA)不推荐12～14岁以下儿童使用，中华医学会儿科学分会不推荐此类药物用于治疗孩子上呼吸道感染。但对比动物实验和参考临床资料，国内外许多学者认为喹诺酮类药物在儿科不应绝对禁忌，而应审慎使用。

当感染的患儿病情严重，致病菌仅对此药敏感时，医生会遵循“抢救生命是第一原则”和“知情同意的原则”，告知家长不良反应，在家长同意的情况下谨慎使用，剂量是10～20mg/kg · d，疗程一般为1周，不超过2周。

(八)婴幼儿要慎用感冒通

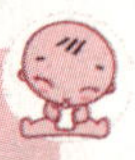

感冒通是双氯芬酸的复合方制剂。每片含双氯芬酸钠15mg、人工牛黄15mg和马来酸氯苯那敏2.5mg。本品常用于治疗成人感冒，但其不良反应多，最常见的如胃肠道不适、烧灼感、反酸、食欲下降、恶心等。神经系统反应有头痛、眩晕、嗜睡、兴奋等，最严重的是肾脏出血。

国家药品不良反应中心已通报过本品引起多例孩子尿血、肾损害。其原因可能为含双氯芬酸钠大约50%在肝代谢，40%～65%经肾排泄，由于孩子机体发育未完全，肝肾代偿能力不足，应用本品的风险远高于成年人，故孩子应慎用感冒通，其他类似的药物还有速效感冒胶囊。

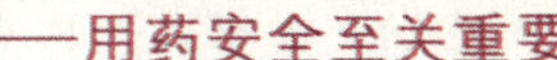

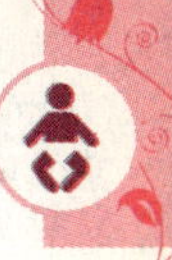

(九)婴幼儿要慎用磺胺药

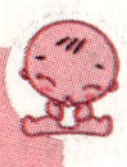

复方新诺明是一种的磺胺类消炎药，以其抗菌谱广、价格低廉等特点在我国尤其是农村中普遍使用。磺胺类药物抗茵谱较广，对脑膜炎球菌、大肠杆菌、变形杆菌、痢疾杆菌、肺炎杆菌、鼠疫杆菌等作用较强。对于泌尿、呼吸道、肠道的炎症及流行性脑脊髓膜炎等有很好的治疗效果。有的家长看孩子病了，就给孩子吃复方新诺明，殊不知，磺胺类药物不宜给孩子服用。

磺胺药的主要不良反应有肾脏损害、过敏反应、白细胞减少和胃肠道反应。磺胺药溶解度较小，易在酸性尿中析出结晶，引起结晶尿、血尿、尿少甚至尿毒症。年长儿因治疗需要服磺胺药时，要加服碳酸氢钠以碱化尿液，防止肾脏损伤。过敏反应一般在用药后一周出现，表现为药物热和皮疹。白细胞减少较多见，多在用药后3～7天出现。胃肠道反应表现为恶心、呕吐和食欲下降。孩子各系统器官功能发育均不完善，用磺胺药一定要慎重。

(十)正确认识激素类药物

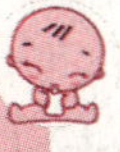

人体肾上腺分泌的激素分为三种，即糖皮质激素、盐皮质激素和性激素，对体内糖、脂肪、蛋白质、水和电解质代谢起着重要的调节作用，还具有抗炎、抗过敏、抑制免疫应答、抗毒等药理作用。

通常所说的激素是指糖皮质激素，临床应用范围较广，可用于治疗风湿热、过敏性紫癜、系统性红斑狼疮、肾病综合征、特发性血小板减少性紫癜等疾病。对于感染、变态反应等病程不长的疾病，如急性喉炎、感染性休克、哮喘持续状态，采用大剂量短疗程疗法，可迅速退热和减轻中毒症状，使患儿转危为安。疗程在数日至数周之间，不超过1个月，一般为3天，不会对患儿健康造成很大的影响，但长时间使用激素会有许多并发症。

1. 长时间使用激素的并发症

(1)类肾上腺皮质功能亢进症，表现为柯兴综合征、向心性肥胖、满月脸、痤疮、多毛、高血压、高血脂、高血糖、低血钾、骨质疏松等特点。

(2)长期应用激素会使机体免疫力下降，易继发感染或使体内潜在感染灶扩散。若患儿治疗期间感染水痘，可使病情迅速加重，危及生命。

⑶诱发和加重溃疡，甚至造成消化道出血或穿孔。

⑷引起神经精神症状，表现为兴奋、激动、失眠等症状，个别患者可诱发精神病或癫痫。

⑸影响生长发育，糖皮质激素有对抗生长激素的作用，对孩子来说可抑制骨骼生长和蛋白质合成。

⑹引起白内障、股骨头无菌性坏死。

⑺长期应用糖皮质激素不可突然停药，否则会导致肾上腺皮质功能不全，表现为倦怠、头晕、食欲不振、恶心、呕吐、腹痛、腹泻、低血糖、低血压，甚至昏迷或休克。

2.长期吃激素类药物的注意事项

⑴预防感染。避免与感染人群接触，少去人员拥挤的地方，外出戴口罩。

⑵按医嘱服药和减量，不要擅自减量或停药。

⑶适当的体力活动有助于减轻骨质稀疏，要同时服用鱼肝油和钙剂，食物中应多食蛋白质、蔬菜、水果和B族维生素、维生素C等。

⑷定期门诊随诊。根据临床情况复查血常规、尿常规、胸片等。

(十一)婴幼儿补充营养需谨慎

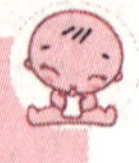

给婴幼儿科学补锌

锌是人体必需的微量元素之一，参与体内多种酶的合成、免疫反应、激素和维生素的代谢，也是味觉素的成分之一，它与婴幼儿的生长发育有着密切的关系。

判断缺锌应以血锌为标准，发锌不是可靠的诊断指标。正常空腹血锌应在10.0～10.7μmol/L(65～70μg/dl)以上，低于此数值要考虑锌缺乏病。锌缺乏病的临床表现有厌食、生长发育落后、青春期性发育迟缓、异食癖、反复感染、各种皮疹和口腔溃疡等。造成缺锌的因素有多种，如慢性腹泻、素食、挑食、偏食、感染、失血、多汗和被动吸烟等，都会引起锌的摄入不足、吸收障碍和丢失过多，因此，以上儿童要注意补锌。

婴幼儿、学龄前和青春期前儿童每天口服锌剂(按元素锌计)0.5mg/kg～1.5mg/kg，最大量每天20mg，疗程3个月，轻症可较短，用硫酸锌、葡萄糖酸锌和醋酸锌皆可。口服补锌应在饭前1～2小时，这样有利于锌的吸收。肉、鱼、蛋、

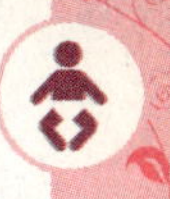

奶、豆类、坚果含锌量较丰富，谷类食物含锌量不高。现市售有多种强化锌产品，要注意其含锌量，一次摄入大量锌或长期锌摄入量过多皆可导致锌中毒。

给婴幼儿科学补钙

6个月至1岁的婴幼儿每天需要400毫克的钙，1～4岁的婴幼儿每天约需要600～800mg的钙。给婴幼儿补钙，必须根据婴幼儿身体的实际状况配合检查指标综合考虑，要听从医生的建议，不要盲目补钙。如果盲目补钙，会造成婴幼儿血钙过多，产生肾结石及钙化的结果。婴幼儿缺钙时，会出现头发稀少、皮肤干燥、腹泻、焦躁不安、甚至抽搐。

婴幼儿补钙主要途径：

膳食:除牛奶外，其他食物同样可提供钙质，如鱼、海带、虾米、豆类、紫菜、虾皮、豆制品芝麻酱含钙特别丰富,可以让孩子多食。

钙补充剂：当膳食钙摄入不足或存在其他钙缺乏高危因素时，需要在医生指导下进行科学的钙剂补充。

给婴幼儿科学补铁

宝宝体内的铁只有6个月的铁储存期，6个月之后会逐渐出现贫血。而很多家长却不知道及时的给宝宝补充富铁的食物，导致宝宝出现缺铁性贫血。

家长应通过食物来给婴幼儿补血，像是动物血、肝脏、红色肉类、木耳、黑芝麻、菠菜等都是可以起到补血作用的。最好的补血食物就是动物性的食物，因为这些食物当中的铁都是血红素铁，进入人体后会被快速的吸收，而菠菜当中的铁属于非血红素铁，在人体需要转化。

婴幼儿要慎用滋补品

有些家长为孩子个头不高、反复感染或体质较弱而苦恼，因此总想给孩子吃一些滋补品，如人参蜂皇浆、冬虫夏草等，但用药不当反而会损伤孩子的健康。有些市售的滋补品中含有激素或激素样作用的成分，儿童长期服用可引起内分泌紊乱，男孩和女孩出现乳房发育，女孩月经早来或月经紊乱，近年来以性早熟症状来就诊的儿童呈不断增多趋势，此外盲目服用滋补品还会影响孩子智力发育。

家长应向有关专家和药剂师咨询，查明真正病因后合理用药，不要随便给孩子服用滋补品。

常见病的正确用药

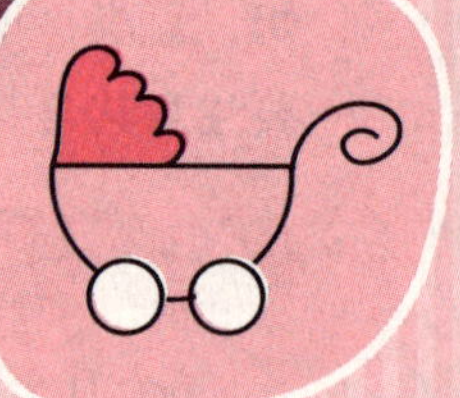

(一)小儿发热如何正确用药

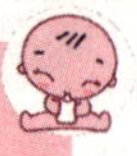

正确认识小儿发热

在大多数情况下发热是一种病理表现。过高的体温易造成机体代谢紊乱，蛋白质消耗增加，甚至会引发抽风，对宝宝危害较大。因此，孩子发热时，应去医院，查明病因，及时治疗。

另外，发热也是人体的一种保护反应。科学试验证明，各类致病微生物(包括病毒、细菌及支原体等)在36℃～37℃时繁殖能力最强，而这一温度恰恰是人体的正常温度。当人体发热时，对侵入人体的病原微生物繁殖可起到一定的抑制作用。因此，维持一个相对高的体温(低于38.5℃)既不会给患儿造成危害，同时，又是一个不适宜致病微生物生存繁殖的温度，有利于疾病恢复。医学上主张对不超过38℃的发热不用退热药。在此，我们要纠正有些家长的错误做法，即“滥用退热药”。

小儿发热时如何用药物退热

目前常用的退用药物包括水剂、栓剂、片剂、针剂四大类。根据不同的年龄、不同病情选用不同药物，一般小婴儿用水剂，大孩子用片剂，服药易呕吐者用栓剂，高热需迅速退热者及服药呕吐者用针剂肌肉注射，已有静脉通路的(即正在静脉输液的)用来比林静脉滴注，一般24小时内应用退热药物不能超过4次。临床上常用的退热药物主要包括：

(1)对乙酰氨基酚：是小儿首选退热药，其特点是退热作用缓和而持久，一次口服10～15毫克/千克，3～4小时即达到最大退热作用，且安全可靠，不良反应少，疗效好，安全性高。目前剂型很多，有混悬液、糖浆、片剂、栓剂，市场上如泰诺、

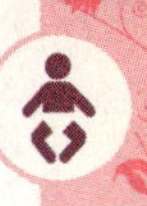

百服宁为此类药物。

(2)布洛芬：比对乙酰氨基酚退热疗效更强更持久，安全性高，无肝脏毒副作用。其副作用为轻度胃肠道反应，转氨酶增高，偶可影响凝血功能等。市场上美林、恬倩、臣功再欣等为此类药物。

(3)赖氨匹林：是阿司匹林与赖氨酸的复盐，保持了阿司匹林的疗效，减少了它的副作用。起效快，疗效好，副作用少。

(4)牛磺酸：中药牛黄的重要成分之一，几乎无毒，有广泛的生理和药理活性，对感冒引起的发热有明显的退热效果。

(5)复方氨基比林：有明显的退热效果，但易引起粒细胞减少和再生障碍性贫血，也容易因出汗过多引起虚脱，应慎用。

(6)尼美舒利：作为一种新的退热药物，退热快，维持时间长，退热效果良好，但由于其服后出汗量较多，应严格掌握使用剂量，并且越来越多的文献报道说应用尼美舒利可引起重度肝脏损害，卫生部近日通知，12岁以下儿童禁止使用。

(7)羚羊角颗粒：若宝宝患有出血性疾病，如血小板减少症、再生障碍性贫血、白血病等时，可选用此类血液系统影响小的药物。

(8)阿司匹林：临床上已不作为退烧药使用，只用于一些特殊疾病例(川崎病等)的治疗。

(二)婴幼儿感冒时正确选择中成药

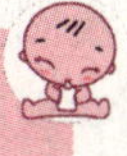

1.风寒感冒

多在冬春季节发病，其他季节也可发生，为感受风寒之邪引起。主要表现为发热恶寒、头痛无汗、鼻流清涕、咳嗽咽痒、舌苔薄白等。

治宜疏风散寒、解表清热。可选用感冒清热颗粒，每袋12克。服法：3～7岁服1/3～1/2袋，7岁～14岁每次服1/2～1袋，每天2次。若伴见停食停乳、咳嗽痰多，可选用小儿至宝丸，每丸1.5克，每次1丸，每天2～3次。

2.风热感冒

一年四季都可发生，为感受风热之邪引起，或由风寒感冒转化而来，此症候临床最多见。主要表现为高热不退、面红目赤、咽痛口渴、鼻流浊涕、舌苔薄黄等。

治宜疏风清热、利咽消肿。可选用小儿感冒宁糖浆，每支10毫升。服法：0～1岁每次5毫升，2～3岁每次5～10毫升，4～6岁每次10～15毫升，7～12岁每次1～20毫升，每天3～4次。小儿热速清颗粒，每袋6克。服法：1岁以下，每次1/4～1/2袋；1

～3岁，每次1/2～1袋；3～7岁，每次1～1.5袋；7～12岁，每次1.5～2袋，每天3～4次。

此外，也可选用复方金银花糖浆、清热解毒口服液或小儿咽扁颗粒等中成药。

3.暑湿感冒

多在夏秋季节发病，主要表现为发热、头痛昏重、倦怠乏力、脘腹胀痛、呕吐泄泻、舌苔白腻等。

治宜解表祛暑、化湿和中。可选用藿香正气口服液，每支10毫升。服法：7岁以下每次5毫升，7岁以上每次10毫升，每天2次。亦可选用藿香正气软胶囊，适用于学龄儿童，服法：每次2～4粒，每天2次。

此外，对于婴儿感冒症状较轻，没有发热，伴见纳少、大便不调者，可选用健儿清解液，每支10毫升。服法：每次5毫升，每天3次。

（三）正确选用婴幼儿止咳药

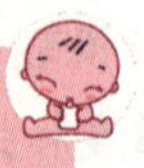

咳嗽是人体的一种防御性反射活动，有助于排除痰液和异物。小儿咳嗽反射尚不健全，气道分泌物不能及时清除，表现为喉中痰鸣，较大的儿童咳嗽剧烈时则影响学习和休息，如何选择止咳药呢？

我们平时所说的止咳药，可分为镇咳药、祛痰药和平喘药三种。临床常用的镇咳药有愈酚甲麻那敏糖浆、小儿止咳露等，祛痰药有羧甲司坦口服液，盐酸氨溴索口服液等，平喘药有盐酸丙卡特罗糖浆、氨茶碱、丙酸倍氯美松气雾剂和布地奈德气雾剂等。其中氨茶碱治疗剂量与中毒量非常接近，必可酮和普米克都宝都是气雾剂，三药均须按医嘱使用。羧甲司坦口服液适用于2岁以上儿童服用。

此外，还有一些中成药可供参考，如小儿消积止咳口服液、肺力咳、急支糖浆、祛痰灵、蛇胆川贝液等。

（四）婴幼儿腹泻时的用药方法

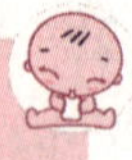

婴幼儿腹泻病是儿科常见病之一，多见于6个月～2岁的婴幼儿，表现为大便次数比平时增多或性状改变，如稀便、水样便、黏液便或脓血便，伴见食欲下降、恶心、呕吐、发热或脱水症状。根据病因不同可分为感染性和非感染性腹

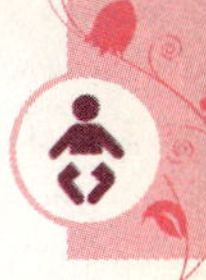

泻；根据病程长短可分为急性、迁延性和慢性腹泻；根据病情轻重可分为轻型、中型和重型腹泻。

感染性腹泻

感染性腹泻的病因可分为细菌、病毒、真菌和原虫。

1.细菌性腹泻

多见于夏秋季节，病因为大肠杆菌、痢疾杆菌或沙门氏菌等细菌感染，常用药物为多粘菌素E、头孢克肟颗粒或磷霉素钙片，高热或感染中毒症状者需输液治疗。

2.病毒性腹泻

多见于冬春季节，病因是轮状病毒感染，以腹泻频繁，大便稀薄如水或蛋花汤样，伴见呕吐、发热、尿少等为主要表现，常用药物为蒙脱石散(思密达或必奇)、口服补液盐和苍苓止泻口服液，有脱水征者则需补液治疗。

3.真菌性腹泻

由真菌感染引起的腹泻病多是深部真菌感染的一部分，需加氟康唑、酮康唑等抗真菌药治疗。阿米巴原虫感染较少见。

非感染性腹泻

非感染性腹泻病的产生原因多见于喂养不当、食物过敏、呼吸道感染、腹部受凉、受惊吓和服用不合适的药物等。

1.喂养不当

是指喂奶过多、突然改奶、辅食添加过快或吃了不易消化的食物等情况，大便有酸臭味、奶瓣或未消化的食物残渣，大便化验可见脂肪球，而无红白细胞，此时只须服用乳酶生、整肠生或金双歧等药物，腹泻明显可加思密达，同时调整饮食，如减少喂奶量、将奶粉或牛奶调稀一些、暂停辅食等，可以喂酸奶或小米汤。

2.食物过敏

主要是对牛奶过敏，国外报道较多，国内较少见。若小儿肠道缺乏某种酶(如乳糖酶缺乏)不能耐受碳水化合物，也可造成腹泻。

临床上常可见到患肺炎的孩子出现腹泻，大便常规完全正常，我们称之为症状性腹泻，其治疗同上。

合理应用抗生素

小儿腹泻时应根据临床症状、大便性状和大便检查合理应用抗生素。临床有发热、呕吐、腹泻或伴里急后重表现的，多提示有肠道感染的可能；大便混有黏液、脓血、血丝或有腥臭味的，多提示细菌感染；大便化验结果比较重要，若无红白细胞，仅有脂肪球，则多为非感染性腹泻，不需加抗生素治疗；若脓细胞或白细胞明显增多，则提示肠道感染。

脓细胞或白细胞超过15个/高倍视野，红细胞超过1个/高倍视野，则可诊断细菌性痢疾。若脓白细胞未超过15个/高倍视野，则可诊断感染性腹泻病。细菌性痢疾和感染性腹泻病均需加抗生素治疗。大便培养阳性率不高，但可明确病原菌，常见病原菌有大肠杆菌、痢疾杆菌、沙门氏菌、空肠弯曲菌或变形杆菌。常用药物有多粘菌素E、庆大霉素口服液、头孢羟氨苄、黄连素或磷霉素钙片等，疗程5～7天。

口服补液盐Ⅱ的冲服方法

口服补液盐Ⅱ简称ORS，是世界卫生组织(WHO)推荐的一种针对腹泻病的口服补液方案，每袋含葡萄糖(10g)、氯化钠(1.75g)、氯化钾(0.75g)和枸橼酸钠(1.45g)，适用于无脱水或轻度脱水的患儿。

其冲服方法是：口服补液盐Ⅱ，1袋冲温开水500ml，张力太高应1袋冲水750ml。溶解后用小匙一口一口喂服，一次不要喂得太多。喂服量可按公式：用量(ml)/天=体重(kg)×75ml给予，若体重不详，可按年龄估计：＜1岁予500ml/d，2～10岁可予1000ml/d，＞10岁可予2000ml/d，尿量正常则可停服。

现有低张的口服补液盐Ⅲ，1袋冲水250ml，更适合婴儿。

(五)婴幼儿哮喘的用药方法

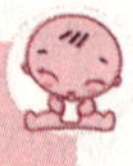

婴幼儿哮喘发作时的处理方法

支气管哮喘是一种变态反应性的呼吸道疾病，表现为反复发作的喘息、咳嗽、胸闷、气短、甚至不能平卧等特点，严重影响孩子的学习和生活。诱发因素很多，如过敏原刺激、呼吸道感染、剧烈运动、遗传因素、药物、气候变化、疲劳或精神紧张等。那么，孩子哮喘突然发作该怎么办呢？

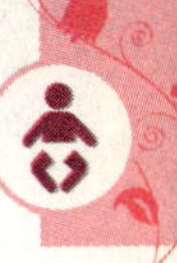

目前国际公认治疗哮喘的方法是吸入激素疗法，具有起效快、不良反应少等优点。气雾吸入后直接作用于呼吸道而发挥抗炎平喘作用，其吸入激素的量很小，一天吸入的剂量只相当于一片强的松(5mg)的1/10，用药时间短，因而不用担心激素的副作用。对于重症患者可静脉使用氢化可的松等激素，疗程数天。

吸入激素常用药物有丙酸倍氯美松(商品名必可酮)和布地奈德(商品名普米克、普米克都宝)。

必可酮气雾剂为50μg/喷，200喷/瓶。用量和用法：50～100μg/次，2～4次/天。每天剂量不要超过800μg，症状缓解后逐渐减量。注意：本药偶有咽部刺激感，少数患者可有声音嘶哑，应在每次用药后漱口，不使药液残留在咽喉部。

普米克200μg/喷，1000喷/瓶。普米克都宝100μg/喷，200喷/瓶。用量和用法：气雾吸入：200～400μg/次，2次/日。干粉吸入：200～800μg/次，分2～4次使用。注意：用药后须及时漱口。肺结核患者及气道真菌、病毒感染者慎用。

在药物治疗的同时，哮喘患儿还要加强体格锻炼，体格锻炼可改善呼吸功能，增强机体抗病能力，还可保持精神愉快，同时注意预防呼吸道感染，避免接触过敏原、过劳、淋雨、精神刺激等，在缓解期配合中医中药治疗，采用扶正固本、健脾益肾等法将息调养，或穴位贴敷法“冬病夏治”、“夏病冬治”。

哮喘时要慎用氨茶碱

氨茶碱是临床治疗支气管哮喘的常用药物之一，至今应用已有80余年的历史，具有扩张支气管平滑肌、缓解支气管痉挛、促进排痰、增强膈肌收缩功能和改善心、肾功能等作用。由于患者个体有差异，以及其有效剂量和中毒剂量相当接近，因此剂量掌握不好，极易发生中毒，早期表现为恶心、呕吐、烦躁不安等症状、后期则出现心动过速、呕血、耳鸣、谵妄、惊厥等症状，因此出现早期症状时，要及时停药。

氨茶碱剂型分片剂和注射剂两种，片剂为10mg/片，注射剂为250mg/10ml。口服剂量是3～5mg/kg · 次，每6～8小时一次，每天不应超过20mg/kg。有心力衰竭、肝功能不全或同时应用大环内酯类药物时，由于药物排泄变缓，剂量应减少。在有条件的医院中，服药后4小时应做药物血浓度检测，其有效血浓度范围是10～20μg/ml。儿童正处于不断的生长发育过程中，肝肾功能尚不完善，药物的解毒和排泄均较缓慢，服药稍有不慎，就可发生中毒现象。因此，当儿童发生哮喘时，家长不要擅自给患儿服氨茶碱，即使需要服用，也须严格遵医嘱。

(六)皮肤病要慎用激素类药膏

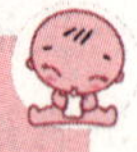

小儿皮肤娇嫩、纤细，防御功能差，对外界刺激抵抗力低，故小儿皮肤病以感染多见，其次还有过敏、烧伤、遗传、药物或理化刺激等因素。有些大人认为激素见效快，效果好，在未明确病因的情况下，私自给孩子乱用，往往适得其反。小儿要慎重使用外用药，特别是激素类软膏。对于一些过敏性皮肤病，激素使用激素类药膏会有较好的疗效，但对于许多感染性皮肤病，误用激素类药膏会加重病情。目前市售的激素类软膏较多，常用的有肤轻松、氟美松、艾洛松、肤乐和尤革尔等。

临床上水痘患儿是绝对禁用激素的，使用激素易使感染播散、加重病情甚至危及生命。对于一些像单纯疱疹、脓疱病、疖肿、头癣、体癣等感染性皮肤病，也是禁用激素的。

湿疹是较常见的一种皮肤病，其病因复杂，与过敏、机械摩擦、遗传等均有一定关系。治疗时应口服扑尔敏、非那根等抗过敏药，外用湿疹愈(自制药)88、尤革尔等药，但合并感染后就应慎用或停用优卓尔。

荨麻疹也是一种常见的过敏性皮肤病，其治疗是以清除过敏因素、止痒、抗过敏为主，激素也不是常规用药。血管神经性水肿是极度的荨麻疹，水肿骤发骤止，多发生在唇、舌、脸、手、腰等组织疏松处，严重时可出现喉头水肿，须及时予肾上腺皮质激素抢救。

滥用激素类软膏会带来许多不良反应，如掩盖真实皮损特点从而影响诊断，还可导致激素依赖性皮炎或感染播散，皮肤出现色素沉着、老化、萎缩、变薄、皱纹等改变。任何事情都是有利有弊的，激素就像一把双刃剑，只有合理应用才会产生良好的治疗效果。

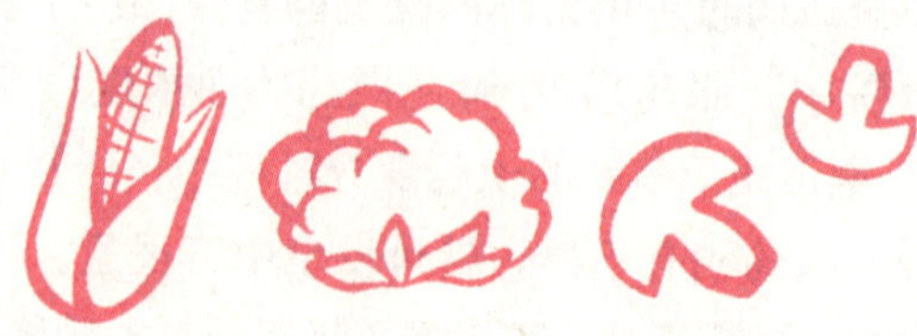

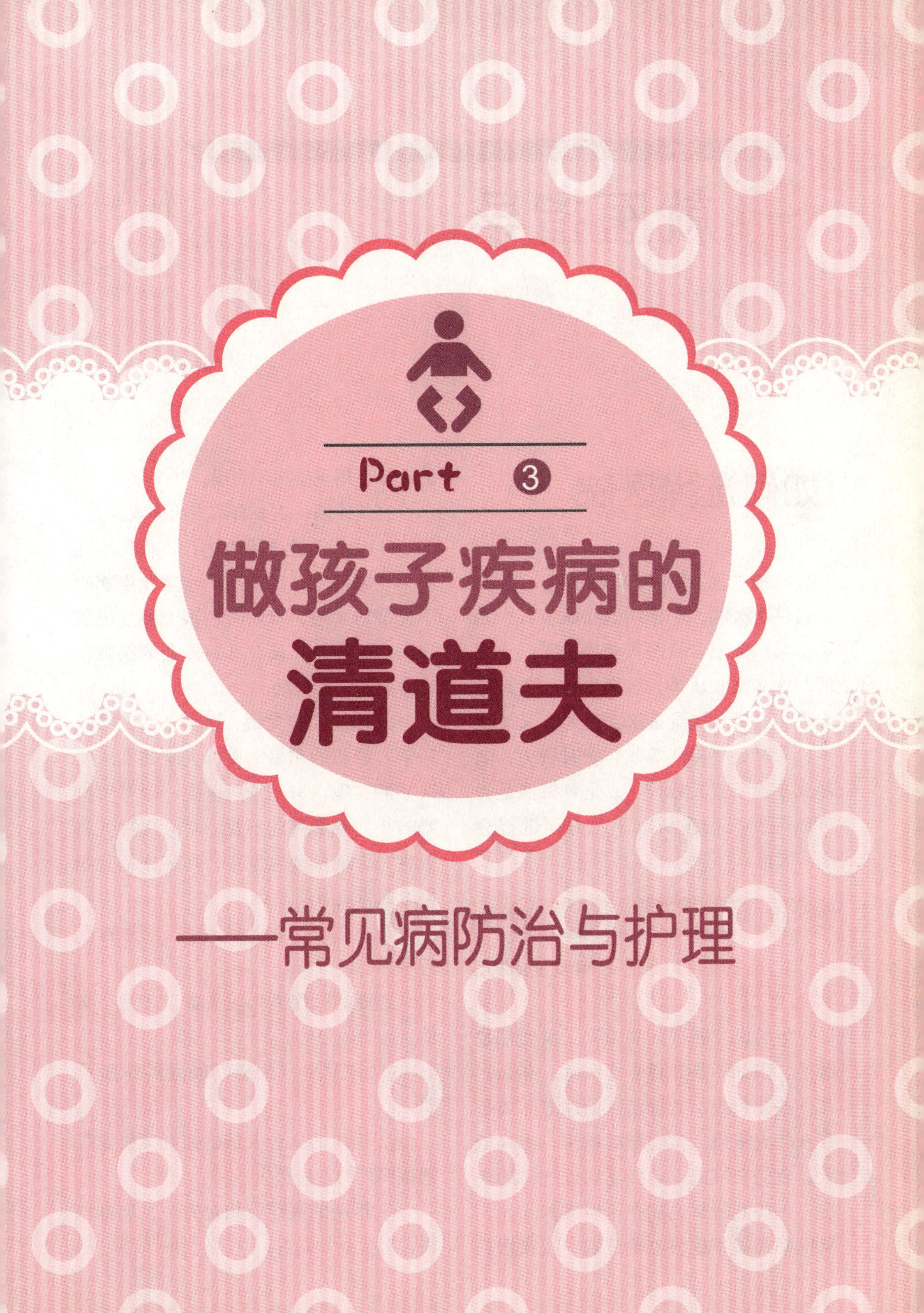

Part ③

做孩子疾病的清道夫

——常见病防治与护理

一 就医指导

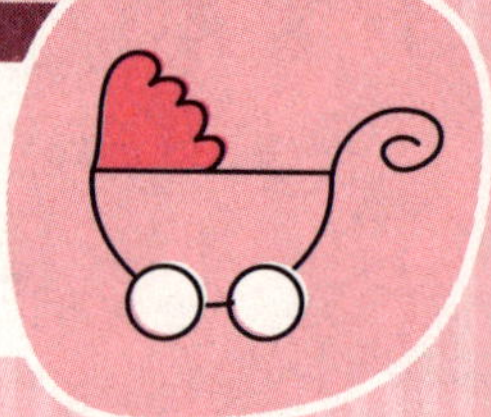

如何选择医院

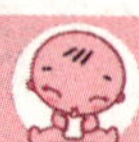

目前，医疗市场发展迅速，各类私营性小医院、小诊所遍布城乡各个角落，为广大患者就医买药提供了很大方便。许多家长认为，宝宝生病一般都是小毛病，到大医院去又要挂号，又要检查，有时还要排队等候，费时费力，随便到小诊所看看就行了。这种做法是否可取呢？我们应从以下几方面进行分析、考虑：

如何选择合适的诊所

1.选择的诊所是否有专业的儿科医生

俗话说“隔行如隔山”，虽然都是医生，但如不是儿科专业医师，那么，在一些儿科疾病的诊断、治疗方面还是存在较大障碍，宝宝年龄越小，困难越大。我们在临床上曾经遇到过这样的情况，一些儿科常见病在诊所或本院非儿科医师那里不能被正确识别，或在用药的选择、用量上出现失误。

究其原因，主要有两方面因素：

(1)患儿不能准确表达：古代称小儿科为“哑科”，就是因为宝宝在生病时不能准确表述，诊断时在很大程度上依靠医生的经验，而非儿科专业的医师在这方面就有所欠缺。

(2)医生经验欠缺：医学是一门经验科学，经验的积累需要有大量的临床实践才能实现，有些诊所医生一个月所接触的小儿患者可能不及一个大医院儿科医生一天所接诊宝宝多，在临床经验积累方面肯定有所差别。

2.选择的诊所是否是正规的医疗机构

正规的医疗机构应具备以下几个条件：

(1)有卫生行政部门颁发的行医执照。

(2)诊所的从业人员是拥有《执业医师执照》的正规医生。

(3)诊所的医疗设相对齐全，消毒严格，卫生条件良好。

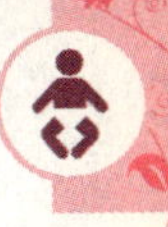

(4)诊所的从业人员在从事治疗活动时能按照无菌原则进行。

(5)肌肉注射、静脉点滴时使用合格的一次性注射器和输液器。

具备了上述条件，才能给就诊者提供相对安全的医疗服务，保证基本的医疗质量。

3.选择的诊所是否能以病人为中心

个别诊所的医生受利益驱使，宣称“只要到诊所来的病人我都能治”，这是不切实际的。一个人的诊疗水平终究是有限的，如果是一个以病人为中心的医生，他会做到“能治则积极治疗，不能治则及时转诊”。宝宝患病时病情变化快、进展迅速，尤其应该注意这一点。

大医院就诊的优缺点

1.到大医院就诊的优点

(1)它有专门的儿科医生，专业分类精细，由于常年从事儿科临床工作，接诊患儿数量大，大多具有丰富的儿科临床专业知识，对儿童疾病的诊治把握性大。

(2)在遇到疑难杂症时，如有必要，还可进行全院范围的综合会诊，对于跨专业的疾病诊断非常有帮助。

(3)大医院有大量精密仪器，必要时可加以利用，有利于对疾病的诊断，误诊和延误诊治的发生率低。

(4)大医院在无菌操作和医疗用品的使用方面安全性更高。

2.到大医院就诊的缺点

(1)病人多，挂号、候诊、检查、取药、治疗等手续复杂。

(2)有时，由于众多患者的接触，也存在患儿之间交叉感染的可能。

(3)经济负担相对高一点也是一个方面。

综合上述几方面，我们不难得出正确结论——如果您的居家附近有正规的诊所，诊所有专业的儿科医生，并且能以病人为中心，那么当宝宝生病时可首先到那里就诊，若为轻微的疾病一般与到大医院没什么区别。

怎样带宝宝看病

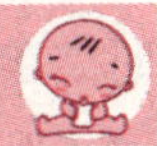

很多家长都觉得带宝宝看病很简单，就是带着宝宝到医院挂号，就诊，检查，取药，治疗，其实不然，带宝宝看病还是很有学问的，应该注意以下几个方面的问题：

就诊前需做的准备

(1)婴幼儿就诊时应带好奶瓶儿、水、换用的尿布、一两件宝宝平日喜爱的玩具，以使宝宝在舒适的条件下就诊，避免宝宝因饥饿、口渴，尿布不洁、紧张等而引起哭闹，影响就诊效果。

(2)腹泻患儿就诊前，家长应为宝宝准备好大便标本，以备化验时用。因为每一个腹泻患儿就诊时都需要进行大便常规化验，如在家中没有准备好标本，而宝宝又不能按需排便，只能等待，有的家长因等待时间过长，只好放弃化验。但不化验大便，医生在治疗上就存在很大盲目性，影响治疗效果。

留取的大便标本应尽量新鲜，最好是排出1小时以内的，并且必须用不吸水的东西留取、存放，如塑料袋、小瓶子等，一定不能用卫生纸或直接放在尿上带到医院，因为大便标本中的水分丢失后，就无法进行准确化验。

(3)发热的宝就诊前应先测体温，然后服用退热药物。这样既可避免就诊过程中患儿因高热引起抽风，又可在就诊时将宝宝真正的体温情况告诉医生，有利于医生作出正确诊断。

(4)有水肿或尿路方面异常的，就诊前应留出尿液标本(最好是早晨起床后的第一次尿)，用小瓶儿盛好带去，以方便医生化验尿常规。夏天尿液标本应避免放置时间过长。

(5)带齐病历资料，过去看病的病历可供医生参考，并可避免不必要的重复检查、化验等。有的家长不愿接受以往的诊断结论(如血液病、癫痫等)，故意隐瞒了原来的诊断和检查报告，这样会延误时间，增加宝宝痛苦。

谁陪宝宝就诊

宝宝就诊时，应由最熟悉宝宝情况的人陪同前往，因为这个人可以详细、准确地向医生反映宝宝发病时的情况，有利于医生对宝宝进行迅速、准确的诊断及处理。如由其他人带宝宝就诊，应注意以下问题：

1.就诊前情况

呕吐、腹泻的宝宝就诊前，应了解宝宝最后一次或两次就餐时的饮食情况；如宝宝呕吐、腹泻时自己不在场，应把宝宝呕吐、腹泻时的情况询问清楚，如呕吐、腹泻次数、吐出的东西是什么样、大便性状等，发热的宝宝应知道就诊前体温变化情况，抽风的宝宝应了解抽风发作时的情况等，以便就诊时向医生说明。

2.就诊前治疗

不论宝宝患什么病，如在就诊前已服用了某种药物或已到诊所或其他医院治疗过，家长应详细了解宝宝所用药物的种类、剂量，并告诉医生，以便医生在治疗中进行药物选择，避免重复用药而使药物过量，对患儿造成损害。

3.陪诊人数

陪同宝宝就诊的人数以二人为最佳，以方便处理就诊过程中的问题。陪诊人数过多，易造成就诊秩序的混乱，影响医生对患儿的检查和治疗。陪诊者应是有准确表达能力的人，过量饮酒者和年龄过大的老人应尽量避免前往。

就诊时家长应注意什么

1.就诊前

注意避免交叉感染，候诊室是病人

集中的地方，应在指定地候诊，不要随意走动。病儿最好分散些，不要集中在一起，更不要让宝宝互相接触、嬉戏。腹泻患儿的粪便不要排在地上，以免传染其他宝宝。

2.就诊时

应详述病情，要把宝宝的主要症状和各症状发生的时间、伴随症状、诊治过程、用药情况详细、准确地告诉医生，既不夸大病情，也不掩盖病情，以协助医生作出正确的诊断和治疗方案。

3.就诊后

按医生意见作好护理及治疗，看完病，家长应弄清如何护理、服药和观察病情。对于暂时诊断不清或病情不稳定需在门诊观察的患儿，家长应予以配合，等病情允许后再离院回家。

如何正确选择就诊科室

现在，有这样一种现象，那就是不论宝宝得了什么病，只要是宝宝，统统到小儿科就诊。造成这种现象的原因是家长对小儿科不了解。通常我们说的小儿科指的是在综合性医院中的小儿内科，它只能解决宝宝内科方面问题，有关宝宝外科、口腔科、眼科、耳鼻喉科、皮肤科的问题小儿科都不能解决。如选择科室不恰当，往往造成就诊时间延长，有时甚至会使患儿失去抢救的最佳时机。

1.以下情况应到外科就诊

(1)宝宝从床上掉下来摔了头。

(2)宝宝活动时受到外伤如扭伤、皮肤破损、骨折、脱臼、头外伤等。

(3)宝宝不幸遭遇车祸。

(4)宝宝身上长了疖子、疮、皮肤化脓性感染等。

2.以下情况应到耳鼻喉科就诊

(1)宝宝耳朵疼。

(2)宝宝声音嘶哑。

(3)考虑宝宝有过敏性鼻炎。

(4)想为宝宝进行扁桃体摘除。

(5)鱼刺卡喉或有异物进入耳鼻。

3.以下情况应到口腔科就诊

(1)宝宝受到外伤碰掉了牙齿。

(2)宝宝牙龈红肿、疼痛。

(3)宝宝牙疼或牙齿上有黑洞、黑斑。

(4)宝宝乳牙退掉后长时间没有牙齿萌出。

(5)乳牙未退掉，在其位置上又萌出新牙齿。

(6)宝宝舌系带过短。

4.眼睛的不适均应到眼科就诊

5.宝宝身上出现皮疹但不伴发热的，应到皮肤科就诊。

就诊时如何选择医生

有目的地选择专业医生是就诊时非常关键的一步。由于现代医学的发展，临床专业设置逐渐趋向细化，规模越大的医院在这方面越突出。专业分工的细化，使得各专业的医生对本专业的学术问题有更深人、全面的研究，处理本专业的问题得心应手，而对专业以外的问题相对生疏。因此，家长在带宝宝就诊时应选择相应的专业医生，不要一味地去找年龄大的医生或名气大的医生，而忽略了专业的选择。如有熟悉医院情况的人给予指点，那是最好的。

电话问诊

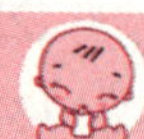

随着现代通信事业的发展，电话已逐渐普及，进入到千家万户，这为人们的日常生活提供了非常便利的条件，许多问题都可通过电话咨询得到解决。我们在临床工作中也常遇到患儿家长通过电话询问宝宝的病情，希望医生能给宝宝作出诊断，提供处理意见。那么，电话就医可行吗？

作为医生，我们的回答是否定的。因为用电话与医生商量虽然很方便，家长心里会感到有依靠，但却难以得到正确的诊察，很易发生误诊，一般情况下医生都不能接受。

中医诊断疾病的步骤我们大家比较熟悉，那就是“望、闻、问、切”，其中“望”就是看，看患者的表现，如面色、皮疹、精神状态等；“闻”是闻气味；“问”是询问病史，即发病情况、以前患过什么病等；“切”是诊脉(即把脉)。综合上述这些结果，医生才能对疾病作出正确的判断和处理意见，缺一不可。

西医在诊断疾病时基本与中医相似，除了问病史外，还要进行“视、触、叩、听”，即进行体格检查，必要时还需通过相关化验、检查才能对疾病作出诊断及处理意见，而这一切都是在患者亲自就诊时才能做到。

有的人可能会说，我可以把宝宝的表现详细地给医生描述，如需要做检查时再去医院不就行了吗？那也不行，即便是医生(非儿科专业)自己的宝宝生病了，也不可能将其病情描述得十分完整、清楚，让儿科医生能依据他的捕述作出诊断，更别说不从事医务工作的家长了。对于医生来讲，在诊断疾病时那真可谓“百闻不如一见”。

什么情况下电话问诊

(1)询问某种药物的使用。

(2)询宝宝护理方面的常识性问题。

(3)咨询某些儿童保健方面的问题。

(4)咨询某种已明确诊断的慢性病在治疗过程中出现的异常现象及药物应用。

另外，家长在进行电话咨询对应该注意以下两个问题：首先，要确认医生当时没有接诊患者，否则，您的咨询电话可能会增添其他患者的困扰，医生也不可能跟您耐心交谈，应尽量避免。其次，打电话时应尽量用简洁的语言表达出自己的意思，不要喋喋不休、反反复复地谈起来没完没了。

半夜就诊

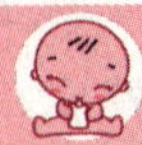

儿科医生夜间值班时是整个医院中最繁忙的，据统计接诊量大概可以占到全院夜间急诊的1／3。那么，是否每一个夜间去就诊的宝宝都必须呢？其实大可不必。我们可以从以下几方面进行分析：

宝宝发烧时

婴幼儿由于体温调节中枢的功能不成熟，加之抵抗力相对较差，经常发烧，并常在夜间发烧。遇到这种情况，许多家长的第一反应就是急忙抱着宝宝往医院跑，有时在去医院就诊的途中宝宝突然抽风了；还有一些家长发现宝宝发烧了，立即给宝宝服用退热药物，然后就带宝宝去看急诊，结果到医院后医生一测体温，已不发烧，家长白白紧张了一阵子。

宝宝发烧时是否需要看急疹

(1)如您的宝宝曾有过高烧抽风病史，当宝宝发热时应立即就诊，但在就诊前应先给宝宝测量体温，若其体温超过38.5℃，应先给宝宝服用退热药物，若宝宝以前曾反复多次抽风，还需再服用镇静剂，然后尽快去看急诊。

(2)若宝宝没有高热抽风史，给宝宝服用退热药物、多喝水不见好转，或发烧时伴有其他症状如腹痛、呕吐、头痛、精神萎靡等，应尽快就诊。

(3)若宝宝服用退热药物后呕吐，不能有效摄入，应尽快就诊。

宝宝咳嗽时

宝宝咳嗽时，除了一些特殊情况外，一般不必夜间看急诊，因为即便您去了医院，医生也没有办法使您的宝宝立刻止咳，还是等天亮后再去就诊妥当。

宝宝什么样的咳嗽应看急诊

(1)如宝宝有哮喘病病史，夜间出现剧烈咳嗽伴随严重喘憋应该尽快就诊，以免发生危险。

(2)如果宝宝吸人异物(或怀疑有异物吸入的可能)或咳嗽的声音像小狗叫一样(医学上称为“犬吠样咳嗽”，是急性喉炎的特征性表现)，应该立即就诊，紧急处理。

(3)如果是很小的婴儿或新生儿，咳嗽时有青紫现象，应立即就诊：

宝宝呕吐时

呕吐也是宝宝常出现的情况，如是单纯呕吐，呕吐频率不高，并没有其他表现，多是吃东西吃得不合适，可先禁饮食观察。咳嗽引起呕吐也是小儿常见的现象，家长大可不必急着就诊。

宝宝什么样的呕吐应看急诊

(1)若宝宝反复呕吐，没有缓解的趋势，应尽快就诊。

(2)若宝宝呕吐并伴有发热、头痛，应尽快就诊。

(3)若宝宝呕吐并伴有腹泻、腹痛，应尽快就诊。

(4)若怀疑宝宝误服有毒食物或药物，应立即就诊。

宝宝腹泻时

宝宝腹泻时，主要看其大便的次数、大便的性状及是否有其他伴随症状。

宝宝什么样的腹泻应看急诊

(1)若宝宝大便次数很多并且每次大便量较多，或大便为水样便，容易发生脱水，应尽快就诊。

(2)若宝宝腹泻时伴有呕吐，不能通过口服的方式进行补液，应尽快就诊。

(3)若宝宝腹泻时伴有腹痛、发热，应尽快就诊。

宝宝哭闹时

宝宝哭闹，也是家长带宝宝看急渗的一个常见原因，特别是不会用语言表达的小婴幼儿，只见其哭闹，不知道为什么，家长只好带着去医院。

其实，小婴儿哭闹最常见的原因是婴儿肠绞痛。稍大的宝宝常见的原因是肠痉挛，两者都是功能性的，一般持续时间不长，经腹部局部按摩或热敷就能好转，有时甚至不做什么处理也能自然缓解。

宝宝什么样的腹痛应看急诊

(1)若宝宝腹痛持续不缓解，应到医院看急诊。

(2)若宝宝腹痛伴有发热，应尽快就诊。

(3)若宝宝腹痛伴有呕吐，应尽快就诊。

(4)若宝宝腹痛为有规律的阵发性发作，应尽快就诊，主要目的排除肠套叠。

宝宝急症时

若宝宝发生抽风、发生头部较严重的碰撞、误服药物或毒物均属于急症，不论何时都应立即带宝宝到医院急诊处理。

另外，夜间就诊存在许多不利因素，比如夜间灯光下不利于医生对患儿皮肤颜色的观察，不利于护士进行治疗；夜间许多辅助检查科室没有人员值班，不利于医生诊断病情；寒冷季节夜间就诊有时会使患儿受凉，反而加重病情等等。

因此，能在白天解决的问题，不要留到夜间；可以到天亮后就诊的，一般不要夜间就诊。

学看化验单

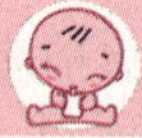

带孩子到医院看病时，根据孩子的病情，医生常会选做如血常规、尿常规，大便常规及肝功能等化验检查，很多家长对这些检查项目都不了解，拿到化验报告单后完全看不懂，一脸茫然。

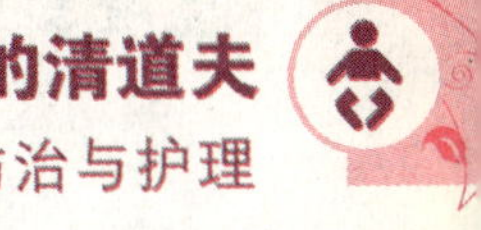

下面我们来告诉各位家长如何看这些常规化验报告单。

血常规

血常规常作为呼吸道感染(区分是病毒性还是细菌性)、白血病、贫血、出血、急腹症及传染病等病的辅助诊断指标之一。血常规含有白细胞、红细胞、血红蛋白及血小板等检查项目。

1.血象高、血象低是什么意思

医生平时所说的“血象”即白细胞(WBC)计数，其正常值为成人(40～10.0)×10^9/升；新生儿(15.0～20.0)×10^9/升；6个月至2岁婴儿(11.0～12.0)×10^9/升。

血象高即查血常规所测得的值超过正常值的最高限。一般是细菌感染的表示。另外，白血病、恶性肿瘤、儿童类风湿病全身型等血象增高也很明显。

血象低即查血常规所测得的值低于正常值的最低限。一般是病毒感染的表示。另外，伤寒、副伤寒、再生障碍性贫血、非白血性白血病、系统性红斑狼疮、脾功能亢进等血象也降低。

2.白细胞分类计数有何意义

白细胞包括嗜中性粒细胞(GR)、淋巴细胞(LY)、嗜酸性粒细胞(EO)、单核细胞(O)，平时最常用的是嗜中性粒细胞及淋巴细胞的比例。

(1)嗜中性粒细胞(GR)：比例正常值杆状核为1%～5%，分叶核为50%～70%。增多常见于急性感染，特别是化脓菌感染。减少意义同白细胞计数。

(1)淋巴细胞(LY)：比例正常值为20%～40%。增多常见于某些病毒或杆菌所致的急性传染病(如风疹、流行性腮腺炎、传染性淋巴细胞增多症、传染性单核细胞增多症、百日咳)、某些慢性感染(如结核病)、淋巴细胞性白血病等。减少多见于接触放射线及应用肾上腺皮质激索或促肾上腺皮质激素者。

3.如何判断孩子是否贫血

判断孩子是否贫血主要看血常规化验单中的红细胞(RBC)计数及血红蛋白(HB)。

(1)红细胞(RBC)计数：正常值为男性(4.0～5.5)×10^{12}/升，女性(3.5～5.0)×10^{12}升，新生儿(6.0～7.0)×10^{12}升。测得值低于正常值低限的，就是各种原因所致的贫血。

(2)血红蛋白(Hb)：正常值为男性120～160克/升，女性110～150克/升，新生儿170～200克/升。测得值低于正常值低限的，就是各种原因所致的贫血。

婴幼儿时期还有一种特殊的现象——生理性贫血，即生后1～8周内血红蛋白逐渐下降到低于正常值，直至8周后停止。足月儿血红蛋白生理性下降极少低于100克/升；未成熟儿由于代谢及呼吸功能较低，体重增长快，所以生理性贫血出现时间早，贫血表现更为严重，生后3～6周内可下降至70～90克/升。

其他项目如红细胞比积(HCT)、红

细胞平均体积(MCV)、红细胞平均血红蛋白量(MCH)、红细胞平均血红蛋白浓度(MCHC)都是用来对贫血进行原因分析的指标：

4.血小扳(PLT)减少是什么窟患

血小板具有维护血管壁完整性的功能，其正常值为(100～300)×10^9/升。

血小板减少时微小的创伤也会使皮肤和黏膜下出现出血点或瘀斑，比如说宝宝由于顽皮受到轻微的磕碰身上就会出现“青一块、紫一块”的现象，或者说宝宝刷牙时牙龈出血，或不明原因的鼻出血等现象。

血小板减少常见于病毒感染、造血功能障碍(再生障碍性贫血、白血病，结核病和骨髓被癌组织浸润等)、营养缺乏(坏血病、恶性贫血、肝炎、部分巨幼红细胞性贫血)。

尿常规

尿常规常作为泌尿系疾病、黄疸、糖尿病、尿崩症等病初步诊断指标之一。尿常规含有尿胆原、尿胆红素、尿酮体、尿隐血、尿蛋白质、尿葡萄糖、尿白细胞、尿比重、尿酸碱度等项目，其中，尿隐血、尿蛋白质、尿葡萄糖、尿白细胞4项为临床常用的指标。

(1)尿隐血试验(BLD)：正常为阴性，显微镜观察红细胞小于3个/HP。在有血尿及血红蛋白尿时，可呈阳性反应。

血尿多见于尿路感染、急性肾小球肾炎、尿路结石、泌尿系统肿瘤、肾病综合征等。血红蛋白尿可见于溶血性输血反应、阵发性血红蛋白尿症、恶性疟疾、伤寒、溶血性黄疸、大面积烧伤及化学药物中毒等。

(2)尿蛋白质(PRO)：正常为阴性。

增高：少数为生理性的，一般为暂时性、弱阳性，见于高蛋白饮食、精神激动、剧烈运动、长期直立、长时间受寒等；病理性的则呈持续性、强阳性，多见于急性肾炎、肾病综合征、肾盂肾炎、肾结核、肾结石、糖尿病、甲状腺功能亢进、败血症、系统性红斑狼疮、发热、黄疸、溶血性贫血、白血病、严重肌肉损伤、输尿管炎、膀胱炎、尿道炎等。

(3)尿葡萄糖(GLU)：正常为阴性。

(–)表示为阴性。

(±)含糖量约在0.1%以下。

(+)微量(含糖量约1.0～5.0克/升)。

(++)少量(含糖量约5.0～10.0克/升)。

(+++)中量(含糖量约10.0～20.0克/升)。

(++++)大量(含糖量约在20.0克，升以上)。

生理性增高：为暂时性。多见于进食大量糖类食物时引起的饮食性糖尿、情绪激动时肾上腺素分泌增加引起的精神性糖尿等。

病理性增高：呈持续性。多见于糖尿病、甲状腺功能亢进、肾上腺皮质功

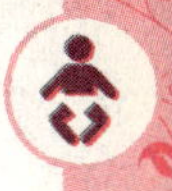

能亢进、慢性肝病等。

(4)尿白细胞(LEU)正常值为阴性，显微镜下观察白细胞小于5个／HP。

大量白细胞(脓尿)常见于尿路感染、前列腺炎等。

大便常规

大便常规常为腹痛、腹泻、便血等消化道疾病的诊断参考指标之一。大便常规含有颜色、粪黏液、红细胞、脓细胞、粪寄生虫卵等项目。

1.颜色

(1)正常粪便含粪胆原，所以呈黄色或棕黄色。

服用炭粉、铋剂或铁剂后，粪呈深浅不等、无光彩的炭样黑色；服用钡剂者，粪呈灰门色；粪中含有大量未消化的蔬菜，甚至肉眼即能看出，因而粪呈菜绿色；多食西瓜后，未消化的西瓜瓤在粪便中呈浅红色：

(2)临床意义

①粪色黑而有光彩，呈柏油样的黑色便，见于各种上消化道出血性疾病。

②胆道阻塞性疾病，粪中含有大量脂肪而无粪胆原，所以粪呈陶土色。

③因蠕动过速，以致由胆红素转化而成的胆绿色，常见于乳儿肠炎。

④新鲜血液混入粪便，或附在粪便表面，多见于下消化道出血的病人。

2.粪黏液

(1)除正常硬粪外，常附有一层石蜡油样的光彩，即为黏液。

(2)临床意义：粪便表面有少量肉眼可见的黏液，见于急性肠炎、慢性结肠炎等。

3.红细胞

(1)正常值：正常粪便无红细胞。

(2)临床意义：消化道出血，见于肠道感染性疾病或上消化道性疾病(如胃溃疡或十二指肠溃疡出血)。

4.脓细胞

(1)正常粪便中无脓细胞。

(2)临床意义：伴有大量红细胞，见于下消化道出血；有大量白细胞，少量红细胞及上皮细胞见于细菌性痢疾；伴有大量上皮细胞，见于慢性结肠炎；伴有吞噬细胞见于细菌性痢疾。

肝功能

肝功能常为肝胆疾病等辅助诊断之一。同前，已淘汰了原来的肝功能化验指标，新的肝功能化验包括蛋白、胆红素、酶类等共计13项，见表5：

表5 肝功能各项检查的正常值

项目名称	英文缩写	范围	单位
总蛋白	TP	60～83	克/升
白蛋白	ALB	37～53	克/升
球蛋白	GLO	20～35	克/升
白/球	A：L	1.5：1～2.5：1	
总胆红素	TBIL	5.1～19	微摩尔/升
直接胆红素	DBIL	13～6.3	微摩尔/升
间接胆红素	IBIL	0～20	微摩尔/升
谷丙转氨酶	ALT	10～64	单位/升
谷草转氨酶	AST	10～50	单位/升
碱性磷酸酶	ALP	45～132	单位/升
Y-谷氨酰转肽酶	GGT	8～64	单位/升
前白蛋白	PAB	200～400	毫克/升
谷草转氨酶同工酶	M-AST	0～20	单位/升

以上项目中，总胆红素、直接胆红素、间接胆红素、谷丙转氨酶、谷草转氨酶5项是临床常用的指标。

(1)总胆红素：增高见于各种黄疸。

(2)直接胆红素：增高见于阻塞性黄疸、肝细胞性黄疸。

(3)间接胆红素：增高见于溶血性黄疸、肝细胞性黄疸。

(4)谷丙转移酶：增高可见于急性病毒性肝炎、慢性肝炎与肝硬化的活动期、肝脓肿、肝癌、阻塞性黄疸、心肌炎或心力衰竭时的肝淤血、疟疾、传染性单核细胞增多症、多发性皮肌炎、肌营养不良及急性胰腺炎等。

(5)谷草转移酶：增高见于急性肝炎、药物中毒性肝细胞坏死、慢性肝炎活动期、心肌炎、肌炎、肾炎等。

二 新生儿疾病

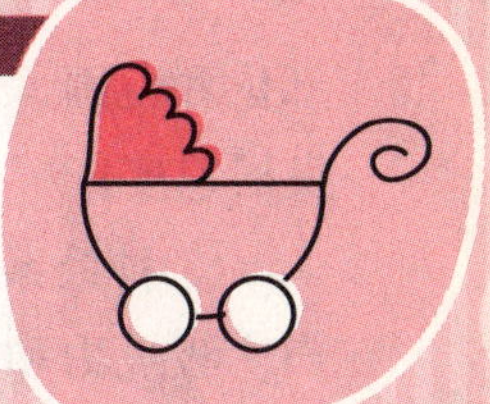

新生儿黄疸

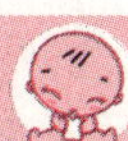

症状表现及并发症

1.病因分析

医学上把未满月(出生28天内)宝宝的黄疸，称之为新生儿黄疸，新生儿黄疸是指新生儿时期，由于胆红素代谢异常引起血中胆红素水平升高而出现于皮肤、黏膜及巩膜黄疸为特征的病症，本病有生理性和病理性之分。生理性黄疸在出生后2～3天出现，4～6天达到高峰，7～10天消退，早产儿持续时间较长，除有轻微食欲不振外，无其他临床症状。若生后24小时即出现黄疸，2～3周仍不退，甚至继续加深加重或消退后重复出现，或者生后一周至数周内才开始出现黄疸，均为病理性黄疸。

病理性黄疸以间接胆红素升高为主，病情严重者可因脂溶性游离胆红素增加而透过血脑屏障，引起严重脑细胞损害即胆红素脑病。生理性黄疸主要是由于新生儿体内产生胆红素过多，而肝转化、排泄胆红素能力差，致使胆红索堆积于血中发生黄疸。

2.症状表现

以下情况应考虑病理性黄疸：

(1)黄疸出现得早，生后24小时内即出黄疸；

(2)黄疸程度重，呈金黄色或黄疸遍及全身，手心、足底亦有较明显的黄疸或血清胆红素大于12～15毫克/分升；

(3)黄疸持久，出生2～3周后黄疸仍持续不退甚至加深，或减轻后又加深；

(4)伴有贫血或大便颜色变淡者；

(5)有体温不正常、食欲不佳、呕吐等表现者。

在上述情况出现时，应及时就医。

护理与预防

严密观察

(1)观察生命体征。像体温、脉搏、呼吸及有无出血现象，尤其在蓝光照射时，应加强监测次数、注意保暖、确保体温稳定，及时发现呼吸变化并积极处理。

(2)观察皮肤，根据患儿皮肤黄染的

部位和范围，估计血清胆红素，判断其发展速度。

(3)神经系统方面。主要观察患儿哭声、吸吮力和肌张力，从而判断有无核黄疸情况发生。

(4)观察大小便情况。大小便次数、排量及性质，如存在胎粪延迟排出的状况，应予灌肠处理，促进大便及胆红素排出。

新生儿肝炎

症状表现及并发症

1.病因分析

新生儿肝炎综合征，是指发生于新生儿期的以结合胆红素增高性黄疸，大便呈白陶土色，伴肝、脾大，以及肝功能损害为主要表现的临床综合征。本病有向慢性肝炎、肝硬化发展的趋向，故应早诊断、早治疗。

本病多由母亲妊娠时宫内感染风疹病毒、巨细胞病毒、单纯疱疹病毒、弓形虫等引起，由母亲直接传播给胎儿，母亲可不发病。

2.症状表现

(1)生理性黄疸退后又再现，或一直持续不退。

(2)起病缓慢、吐奶、厌食、体重不增、腹胀，大便色泽变淡黄，重者可变灰白色，尿色深黄。

(3)肝脾肿大，呈中度肿大，以肝大为主。

(4)常并发维生素A、维生素D缺乏症。

3.并发症

风疹或巨细胞病毒所致的新生儿肝炎，也有可能造成脑感染，可能导致智力低下或脑瘫。这些孩子其中有许多也将因为肝病破坏引起永久性的肝细胞损伤，导致肝硬化。

如患儿出现上述症状，应及时就医，查明原因，合理治疗。

护理与预防

本病预防的关键是母孕期避免各种疾病感染及患肝炎，如母亲患有乙肝，在新生儿出生12小时内给予乙肝免疫球蛋白阻断，可使本病发病率下降。

新生儿窒息

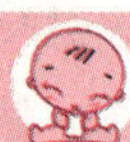

症状表现及并发症

1.病因分析

新生儿窒息是指新生儿因缺氧，发生宫内窘迫及娩出过程中引起呼吸、循环障碍。表现为在出生后，无自主呼吸或自主呼吸微弱，但心跳仍然存在。窒息是新生儿最常见的病症，也是导致新生儿死亡及伤残的主要原因。

新生儿窒息的本质是缺氧。凡影响母体和胎儿血液循环和气体交换的原因都会造成胎儿的缺氧，母体与胎儿间血液气体交换障碍，如母亲糖尿病、高血

压、贫血、胎盘早剥、脐带脱垂等。分娩过程异常、呼吸道、心血管的先天畸形、新生儿溶血病、严重贫血、代谢及电解质的紊乱以及肺透明膜病、严重感染等，均可造成窒息。

2.症状表现

新生儿窒息的症状，可分为轻度窒息及重度窒息两种：

(1)轻度窒息表现为呼吸浅表而不规则或无呼吸，哭声弱，皮肤青紫、患儿无力，刺激反应较差，心率正常或稍慢，每分钟80～100次。

(2)重度窒息表现为无呼吸，或偶尔有呼吸，皮肤呈苍白色或灰紫，肌肉极度松弛，肌体软弱，刺激无反应，心率为每分钟60次以下，甚至听不清心率。

3.并发症

胎儿和新生儿对缺氧的耐受力比成人强，因此，短期内缺氧对新生儿的生命威胁不是太大，不一定会对智力造成影响。但窒息严重或缺氧时间较长，就会使新生儿的各脏器发生缺氧缺血性改变。

脑组织受缺氧的影响最大，可能会出现神经系统症状，需不断地观察孩子的神态以及对周围的反应、肢体活动等情况。有的新生儿脑组织甚至可因缺氧发生坏死、出血，远期出现纤维增生和萎缩，可以产生不同程度的神经系统的后遗症，如智力低下、癫痫、脑瘫。

护理与预防

家庭预防

(1)孕期要定期作产前检查，控制血糖、血压，早期发现异常，尽可能预防窒息发生。

(2)分娩时听取医生建议，选择最佳分娩方式，积极配合分娩。

(3)一旦出现新生儿窒息，在经过医院的救治后，多给予患儿早期干预、康复治疗，如音乐、被动操。

新生儿颅内出血

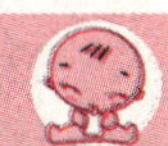

症状表现及并发症

1.病因分析

产伤型：胎儿头部受到挤压是产伤性颅内出血的重要原因，如胎头过大、产道过小、产道阻力过大、急产、胎位异常、高位钳产等，导致颅内血管撕裂、出血。多见于第一胎足月、体重较大的婴幼儿。

缺氧型：窒息、缺氧缺血性脑病常导致缺氧性颅内出血，多见于早产儿。缺氧时出现代谢性酸中毒，导致血管壁通透性增加，血液外溢，多为渗血或点状出血，出血量不大而出血范围较广且分散。

其他情况：新生儿的出血性疾病(如维生素K依赖的凝血、血小板减少等)及颅内先天性血管畸形可引起颅内出血。

快速扩容、补液渗透压过高，机械通气时吸气峰压或呼气末正压过高等医源性因素，也在一定程度上导致颅内出血的发生。

2.症状表现

新生儿颅内出血，指发生于新生儿期的颅内任何部位的出血。

(1)脑出血包括：a.脑室周围－脑室内出血，b.硬膜下出血，c.蛛网膜下腔出血，d.脑实质出血，e.小脑出血，f.丘脑基底核出血。

脑室周围－脑室内出血多见于胎龄小于32周、体重低于1500g的早产儿，严重者除一般神经系统症状外主要表现为脑干症状，如频繁呼吸暂停、心动过缓等，可在短时间内死亡，预后较差，尤其是早产。

(2)颅内压增高、呼吸不规则、中枢神经系统的兴奋和抑制症状为主要特征。本病是新生儿围产期死亡的重要原因之一。按出血部位，可分为硬膜外出血、硬膜下出血、蛛网膜下腔出血、脑实质出血、脑室内出血、混合型出血等。

(3)新生儿颅内出血的表现随出血部位和出血量的多少不同而表现不一，一般来说在出生后2天内，小儿开始会出现烦躁不安、不吃奶、尖声哭叫、呕吐、抽筋、呼吸不规则、阵发性青紫、囟门饱满、双眼睁大，注视某一个方向。如果出血不止，小儿出现嗜睡、昏迷、面色灰白、呼吸变慢或呼吸暂时停止，心率减慢，全身肌肉松软，可有肢体瘫痪。

3.并发症

经常出现阵发性呼吸节律不整，及呼吸暂停、伴发绀。晚期出现惊厥及昏迷，面色苍白、前囱膨隆、双眼凝视、瞳孔不等或散大、固定光反射消失，极度严重者可死于产程中或出生后仅有微弱心跳，虽经积极复苏最后仍无效。存活者常有神经系统后遗症。

护理与预防

1.医院治疗护理

(1)严密观察病情。注意体征的改变，如意识形态、眼症状、囱门张力、呼吸、肌张力和瞳孔变化。定期测量头围，及时记录阳性体征并与医生取得联系。

(2)合理用氧。根据缺氧程度给予用氧，注意用氧的方式和浓度。病情好转及时停用。

(3)合理喂养。根据病情选择鼻饲或吮奶喂养，保证热量供给。

(4)维持体温稳定。体温过高时应予以物理降温，体温过低时用远红外辐射床、暖箱或热水袋保暖。避免操作后新生儿包被松开。

(5)镇静止痉：防止患儿血压波动，减少出血。

2.家庭预防

(1)新生儿出生时常规肌注维生素K11mg，预防用药。

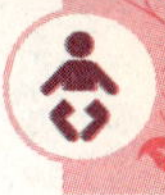

(2)哺乳的母亲应多吃富含维生素K的食物，如猪肝、菠菜、卷心菜等。

(3)长期腹泻或有肝胆疾病的患儿要注意补充维生素K。

(4)孕晚期尤其有早产先兆的孕妇应在分娩前应用$V_{12}tR_1$。

缺氧、缺血性脑病

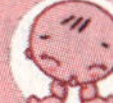

症状表现及并发症

1.病因分析

新生儿缺氧缺血性脑病是指由于围生期窒息、缺氧所导致的脑缺氧缺血性损害，临床出现一系列神经系统异常的表现。常见于严重窒息的足月新生儿，是围生期脑损伤的最重要原因。

主要是围生期窒息、缺氧所致。宫内窘迫和分娩过程中或出生时的窒息是主要的病因。脑部病变依窒息时间和缺氧缺血程度而定。

严重者可死于新生儿早期，幸存者多留有神经系统损伤后遗症，如智力低下、脑瘫、癫痫、共济失调等。

2.症状表现

症状大多在出生后3天内出现，症状轻重不一，主要表现有以下几方面：

(1)意识障碍。如过度兴奋、反应迟钝、嗜睡及昏迷等。

(2)肌张力改变。早期肌张力可增加，后期及严重者肌张力减弱或松软。

(3)原始反射异常。拥抱反射活跃、减弱或消失，吸吮反射减弱或消失。

(4)惊厥。中度以上通常有惊厥现象出现，常在出生后12～24小时出现，最迟72～96小时出现。可以是明显的肢体抽动或只是面部肌肉抽搐、吸吮动作异常、眼球凝视或出现呼吸暂停。

(5)颅内压增高。通常在出生后4～12小时逐渐明显，严重病例在出生后即可有颅内压增高的表现，如前囟隆起、张力增加。

(6)脑干功能障碍。重症者出现瞳孔改变、眼球震颤和呼吸节律不整、呼吸暂停等。

护理与预防

1.日常护理

在医院的新生儿监护病房里的日常护理：

(1)保持呼吸道通畅。呼吸道通畅是气体交换的保障。因此，对于出生后的新生儿，应首先观察呼吸道是否通畅。

(2)如果呼吸道有分泌物，应用适宜的导管将其吸出，我们采用旋转式快速低压吸引，以减少对呼吸道黏膜的刺激。

(3)保持患儿内环境稳定，纠正酸中毒、缺氧及代谢紊乱。

(4)镇静、止痉，预防出血。

2.家庭预防

(1)加强孕期保健，高危妊娠孕妇更应注意，定期产前检查，以便及早发现，及早处理。如有宫内窘迫，要积极采取措施，做好一切复苏准备。

(2)孕妇要学会自我监护，如测数胎动，若12小时内，胎动少于20次，或1小时内胎动少于3次，表明胎儿有缺氧的可能；胎动频率减少或停止，表明胎儿在子宫内处于慢性胎儿窘迫的状态。出现上述情况，应及时到医院就诊。

(3)避免产程过长，分娩过程配合医务人员。

(4)患儿在急性期过后，出院在家应注意早期干预，康复治疗。

新生儿结膜炎

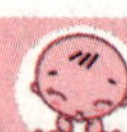

症状表现及并发症

1.病因分析

“新生儿结膜炎”是新生儿很容易感染的一种眼病。一般多在出生后5～14天发病。引发新生儿结膜炎的主要病因是细菌。主要为金黄色葡萄球菌、流感杆菌、淋球菌、肺炎球菌、大肠杆菌、衣原体。

(1)新生儿免疫力低下，对病菌的抵抗力太弱，以至那些对成人和大一些儿童不会致病的细菌，也可能让他们遭受感染。

(2)泪腺尚未发育完善，因此眼泪较少，不易将侵入的病菌冲洗掉，而使他们在眼部繁殖发生结膜炎。

(3)出生时，孩子的头部要经过妈妈的子宫颈和阴道，眼部很容易因这些部位有病菌污染而被感染。如妈妈阴道的衣原体检查为阳性，从阴道分娩的孩子70%都可能被感染，其中18%～50%会发生“新生儿衣原体结膜炎”。

2.症状表现

表现为眼睑肿胀，睑结膜发红、水肿，同时伴有分泌物，初为白色，但可能很快转为脓性，因此出现黄白色带脓性的分泌物。

3.并发症

如不及时采取治疗措施，则可能形成慢性结膜炎，而较难以治愈。

护理与预防

1.家庭护理

妈妈在照料孩子时，一定要保持自己的双手及衣服清洁，千万不能用不干净的手帕擦洗孩子的脸和眼。

(1)如果孩子眼部有分泌物，或是已患上结膜炎，每次清除孩子眼部分泌物时，切记要先用流动的清水将手洗净。

(2)将消毒棉签在温开水中浸湿(以不往下滴水为宜)，轻轻擦洗眼部分泌物。

(3)如果睫毛上黏着较多分泌物时，可用消毒棉球浸上温开水湿敷一会儿，再换湿棉球从眼内侧向眼外侧轻轻擦拭，一次用一个棉球，用过的就不能再用，直到擦干净为止。

(4)用抗生素眼药滴眼，如红霉素眼膏3～5天。

(5)对孩子用过的物品，特别是毛巾、手帕要进行消毒。

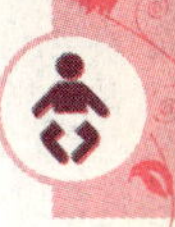

2.家庭预防

(1)养成良好的卫生习惯，不要用脏手揉眼睛，要勤剪指甲，饭前便后要洗手。

(2)在流行期，尽量少带孩子去人口密集的公共场所，少带孩子出入公共游泳池。

(3)个人用具如毛巾、手帕、脸盆等应单独使用，避免交叉感染。

新生儿痤疮

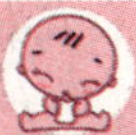

症状表现及并发症

1.病因分析

本病与母体雄激素水平过高、局部皮脂分泌旺盛有关。

2.症状表现

多分布于双颊、额头，以粉刺、脓疱为主要表现，偶有痒感。大多可自然痊愈，部分患儿留有轻微凹陷性瘢痕。

3.并发症

如忽视治疗，或用手去挤压新生儿面部皮疹，极易继发细菌感染，引起化脓，使病情加重，形成结节、囊肿，甚至疤痕。

护理与预防

日常护理

(1)防止挤捏，适当治疗。若发现新生儿面部长有痤疮时，切莫用手去挤捏，可外用硫磺制剂，促使皮脂分泌畅通。出现炎性脓疮时，点红霉素眼膏。

(2)注意新生儿皮肤卫生。每天给新生儿用温水洗脸，擦点宝宝香皂，轻轻搓洗后冲净，用洁净柔软干毛巾吸干脸上的水。然后挤点宝宝乳液涂在脸上以滋润皮肤。

(3)4个月以上的婴儿可多喝白开水，不喂糖水或其他饮料，注意婴儿大便通畅，防止便秘。

(4)妈妈要注意膳食平衡，少吃糖果及甜食，不吃高脂肪及辛辣食物，多吃些新鲜蔬菜及水果，这样有利于增加乳汁的营养，新生儿吃了这样的乳汁，有利康复。

(5)注意新生儿的面部清洁。新生儿痤疮与母亲内分泌有关，一般6个月以后会好转，平时用清水洗脸就可以，在医生的指导下用药。

新生儿脐炎

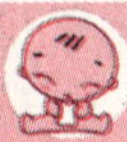

症状表现及并发症

1.病因分析

胎儿出生以前，脐带是母亲供给胎儿营养和胎儿排泄废物的必经之路，出生后，在脐根部结扎，剪断。因为脐带血管与新生儿血液相连，如果保护不好，会感染而发生脐炎。甚至造成败血症危及生命，所以要精心护理。

新生儿的脐带残段，一般约在生后

7～10天即干燥脱落，在此期间，脐带受到污染及尿液浸渍，或接产时对脐带消毒不严，均可以使脐带被细菌感染而发炎。

2.症状表现

脐带根部发红，或脱落后伤口不愈合，脐窝湿润、流水，这是脐带发炎的最早表现。以后脐周围皮肤发生红肿，脐窝有浆液脓性分泌物，带臭味，脐周皮肤红肿加重，或形成局部脓肿，败血症，病情危重会引起腹膜炎，并有全身中毒症状：发热、不吃奶、精神不好、烦躁不安等。慢性脐炎时会形成脐部肉芽肿，为红色肿物突出、常常流粘性分泌物，很久都不能治愈。

3.并发症

有的继发脓毒败血症或破伤风。

护理与预防

日常护理

(1)断脐时要严格执行无菌操作。

(2)接触新生儿前后要洗手，新生儿衣物要保持柔软、清洁、舒适。

(3)改变不良卫生习惯，加强人们的卫生保健意识，脐部有污染应及时清洗消毒，保持脐部干燥、清洁。

(4)勤换尿布，避免尿液污染脐部，每次沐浴后用无菌干棉签把脐凹水吸干。每天用75%的酒精擦拭脐部。

(5)重视脐部护理，一旦发现脐部有渗脓渗血，不能疏忽大意，应及时到医院就诊，以免延误病情。

脐肉芽肿

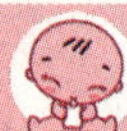

症状表现及并发症

1.病因分析

脐肉芽肿是指断脐后脐孔创面受异物刺激(如爽身粉、血痂)或感染，在局部形成小的肉芽组织增生。

2.症状表现

(1)脐肉芽组织表面湿润。有少许黏液或黏液脓性渗出物。

(2)脐部稍肿胀，中央有一直径0.2～0.5cm肉芽组织增生，呈鲜红色球形，表面没有黏膜被覆，经常有脓和血性分泌物，弄脏衣裤，很长时间都不能痊愈。并可刺激周围皮肤，出现湿疹样改变，甚至引起糜烂。

3.并发症

脐肉芽肿，也可能引起流脓、出血等症状。

护理与预防

日常护理

(1)护理脐带时，爸爸妈妈可以把纸尿布的前片放在孩子的肚脐下方的位置，尿布不要盖到脐部，以免排尿后湿到脐部创面，刺激或弄湿脐带的残余部分。当爸爸妈妈更换好孩子的尿纸布后，用干净的药棉来蘸酒精擦净脐带即可。孩子的脐带一定要自然脱落，爸爸妈妈不要心急用手指去拉、去挖，这样反倒容易造成感染。

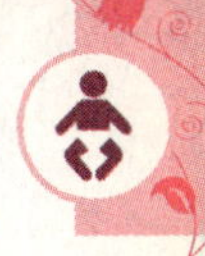

(2)当孩子的脐带脱落后，脐窝内常常会有少量渗出液，此时可用75%酒精棉签卷清脐窝，保持干燥。

(3)出现了脐肉芽肿，要及时到医院找外科医生诊治。

贲门松弛

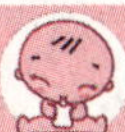

症状表现及并发症

1.病因分析

胃有个入口，接食道，叫贲门，胃接肠道的出口叫幽门。这两个口都有环形肌肉控制而有规律地开关，使食物定时通过。当入口的贲门肌肉松驰时，胃的蠕动就可能使食物从贲门溢出，引起呕吐。

新生儿的胃呈水平横位，胃的贲门括约肌松弛，而幽门括约肌肌力较强，也就是上口松，下口紧，使得胃的排空比较慢，吃进的奶在胃中停留的时间较长。

新生儿的胃容量相对较小，而吃的奶量又较大，因此吃奶以后胃常常是撑得鼓鼓的，吃奶以后稍一活动，就易呕吐。呕吐的量多少不等，如仅是有时呕吐，孩子的精神食欲都好，生长发育也正常，则可视为是正常现象。

2.症状表现

喂奶后，因身体的扭动而造成吐奶，但是吐出物没有黄色胆汁。除了会吐奶外，并不会影响食欲，粪便也一切正常。

3.并发症

一般不会有并发症。

护理与预防

日常护理

(1)以少量多餐的方式喂食。因贲门松弛，容易吐出来，所以一次喂奶的量，不可太多。

(2)另外，喂奶后可轻拍孩子背部，将胃中空气排出。不妨将他抱直，或将枕头垫在他上半身的下方，让他能保持上半身稍高的姿态，以防止逆流。当他吐完后，不可以马上喂食，需间隔半小时左右。

(3)不单单只有呕吐，体重也没有增加，又哭闹不休时，便要前往医院接受检查。

(4)确认呕吐物种是否混有胆汁。在混有胆汁的情况下，须前往小儿科就诊，并连同呕吐物一起带去。

新生儿溶血病

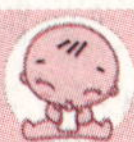

症状表现及并发症

1.病因分析

新生儿溶血病是指母婴血型不合(ABO血型不合或Rh血型不合)所引起的同族免疫性溶血。新生儿溶血性疾病包括同族免疫性溶血、红细胞先天性的缺陷(红细胞膜、红细胞酶和血红蛋白异常)以及红细胞免疫所引起的溶血。

新生儿同族免疫性溶血，是由于母体存在与胎儿血型不兼容的血型抗体(IgG)引起。因胎儿红细胞进入母体循环，当母体缺乏胎儿红细胞所具有的抗原时，母体就会产生相应的血型抗体，此抗体通过胎盘进入胎儿循环，则引起胎儿红细胞凝集、破坏。

ABO血型不合引起的溶血，多发生于O型血产妇所生的A型或B型血的孩子。因为O型血孕妇中的抗A、抗B抗体IgG，可通过胎盘屏障进入胎儿血循环。理论上母亲是A型血，胎儿B型或AB型血，或母亲是B型血，胎儿A型或AB型血也可能发病。

Rh溶血多见于母亲Rh阴性血，胎儿Rh阳性血，并且产妇在此次怀孕前有过输血，怀孕等，与Rh(+)血接触、致敏的机会。

2.症状表现

新生儿溶血病的临床表现轻重不一，轻型溶血多见于ABO溶血病，生后黄疸出生率、程度较生理性黄疸重，有轻-中度贫血。重型溶血主要见于Rh溶血病，除重度黄疸外，新生儿多有全身苍白浮肿、肝脾肿大、重度贫血、胸水、腹水、呼吸窘迫、精神反应差、不吃奶等危重症候，如不及时治疗，常在生后不久死亡，有的则死于宫内。若新生儿出生后7天内，血清未结合胆红素升至342μmol/L，伴有眼神发直，尖叫或角弓反张表现者，则发生胆红素脑病(核黄疸)可能性很大，核黄疸预后不好，生后不久即可死亡，侥幸存活者也会留有智力迟钝，运动障碍或听力下降等后遗症。

3.并发症

可出现贫血、血症胆红素脑病等并发症。

护理与预防

1.日常护理

(1)轻症溶血病可用蓝光照射，口服利湿退黄的中药，静点人血白蛋白。重症溶血病需及时换血，静点丙种球蛋白等。

(2)在蓝光箱内照射治疗时，要给新生儿戴上遮光眼罩以保护眼睛，箱内温度高于室温，注意及时喂水。

(3)监测新生儿各项生命体征，如神志、呼吸、心率、黄疸等。

(4)病室保持安静，接触新生儿之前注意手部消毒，减少不必要的搬动。

2.预防

(1)做好孕期保健。

(2)若孕妇Rh(-)，注意在分娩第一胎，给予高效价免疫球蛋白封闭。

(3)此次妊娠，Rh抗体滴度较高，可考虑胎儿宫内输血，注射免疫球蛋白等治疗。

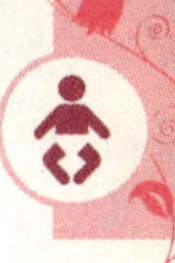

新生儿败血症

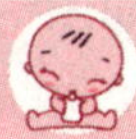

症状表现及并发症

1.病因分析

新生儿败血症是指新生儿期致病菌进入血液循环，生长繁殖并产生毒素所造成的全身感染性疾病，有时在体内产生迁移病灶，是新生儿期很重要的疾病。

新生儿免疫功能不成熟是败血症发生的内在因素，致病菌感染是败血症发生的外在因素。致病菌以凝固酶阴性葡萄球菌、肺炎链球菌、溶血性链球菌、大肠杆菌、金黄色葡萄球菌多见。感染途径分三种：

宫内感染：主要由于母亲患感染性疾病经胎盘传给胎儿，或羊膜早破、羊水污染所致。

产时感染：主要因为胎儿娩出时吸入或吞咽了产道中被污染的羊水所致。

产后感染：出生后因脐部、皮肤、黏膜、呼吸道、消化道和泌尿道感染而发展成败血症。

2.症状表现

其早期症状多不典型，如精神萎靡、烦躁不安、拒奶、发热等，早产儿可有体温不升、拒奶、不哭、面色苍白、体重不增等表现。继之出现口周发青、呼吸增快、腹胀、黄疸、肝脾肿大、皮肤发花、出现瘀点瘀斑等感染中毒表现。

3.并发症

本病最易合并化脓性脑膜炎，其次可合并肺炎、肺脓肿、骨髓炎等。

护理与预防

1.日常护理

(1)保持新生儿皮肤清洁。皮肤脓疱可先用无菌针头挑破，再用75%的酒精擦拭。脐炎可用75%的酒精局部擦拭并保持干燥。

(2)体温不升者可入暖箱中保暖，重症患儿可放在开放暖台上保暖；发热时可予物理方法降温，即用32℃～36℃的温水擦体，使皮肤血管扩张，血流量增加，达到传导散热的目的。

(3)及时清除呼吸道分泌物，保持呼吸道通畅。

(4)若呛奶较重，可改喂糕状奶，必要时可用鼻饲法。

(5)监测各项生命体征，如精神状态、体温、呼吸、脉搏等。

2.家庭预防

(1)患妇科炎症的母亲分娩前应尽早治疗，以免传染给新生儿。

(2)新生儿的房间应整洁卫生，通风良好，日照充足，周围环境安静。

(3)接触新生儿之前注意洗手，感染病人一定不要接触新生儿。

(4)新生儿的各种物品，如奶瓶、奶嘴、尿布、被单等要注意消毒，选用婴儿专用护肤品。

肥厚性幽门狭窄

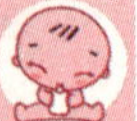

症状表现及并发症

1.病因分析

本病是由于幽门环形肌增生肥厚，导致幽门管腔狭窄所致。食物不易通过幽门到达十二指肠，积留在胃内而引起呕吐。

肥厚性幽门狭窄新生儿的发生率为1∶300到1∶900。男女比为4∶1，有提示兄弟姐妹中的老大更易患此病，但此资料并不是结论性的。相反，家族性模式已被充分证实。

2.症状表现

喂养最初健康新生儿出生后2～6周，表现为呕吐。最初，每次饭后的呕吐可以是间歇性，但很快发展为喷射性。呕吐是非胆汁性，但由于伴随的食管炎可有血液或“咖啡渣”物。

3.并发症

脱水严重体液不足，电解质紊乱：碱中毒呼吸变浅而慢，并可有喉痉挛及手足搐搦等症状。肾功能低下，酸性代谢产物潴留体内，部分碱性物质被中和，故很少有明显碱中毒者。营养失调，低于机体需要量、有窒息的危险。

护理与预防

1.日常护理

(1)诊断明确后，应积极手术治疗，即幽门环形肌切开术。目前腹腔镜微创手术即可完成。

(2)术后禁食，次日开始喂奶，每次30ml，每3小时1次，以后几天如能耐受，可逐渐增加奶量。

(3)术后抬高床头，采取右侧卧位，有利于胃的排空，减少呕吐的发生。

2.家庭预防

(1)喂奶后不要让患儿立即躺下，应轻拍背部促使胃内气体排出。

(2)呕吐时应立即抱起，清除口鼻中的残留物，注意不要让奶流进耳内。

(3)每次喂奶量要少一些，奶液稠厚一些，这样不易呕吐。

新生儿低血糖症

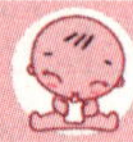

症状表现及并发症

1.病因分析

早产儿和小于胎龄儿肝糖原储备不足，是引起低血糖的主要原因，也与糖原异生功能低下、胰高血糖素反应迟钝有关。糖尿病母亲的婴儿也多为低血糖，主要是因为患儿脱离了母体的高糖环境，而胰岛素水平仍在高位所致。

新生儿低血糖症是指凡血糖低于2.2mmol/L(40mg/dL)的新生儿，不论足月儿或出生时低体重儿。其发病率在足月儿中占0.1%～0.3%，早产儿约占4.3%。

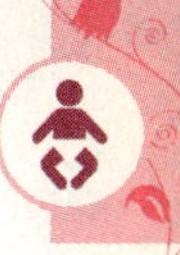

2.症状表现

新生儿发生低血糖时有的出现症状，有的无症状。低血糖的临床表现为精神萎靡、嗜睡、多汗、面色苍白、无力、哭声弱、喂养困难或有饥饿感、心动过速等，继而出现烦躁、震颤、眼球异常转动、阵发性青紫、惊厥、昏迷、呼吸不规则或暂停等。临床表现可能与脑的葡萄糖供应不足有关，低血糖时间越长，对脑的影响越大。

3.并发症

持续低血糖可并发智力低下、脑瘫、震颤、惊厥、昏迷等神经系统后遗症。

护理与预防

日常护理

及时哺乳是预防发生低血糖的重要一关。对足月儿来说，一般在出生后半小时即可哺乳，如无奶需多吸吮，及时纠正并使其维持正常血糖水平。对半乳糖血症孩子，应停止给乳类食品，给不含乳糖饮食。对亮氨酸敏感的孩子，应限制蛋白质摄入量，对先天性果糖不耐受症的孩子，应限制蔗糖摄入。对有糖原代谢病的孩子，可坚持喂奶，以保证营养与能量。当患儿不能进食时应及时输注葡萄糖。

三 营养性疾病

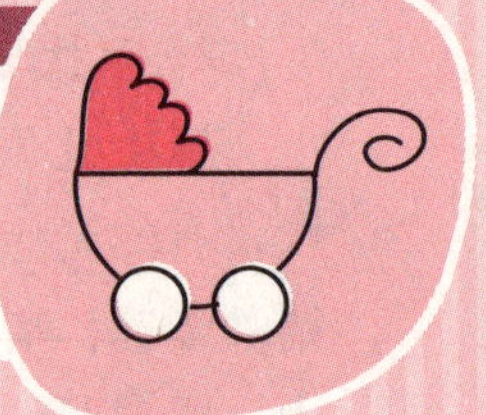

营养不良

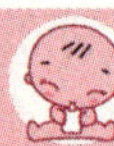

症状表现及并发症

1.病因分析

广义的营养不良应包括营养不足或缺乏，以及营养过剩两方面。营养不良常有如慢性腹泻短肠综合征和吸收不良性疾病。

(1)喂养方法不当。人工喂养时配奶方法不对，放入水过多，热量、蛋白质、脂肪长期供应不足。母乳喂养的孩子母乳不足而未及时添加其他乳品，都可使小儿发生营养不良。

(2)疾病因素。孩子体质差反复发生感冒、消化不良、慢性消耗性疾病，会增加机体对营养物质的需求，做父母的又不懂得补充必要的营养素。

(4)孩子生长发育过快，而各种营养物质供应不足，造成身体的供不应求。

2.症状表现

营养不良非医学原因而是食物短缺造成的。常有两种典型症状，其中一种是消瘦型，由于热能严重供应不足引起小儿矮小、消瘦、皮下脂肪消失、皮肤推动弹性、头发干燥、易脱落，体弱乏力萎靡不振；另一种为浮肿型，由严重蛋白质缺乏引起周身水肿，眼睑和身体低垂部水肿，皮肤干燥萎缩、角化脱屑或有色素沉着头发脆弱易断，和脱落指甲脆弱有横沟，无食欲、常有腹泻和水样便，也有混合型介于两者之间，并可伴有体质低下、生长迟缓、消瘦等其他营养素缺乏的表现。

3.并发症

低血糖、低体温、贫血。

护理与预防

1.日常护理

(1)祛除病因，否则营养不良很难治疗。与饮食喂养有关的，应改善喂养方法，按步骤合理地添加辅食，纠正不良饮食习惯。因疾病导致的，应积极治疗原发病。

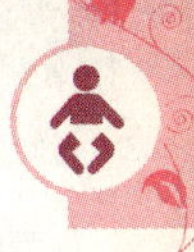

(2)调整和补充营养，营养不良的小儿消化能力较弱，补充营养时切忌过多、过快，以免加重消化功能紊乱，应遵照“循序渐进、逐步充实”的原则，蛋白质、脂肪、碳水化合物、维生素、微量元素以及总热量的补充需要科学计算后给予，具体实施时还应根据患儿食欲和一般状况酌情调整。

(3)中医称营养不良为疳积，可配合中药治疗，治疗原则多为健脾补气、理中化积，常用中药有山药、茯苓、白术、莲肉、神曲、焦山楂、生麦芽、草豆蔻、木香、木瓜、陈皮、砂仁等。

2.家庭预防

营养不良的预防比治疗更为重要，家长应了解小儿营养、保健、疾病防治等方面的知识。

(1)大力提倡母乳喂养。母乳是婴儿天然的最佳食物，若母乳充足，辅食添加合理，则婴儿很少发生营养不良。

(2)合理调整小儿饮食，饮食定时，营养素搭配合理。养成良好的饮食习惯。重视身体锻炼，增强体质。

(3)按时作预防接种以防止传染病的发生，对患有各类影响营养摄入的疾病应及早治疗。

3.食疗方法

(1)积滞伤脾型

面黄肌瘦，神疲纳呆，腹胀满，呕吐食物残渣，大便干结或溏泻秽臭。

●芪蒸鹌鹑

材料：鹌鹑2只，黄芪10克，姜2片，葱白1节，胡椒粉1克，盐1克，清汤250克。

做法：将鹌鹑宰杀后，从背剖开，挖去内脏，斩去爪，冲洗干净，再放入沸水锅内约1分钟捞出。黄芪洗净切成薄片，分别夹在鹌鹑腹内，并把鹌鹑放入碗内，加清汤，用棉纸封口，上笼蒸约30分钟，加入少量食盐即成。食鹌鹑饮汤。

(2)气血双亏型

面色无华，形体消瘦，毛发焦枯，困倦神疲，自汗低热，哭声无力，大便溏泄，睡卧不宁。

●蜜饯姜枣龙眼

材料：大枣250克，龙眼肉250克，蜂蜜250克，姜汁2汤匙。

做法：将大枣、龙眼肉洗净后放入锅内，加清水适量，用武火烧沸后，转用文火烧至七成熟时，加姜汁、蜂蜜，搅匀，煮熟，起锅装盆，待冷却后装入瓶内，封口即成。每日3次，每次可吃大枣、龙眼肉3～5粒。

(3)虫疾型

面色萎黄，头发稀疏，小儿反复脐周腹痛，食欲好而肢体瘦削或食欲不振。

●内金鳝鱼

材料：鳝鱼1条，鸡内金6克，葱、姜、酱油、盐、黄酒各适量。

做法：将鳝鱼去肠肚洗净，切成6分长的节，鸡内金洗净。将鳝鱼、鸡内金放入瓷碗内，加葱、姜、黄酒、盐、酱油，上笼用武火蒸鳝鱼熟透即成。

小儿肥胖症

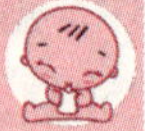

症状表现及并发症

1.病因分析

小儿肥胖症，是指小儿体重超过按身高计算标准体重的20%，以学龄前期孩子及青春期为发病高峰。标准体重计算方法：

1～6个月体重(克)＝出生体重＋月龄×700

7～12个月体重(克)＝6000＋月龄×250

大于1岁体重(千克)＝8＋年龄×2

(1)肥胖症的主要原因为摄入的热能超过了消耗量，因而剩余的热能转化为脂肪积聚于体内。

(2)休息过多缺乏运动。缺乏适当的活动和体育锻炼，亦为肥胖病的重要因素。过胖的小孩不喜欢运动，在我们观察的肥胖儿中绝大多数属于少动而多食。单纯性肥胖病在肝炎或其他疾病的恢复期间，往往由于休息过多运动太少导致体重增加。

(3)遗传因素。肥胖儿的父母往往肥胖，如果父母都是明显地超过正常体重，子代中约有2/3出现肥胖，如果双方中有一人肥胖，子代显示肥胖者达40%。

(4)情感创伤和心理异常。有情感创伤和心理异常的儿童也可能发生肥胖，如父母的离异、亲人的死亡、学业上的挫折等都属于情感创伤；心理异常包括因家长溺爱造成的胆小、依赖、孤独等；如果家庭氛围不好，孩子生长在吵闹的家庭环境中，往往会采用埋头吃东西的方式来逃避现实，满足其自身安全的需要。

2.症状表现

小儿肥胖症临床分为单纯性肥胖和症状性肥胖。单纯性肥胖表现为均匀性肥胖，智力与性征发育正常；症状性肥胖则除肥胖外还有原发病的相应症状和体征。幼年肥胖可延续至成年肥胖，且与高血压、冠心病等疾病有密切关系。外表呈肥胖、高大，不仅体重超过同龄儿，而且身高骨龄皆在同龄儿的高限甚至还超过。皮下脂肪分布均匀，以面颊肩部胸乳部及腹壁脂肪积累最为明显，四肢以大腿上臂粗壮而肢端较细。

3.并发症

长期肥胖的小儿还会发生高脂血症，进而导致动脉硬化。高血压、冠心病、糖尿病等，严重肥胖者可出现肥胖通气不良综合征。有时极度肥胖儿的体重高达标准体重的4～5倍，由于脂肪过多，限制胸廓和膈肌的动作，导致呼吸浅快、肺泡换气量减低形成低氧血症，并发红细胞增多症。

护理与预防

1.日常护理

(1)适当节制饮食，因小儿处于生长发育阶段，不提倡过度节食，应给予富有营养而少热量的饮食。多吃瘦肉、

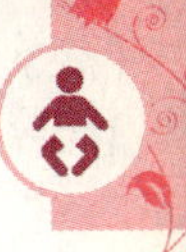

蛋、豆制品、蔬菜等，少食高糖、奶油、脂肪类食物。

(2)积极参加体育锻炼，如散步、慢跑、跳绳、游泳等活动，以促进脂肪消耗，转换为热能。

2.家庭预防

(1)肥胖症的发生与出生体重有关。因为在胎儿发育后期，脂肪细胞的数量和体积的增加最快，并且脂肪细胞一旦形成就不会消失，因此，预防肥胖症要从孕期开始，防止妊娠晚期孕妇营养过剩，减少巨大儿出生的几率。

(2)婴幼儿期定期到保健门诊做生长发育监测，早期发现过重或肥胖倾向，并及时加以矫正。

(3)提倡母乳喂养。母乳喂养儿不易发生肥胖。

3.食疗方法

(1)气虚湿困型

体胖而肌肉不实，倦怠乏力，自汗，气短，头身肢体困重，胸腹胀闷，食欲不振，食后腹胀，口淡粘腻，尿少便溏，甚则形寒肢冷，腰膝酸软，夜间多尿。宜食健脾益气，温化水湿的食物，忌食生冷、油腻。

●薏米粥

材料：薏米30克，白糖适量。

做法：将生薏米仁置于砂锅内，加水适量，在武火上烧沸，然后用文火煨熬煮烂，加少量白糖即可食用。

(2)痰湿壅盛型

身体肥胖，痰多而稀白多沫，痰易咳出，胸闷，恶心，纳呆，头晕而胀，心悸气短，困倦嗜睡，面色萎黄不华，舌淡，舌体胖，苔滑腻，脉沉滑。宜食理脾行气、燥湿化痰清淡之品。

●橘皮粥

材料：广陈皮10克(研末)或蜜饯橘饼1个，粳米50克。

做法：先煮米做粥，至半熟后放入橘皮末，或将橘饼切碎放入同煮至熟，晨起作早餐。

(3)脾胃热盛型

体胖面赤。多食善饥，烦渴喜饮，齿龈肿痛，口舌生疮，口气热臭，大便秘结，小便黄少，舌红，苔黄厚，脉滑数。宜食清热泻火，甘寒滋润食物，忌食辛辣肥甘厚味。

●冬瓜利水减肥汤

材料：冬瓜500克，香油、食盐适量。

做法：将冬瓜切厚片，煮汤食，稍加香油食盐调味，任意食用。或将冬瓜切成小块与粳米煮成稀粥，或用冬瓜煎水去渣，再将粳米放入煮粥。每日早晚食用，淡食，不要加盐。

维生素C缺乏症

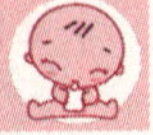

症状表现及并发症

1.病因分析

维生素C缺乏症又称坏血病，本病多见于婴幼儿时期，是由于人体长期缺乏维生素C(抗坏血酸)所引起的出血倾向及骨骼病变的疾病。维生素C为水溶性，人体自身不能合成，需由食物供给，维生素C广泛存在于新鲜水果和绿叶蔬菜中。母乳中维生素C含量与乳母膳食有关(正常含4～6mg/dl)，一般可满足孩子生理需要。谷类及牛乳中含量极少，经煮沸后则大多被破坏。本病多见于6个月～2岁的婴幼儿，孕妇在孕期摄入足量维生素C，则生后2～3个月孩子体内储存的维生素C可供生理需要，若孕妇患此病，则新生儿出生后也会出现维生素C缺乏的症状。

烹调时加热、遇碱或金属，易被氧化分解失去活性。蔬菜切碎、浸泡挤压腌制，也会导致维生素C损失。

(1)乳母膳食长期缺乏维生素C，长期以牛乳或单纯谷类食物喂养，而未添加富含维C辅食的孩子，易患本病。

(2)吸收障碍。慢性消化功能紊乱，长期腹泻等可致吸收减少。

(3)需要量增加。孩子和早产儿生长发育快，需要量增多；患感染性疾病，严重创伤等消耗增多，需要量亦增加，若不及时补充，易引起缺乏。

2.症状表现

一般症状：维生素C缺乏约需3～4个月才出现症状。早期表现易激惹、厌食体重不增、面色苍白、倦怠无力，可伴低热、呕吐、腹泻等，易感染或伤口小易愈合。

出血症状：常见长骨骨膜下、皮肤及黏膜出血，齿龈肿胀、出血，继发感染局部可坏死。亦可有鼻衄、眼眶骨膜下出血可引起眼球突出。可见消化道出血，血尿、关节腔内出血、甚至颅内出血。

骨骼症状：长骨骨膜下出血或骨干骺端脱位可引起患肢疼痛，尤其当抱起患儿或换尿布时大声哭叫。因肢痛可致假性瘫痪，患肢呈固定位置，呈“蛙腿”状。患肢沿长骨干肿胀、压痛明显，微热而不发红，也绝不延及关节。

3.并发症

胶原蛋白合成障碍导致骨质疏松。常表现为：长骨端呈杆状畸形，关节活动时疼痛，患儿常使膝关节保持屈曲位。肋骨及肋软骨交界处明显突出呈串珠状，其角度比佝偻病串珠稍尖，凸起内侧可扪及凹陷，佝偻病无内侧凹陷区。

护理与预防

日常护理

(1)孕妇及乳母应多食富含维生素C的食物，如新鲜水果、蔬菜等。

(2)提倡母乳喂养，但出生后2～3个月需添加含维生素C丰富的食物。

维生素K缺乏症

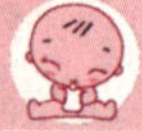

症状表现及并发症

1.病因分析

维生素K缺乏症，是由于缺乏维生素K引起的凝血障碍性疾病。临床主要

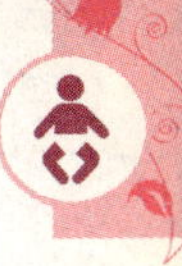

见于新生儿期及孩子期，发生于前者称为新生儿出血症，发生于后者称为晚发性维生素K缺乏症。本病为孩子早期较常见疾病，主要表现为广泛出血倾向，常合并急性颅内出血，若贻误治疗，常导致死亡或神经系统后遗症。

(1)乳类含维生素K较少，人乳中维生素K含量仅为牛乳中含量的1/4，且母乳喂养孩子肠道内细菌合成维生素K较少。因此，单纯母乳喂养未添加辅食的孩子易患本病。

(2)患肝、胆、胰腺疾病如阻塞性黄疸等，及任何原因引起的慢性腹泻，均可影响脂溶性维生素K在肠道内吸收。

(3)病毒感染等原因损害肝功能，造成维生素K依赖因子合成障碍。

(4)长期口服广谱抗生素或磺胺类药物，因抑制肠道内细菌，致使维生素K合成减少。

2.症状表现

本病多见于3个月以内的孩子，母乳喂养者占多数，病前多有腹泻、服用广谱抗生素或磺胺类药的病史。常突然出现自发性出血，如皮肤出血点、瘀斑、皮下血肿，特别以受压部位如背部、腰骶部、臀部多见。常见注射部位出血不止、鼻衄、消化道出血等。严重者会发生颅内出血，多见蛛网膜下腔、硬膜下出血，脑室、脑实质出血少见。颅内出血可不伴有其他部位出血而单独发生。可出现脑膜刺激征，急性颅内压增高征及血肿压迫脑组织所致神经定位症状。甚至出现脑疝、呼吸衰竭死亡。其他临床症状可有贫血、肝肿大、发热等。

3.并发症

维生素K缺乏病，最常见的并发症是胃肠道出血，也可引起脑膜刺激征及颅内压增高症候群。

护理与预防

日常护理

对慢性腹泻而长期口服抗生素的患儿，以及3个月内单纯母乳喂养的婴幼儿，应及时补充维生素K。患阻塞性黄疸或孩子肝炎者，应预防性给予维生素K。对接受大剂量水杨酸盐治疗、完全胃肠道外营养患儿，应给予维生素K。

维生素A缺乏症

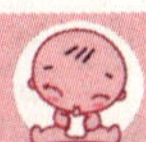

症状表现及并发症

1.病因分析

维生素A缺乏病是因体内缺乏维生素A，而引起的全身性疾病。其主要病理变化是全身上皮组织显现角质变性。眼部症状出现较早且明显，对暗处适应能力降低继之结膜、角膜干燥，最后角膜软化甚至穿孔，有夜盲、干眼症及角膜软化症等病。

(1)孩子初生时其肝脏储存的维生素A很少，很快被消耗尽但初乳中含量极高，人乳和牛奶是孩子所需维生素A

的主要来源。能为孩子提供足够的维生素A，不至引起缺乏。但孩子时期食品单纯，如奶量不足又不补给辅食，容易引起亚临床型维生素A缺乏症。乳儿断奶后若长期单用米糕、面糊、稀饭、去脂牛奶乳等食品喂养，又不添加富含蛋白质和脂肪的辅食则可造成缺乏症。

(2)消化系统的慢性疾病如长期腹泻、慢性痢疾、肠结核、胰腺疾病等，可影响维生素A的吸收。

(3)生长发育迅速的早产儿，以及各种急、慢性传染病长期发生等可使机体对维生素A的需求增加，从而造成维生素A缺乏。

2.症状表现

多见于营养不良及长期腹泻的婴幼儿，发病高峰多在1～4岁，6岁以上较少见。最早的症状是在暗环境下，视物不清、定向困难、出现夜盲，若不仔细检查容易忽略。经数周至数月后结膜与角膜逐渐失去光泽，稍在空气中暴露就干燥异常，尤以贴近角膜两旁的结膜出现干燥最早。而起皱褶角质上皮逐渐形成大小不等的、形似泡沫的白斑称为结膜干燥斑，又称毕脱氏斑。

维生素A缺乏的全身症状如消瘦、皮肤干燥、失去弹性、声音嘶哑等。

3.并发症

维生素A缺乏症若并发感染为全眼球炎，最终会导致失明。

护理与预防

1.日常护理

(1)改善饮食。乳母应多食富含维生素A的食物，如猪肝、蛋黄、牛奶、胡萝卜、红薯、橘子、柿子等。使每日维生素A摄入量达到供给量标准，提高母乳喂养量。

(2)合理喂养。牛乳喂养儿每日应服维生素滴剂，日供维生素A1500国际单位，按时加动物肝、蛋黄等富含胡萝卜素的辅食。

(3)眼部治疗。治疗前注意洗手，动作要轻柔，局部可用金霉素眼膏或氯霉素眼药水，用拇指置于眼眶上缘，轻轻上提眼睑，千万不要压迫眼球，以免造成角膜穿孔。

(4)积极治疗腹泻、菌痢、乳肝、胆道闭锁等原发病。

2.食疗方法

●猪肝汤

材料：猪肝50克，菠菜50克，植物油13克，精盐2克，葱姜末5克，料酒3克。

做法：

(1)将猪肝洗净，切成0.3厘米厚、2厘米宽、3厘米长的片，放入碗内，加入少许料酒、精盐及水50克腌片刻；菠菜择洗干净，切成小段，用开水烫一下，捞出，沥干水。

(2)锅置旺火上加入植物油烧热，下入葱姜末爆香，放入盐，加水100

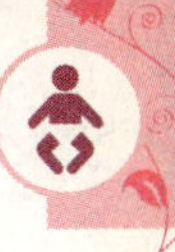

克，烧沸后将肝片下入锅内，烧开后撇去浮沫，放入菠菜，再烧开后，倒入碗内即成。

佝偻病

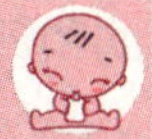

症状表现及并发症

1.病因分析

维生素D缺乏性佝偻病简称佝偻病，是小儿常见的一种营养缺乏病，见于3岁以下的婴幼儿。好发于冬春季节。

此病主要是由于体内维生素D缺乏，引起全身钙、磷代谢异常，导致钙、磷不能正常沉积在骨骼的生长部位而发生骨骼畸形。维生素D缺乏可见于日光照射不足、维生素D摄入不足、生长过速或肝胆疾病影响等几种情况。

我们人体所需的维生素D有两个途径，其一是自我合成，皮肤中含有一种称为7-脱氢胆固醇的物质，它经日光中的紫外线照射，可转化为维生素D_3。正常晒太阳2小时左右就可满足维生素D的需要，如果婴幼儿日照时间少，体内维生素D_3的合成减少，就可能患佝偻病。

其二是从食物或药物中摄取，如海鱼、动物肝脏、瘦肉。维生素D主要来源于动物性食物。生后半个月就应添加鱼肝油，按预防量(维生素D400国际单位/日)给予。若体内维生素D储备不足及婴儿生长过快，需要量增加，也会发生佝偻病。一些胃肠道、肝胆疾病，如慢性腹泻、乳肝都会影响维生素D的吸收。

2.症状表现

本病临床表现可以分为两大特点，一般症状有多汗、易兴奋、夜间睡眠不安、夜间哭闹，因后枕部常与枕头摩擦，出现半圈脱发，医学上称为枕秃，以上不是佝偻病的特异性表现。

主要表现是骨骼畸形，在不同年龄段发生畸形的部位有所不同，在2～3个月时表现为前囟大和颅骨软化，后者是指用手指轻按顶骨枕骨有凹陷，好像按在乒乓球上似的。在7～8个月时患儿可出现方颅，即以额骨、顶骨为中心向外隆起，手腕、脚踝周围出现膨大，称为“手镯”，“脚镯”。在婴儿期可出现胸廓畸形，如肋串珠、肋缘外翻、郝氏沟、鸡胸或漏斗胸。1岁左右开始走路时，由于下肢骨质较软，在重力作用下，可出现“O”型腿或“X”型腿，脊柱、骨盆也会发生侧弯或变形。

此外，还可有肌张力低、运动发育迟缓、贫血、肝脾肿大等表现，这些症状和体征都会严重影响孩子的生长发育和身心健康。临床上将佝偻病分为四期，即初期、激期、恢复期和后遗症期。化验时会出现血钙和血磷下降，碱性磷酸酶升高。X线片也有异常改变。

护理与预防

1.日常护理

(1)及时发现，及时治疗。若发现婴儿有多汗、夜啼、枕秃等表现时，应及时到医院就诊，确诊为佝偻病后，维生素D按每天1000～2000国际单位口服。若出现骨骼畸形等中重度表现时，要加大维生素D剂量，按每天3000～6000国际单位治疗，均需同时补充钙剂。若因某些原因不能每天服药时，可予大剂量维生素D突击疗法，即一次性肌内注射维生素D10万～15万国际单位，1个月后改为预防量。

(2)多到户外晒太阳，不要让太阳直射小儿的眼睛，可用手帕或眼罩遮住眼睛。切忌太阳暴晒，以防紫外线引起皮炎。在室内晒太阳时，注意不要隔着玻璃，玻璃会遮挡紫外线。

(3)患佝偻病的孩子一般免疫力低，易感冒，患肺炎或腹泻，因此平时应注意预防各种感染。

(4)加强皮肤护理，出汗多要及时擦汗，注意洗澡，使用婴儿专用护肤品。

(5)有严重骨骼畸形的，可在3岁以后进行手术矫正。

2.家庭预防

(1)佝偻病是容易预防同时又容易忽略的疾病，家长应多了解小儿营养卫生保健知识。

(2)孕妇在怀孕后期要适当补充维生素D及钙剂，同时多晒太阳。

(3)晒太阳是预防佝偻病最有效、方便和经济的方法。我国南方日照不足，紫外线含量少，应辅以维生素D。冬春季节出生的早产儿，更要注意补充鱼肝油和钙剂。

(4)提倡母乳喂养，母乳喂养优点多，其中钙、磷比例(2：1)更适合小儿吸收，但维生素D含量低，建议出生后两周至一个月时开始添加鱼肝油和钙剂，可坚持到2～3岁。

(5)多做户外活动，增强机体免疫力。

(6)积极治疗原发病。

3.食疗方法

(1)脾肾虚弱

形体虚胖，神乏面白，多汗无力，易惊多惕，夜眠不安，肌肉松驰，头颅骨软，囟开而大，发稀色黄，大便多稀，舌苔薄白，脉缓无力，指纹红淡。

●一品山药

材料：生山药500克，面粉150克，核桃仁100克，什锦果料、白糖、猪油、蜂蜜、豆粉各适量。

做法：将生山药洗去皮蒸熟，放在大碗内，加面粉揉成面团，放在盘中，拼成圆饼状，饼上摆核桃仁、什锦果粒，然后放入蒸锅内，置武火上蒸20分钟。将蜂蜜、白糖、猪油、豆粉放入另一蒸锅内，熬成糖汁，浇在圆饼上即成。本品可作点心，每日2次，每次50～100克。

(2)肾气亏损

形体瘦弱，面色无华，出牙、坐立、行走等发育均迟，骨骼畸形明显，

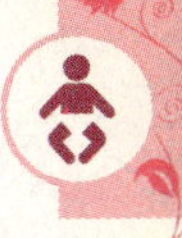

见头颅方大，鸡胸，驼背，腹大如蛙及下肢弯曲等。苔少质淡，指纹淡。

●龟甲乌鸡骨汤

材料：龟甲30克，乌鸡胫骨2对，核桃10克，盐各适量。

做法：将龟甲、鸡骨打碎，加水适量，文火炖约2小时，再加核桃、盐续炖至核桃烂即成。每日1次，宜常食。

维生素D中毒

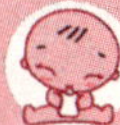

症状表现及并发症

1.病因分析

维生素D中毒症是医源性疾病之一。出现维生素D中毒的主要原因是防治佝偻病时错误的诊断和过多使用维生素D制剂，如鱼肝油、维生素D_2和维丁胶性钙等。

维生素D中毒多见于一般症状缺乏特殊性，因此轻症往往不易察觉，甚至被认为是佝偻病早期症状。而给更多的维生素D症状明显后又易误诊为其他疾病。

(1)未详细了解患儿过去所用维生素D剂量，简单告以“多吃”或“常吃”鱼肝油而忽略告诉家长维生素D制剂的正确用量及疗程。

(2)未全面分析患儿佝偻病的诊断及其轻重程度，甚至仅因多汗一个症状或枕秃郝氏沟等一个体征就给以大剂量突击治疗，片面满足家长要求认为“打针省事”或“打针管事”，连续数次注射维生素D_2、维生素D_3。

(3)诊断错误如有出牙晚、走路迟、烦躁、多汗、后枕秃体弱等症状，为佝偻病而给突击疗法。

(4)对维生素D敏感的患儿，每天摄取维生素D4000IU经1～3月后即可出现中毒症状。

2.症状表现

轻症早期可表现有低热烦躁、厌食、恶心呕吐、腹泻、便秘、口渴无力等。

重症晚期可出现高热、多尿、脱水、嗜睡、昏迷、抽搐等症状，严重者可因高钙血症和肾功能衰竭而致死。

3.并发症

长期慢性中毒，可致骨骼、肾血管、皮肤出现相应的钙化，影响体格和智力发育。严重者可因肾功能衰竭而导致死亡，孕早期维生素D中毒可致胎儿畸形。

护理与预防

家庭护理

(1)严格掌握维生素D的用量，应用预防量(每日口服不超过400IU)。家长应多了解服用维生素D过量的危害性，要按医嘱用药。

(2)需要作突击治疗前，应详细询问患儿过去所用维生素D剂量。

(3)用一般维生素D剂量疗效不满意时，应检查血钙磷及碱性磷酸酶后再决定是否用突击疗法。

四 呼吸系统疾病

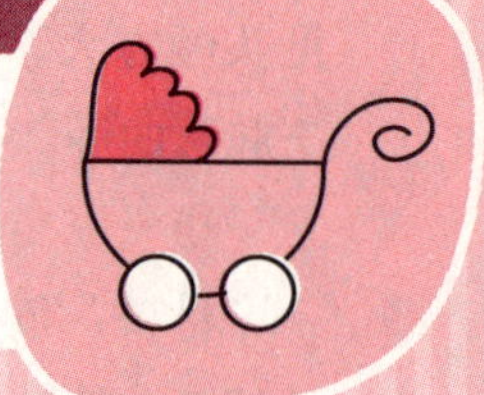

肺结核

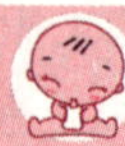

症状表现及并发症

1.病因分析

小儿肺结核是结核杆菌引起的较常见的一种结核病。

病人咳嗽时喷出的飞沫中带有结核菌，或吐出的带菌痰液干燥后随尘埃飞扬在空气中。易感儿童随呼吸将带菌的飞沫或尘埃吸入，便感染上了结核菌，发生原发性肺结核。人体感染结核菌后4～8周，即可发生反应并获得一定免疫力。

2.症状表现

(1)临床表现轻重不一，年龄较大儿童无明显症状，仅能在胸部透视时被发现。稍重者可出现结核中毒症状。婴幼儿可急性起病，突然高热，持续2～3周后转为较长时间低热，同时有结核中毒症状。

(2)少数患儿可出现皮肤结节性红斑及疱疹性结膜炎，检查可发现颈部、腋下及腹股沟等处淋巴结轻度肿大，胸部透视可见肺部哑铃状的双极阴影，或仅有肿大的淋巴结。结核菌素试验呈强阳性反应，血沉加快，部分患儿可从胃液内找到结核菌。

3.并发症

靠近胸膜部位破溃时可引起结核性脓气胸，渗出性胸膜炎的胸水，如未及时治疗亦可逐渐干酪化，甚至变为脓性，成为结核性脓胸、慢性纤维。空洞型肺结核或一侧肺毁损并发肺气肿肺大疱，可引起自发性气胸也可导致慢性心脏病，甚至心肺功能衰竭、肺结核病灶反复进展，及纤维化致使肺内支气管正常结构遭受破坏，可引起继发性支气管扩张，常反复咯血。

护理与预防

1.日常护理

(1)首先应当严密隔离，把患儿放在安静的房间里，并及时送医院就诊。

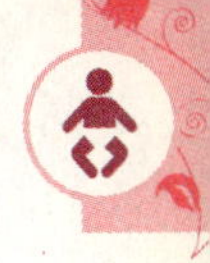

(2)定期体格检查。如发现病人，应作相应管理和治疗。对痰液结核菌阳性的排菌者，要予以隔离治疗。

(3)加强身体锻炼，供给丰富的营养食品，牛奶要严格消毒后食用。

2.家庭预防

(1)结核的发病与小儿的健康状况和生活环境密切相关，应做好活动性肺结核的家庭的消毒隔离工作，保护小儿不受传染。

(2)养成良好的卫生习惯，不要随地吐痰。

(3)预防接种卡介苗(BCG)，初种对象为刚出生的健康新生儿。

3.食疗方法

●花生米猪肺汤

材料：猪肺1具，洗净切块，花生米100克。

做法：将所有材料共入锅内慢炖1小时，去浮沫，加黄酒2匙，再炖1小时食用。每日7次，每次1碗。有补虚润肺功效。治肺结核咳嗽带血之症。

婴幼儿哮喘

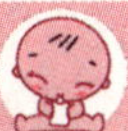

症状表现及并发症

1.病因分析

婴幼儿哮喘，是指过敏体质者的支气管对某些外来物质产生高度敏感反应，使支气管痉挛、支气管黏膜水肿充血，支气管内分泌物增多，从而引起咳嗽、气喘、多痰等一系列临床症状。哮喘可在任何年龄发病，但多数在4～5岁以前发病。

哮喘的病因有内因和外因，内因是患儿的过敏体质，孩子的父母或亲属中也常有哮喘病或其他疾病；外因是花粉、灰尘、鱼虾、药物、寄生虫及发霉的玩具等。

2.症状表现

婴幼儿哮喘发作时表现为突然发作性咳嗽、呼气困难、喘息、痰多，多在晚上和清晨发作，严重时烦躁不安，不能平卧，白天症状减轻或消失，反复发作，服用一般咳嗽药和抗生素无效。

3.并发症

在支气管哮喘的疗程中，由于长期疾病的影响，急性发作时的病理生理紊乱，或者因为某些药物的使用不当等，可以产生急性、慢性和治疗性等多种并发症，这些并发症一旦发生常可使病情加重或不易控制，有的并发症还直接能造成生命危险。会造成肺气肿和肺心病、呼吸骤停和呼吸衰竭、气胸和纵隔气肿。

护理与预防

1.家庭护理

(1)哮喘发作时，让患儿采取半卧位，马上吸氧，并配合吸入疗法。

(2)居室要保持安静清洁，空气新鲜，不要放置花草等易引起过敏的物品。

(3)消除患儿紧张心理，避免因精神紧张而诱发哮喘，必要时予镇静处理。

(4)饮食方面，宜食用清淡易消化的半流食，忌油腻和辛辣之物。若对鱼、虾、鸡蛋、牛奶等过敏，应避免食用。

(5)观察患儿病情变化，如出现烦躁不安、气喘加重、心率加快等情况，应及时到医院就医。

2.家庭预防

(1)找出诱发因素，避免接触过敏原，这是预防哮喘的有效措施。

(2)加强身体锻炼，循序渐进地增加运动量，可以改善呼吸功能，提高机体对环境和温度变化的适应能力。

(3)预防呼吸道感染，包括不要接触感冒患儿、避免受凉等。

(4)天气突然变凉或空气质量下降时尽量不要外出。

(5)注意休息，避免过度劳累、淋雨或精神情绪方面的刺激。

(6)避免使用阿司匹林、消炎痛等药物。

3.食疗方法

(1)寒饮伏肺(冷哮)

初起恶寒，发热，无汗，咳嗽，喉痒，呼吸急促，喉中哮鸣，痰白并稀薄多泡沫，咯吐不易，面苍白或青灰，口不渴，喜热饮，舌质淡，苔薄白，脉浮紧。

●麻黄杏仁豆腐汤

材料：杏仁10克，生麻黄6克，豆腐30克。

做法：将杏仁、生麻黄先装入布袋内，与豆腐一起放入砂锅内，煎煮1小时，取出布袋，饮汤，也可食豆腐。每日2剂，分早晚两次服。

(2)痰热遏肺(热哮)

发热，头痛，有汗，咳喘气粗，面红，张口抬肩，不能平卧，痰色黄而胶粘，咯痰不爽，烦躁，口渴，便秘，舌质红，苔黄腻，脉滑数。

●川贝杏仁饮

材料：川贝母16克，杏仁3克，冰糖少许。

做法：将川贝母洗净，杏仁去皮洗净，然后放入锅内，加清水适量，武火烧沸后，将冰糖放入，转用文火煮30分钟即成。每日睡前服1次。

(3)肺脾气虚

咳嗽痰稀，面色苍白，自汗恶风，息短少气，言语无力，鼻塞，喷嚏，疲乏便溏，四肢浮肿，舌质淡有齿印，苔白或腻，脉濡缓或浮滑。

●薏米杏仁粥

材料：薏米15克，杏仁5克，冰糖少许。

做法：将薏米淘洗干净，杏仁去心洗净，冰糖捣烂。将薏米放入锅内，加清水适量，用武火煮沸后，转用文火煮至半熟，放杏仁，继续用文火煮至熟，加冰糖即成。每日2次，作早晚餐食用。

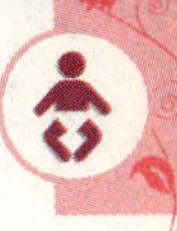

婴幼儿肺炎

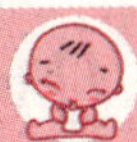

症状表现及并发症

1.病因分析

肺炎是儿童时期的一种常见病，多见于婴幼儿，是目前引起5岁以下小儿死亡的首要原因。与一般肺炎不同，婴幼儿肺炎有以下三大特点：病情不典型、合并症多、死亡率高。

婴幼儿肺炎多由细菌(如肺炎双球菌、金黄色葡萄球菌、大肠杆菌)，病毒(如呼吸道合胞病毒、流感病毒、腺病毒)，支原体等病原微生物引起。

2.症状分析

(1)不同年龄、不同病原体所致肺炎多有发热，但程度可从38℃左右的低热到39℃甚至40℃的高热。

(2)较为频繁，早期常为刺激性干咳，以后程度可略为减轻；进入恢复期后常伴有痰液。

(3)多出现在发热、咳嗽之后。患儿常常有精神不振、食欲减退、烦躁不安、轻度腹泻或呕吐等全身症状。

(4)患儿常出现口周、鼻唇沟发紫症状，而且呼吸加快，每分钟可达60～80次，可有憋气，两侧鼻翼一张一张的现象。就说明有患肺炎的可能，就要赶紧到医院诊治了。

3.并发症

几乎所有的肺炎都可表现为发热、咳嗽、气急，肺部听诊可听到啰音，小儿常见的为支气管肺炎。从引起肺炎的病原来说有细菌性肺炎、病毒性肺炎等。

在重症肺炎时，特别是原有佝偻病、营养不良、贫血的患儿易发生心力衰竭。发生心衰时小儿脸色苍白，烦躁不安，呼吸困难加重，眼睑浮肿，甚至下肢浮肿；颈静脉怒张、肝脏进行性增大；心率增快，每分钟超过160次，心跳低钝。发生心衰时应让病儿安静卧床，给予强心剂、利尿剂、吸氧，同时积极治疗肺炎。

护理与预防

1.家庭护理

(1)勤开窗户，以保证室内空气流通。室温以18℃～20℃为宜，并保持适当湿度约60%，以防呼吸道分泌物变干而不易咳出。

(2)保证孩子充分休息。患儿的房间要安静，尽量减少探视；妈妈最好将测体温、换尿布、喂药等操作集中起来一次做完，以免影响孩子的休息，因为孩子的哭闹、活动会使缺氧症状加重，增加心脏及肺部的负担，妨碍康复。

(3)强化皮肤护理。孩子发热出汗多，要及时更换衣服，并用热毛巾将汗水擦干；同时，经常让孩子变换体位，减少肺部淤血，促进炎症吸收。还可轻轻拍打孩子的背部，便于痰液顺利排出。

(4)补足水分。饮食要求易于消化、

多水分、高热量、高维生素。高热患儿多给流质饮食，如牛奶、米汤、豆浆，蛋花汤、鱼汤、牛肉汤、菜汤、果汁等；退热后可加半流质饮食，如煮烂的面条、米粥、豆腐花、蛋羹等。

2.家庭预防

(1)平时注意锻炼身体，多做户外活动，增强身体抗病能力。

(2)居室要经常通风换气，保持适宜的温度和湿度。

(3)避免与患病婴幼儿玩耍，防止交叉感染。

(4)冬春季是传染病和呼吸道疾病高发季节，外出时注意防护。

3.食疗方法

(1)风寒闭肺

怕冷怕热，无汗，不渴，咳嗽气促，痰白而稀，舌苔薄白，脉浮紧。

●葱白粥

材料：葱白3条，大米30克，生姜2片。

做法：共煮粥，趁热食用。

(2)风热闭肺

发热有汗，口渴，咳嗽痰稠，气促鼻煽，面赤唇红，舌质红，苔黄，小便黄，脉浮数。

●杏梨饮

材料：杏仁10克，(去皮尖打碎)鸭梨1~2个，冰糖适量。

做法：先将鸭梨切块去核，与杏仁同煎，梨熟后加入冰糖，代茶饮用。

小儿支原体肺炎

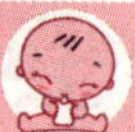

症状表现及并发症

1.病因分析

支原体肺炎旧称原发性非典型肺炎、冷凝集阳性肺炎，是由支原体感染引起的，临床表现为顽固性剧烈咳嗽的肺部炎症。

本病主要病原为肺炎支原体是介于细菌和病毒之间的一种“胸膜肺炎样微生物”，为已知独立生活的病原微生物中的最小者，能通过细菌滤器。需要含胆固醇的特殊培养基，在接种10天后才出现菌落，菌落很小，超过0.5mm。病原体直径为125~150mm，与黏液病毒的大小相仿，无细胞壁，故呈球状、杆状、丝状等多种形态，革兰氏染色阴性。能耐冰冻。37℃时只能存活几小时。

2.症状表现

(1)轻重不一。大多起病急，有发热、厌食、咳嗽，畏寒、头痛、咽痛、胸骨下疼痛等症状。体温在37℃~41℃，大多数在39℃左右，可为持续性或弛张性，或仅有低热，甚至不发热。多数咳嗽重，初期干咳，继而分泌痰液，有时阵咳稍似百日咳。会出现恶心、呕吐及短暂的斑丘疹或麻疹。

(2)一般无呼吸困难表现，但婴幼儿患者可有喘鸣。体征依年龄而异，年长儿往往缺乏明显的胸部体征，孩子期可听轻度浊音，呼吸音减弱，有湿性啰音，有时可呈梗阻性肺气肿体征。镰状细胞性贫血患儿并发此种肺炎时，症状往往加重，可见呼吸困难、胸痛及胸腔积液。

3.并发症

有神经系统并发症、心血管系统并发症、消化系统并症状、皮肤损害、耳痛等并症状出现。

护理与预防

日常护理

(1)保持室内空气新鲜，供给易消化、营养丰富的食物及足够的液体。

(2)保持口腔卫生及呼吸道通畅。

(3)经常给患儿翻身、拍背、变换体位，促进分泌物排出、必要时可适当吸痰，清除黏稠分泌物。

小儿急性支气管炎

症状表现及并发症

1.病因分析

急性支气管炎或急性气管支气管炎在婴幼儿时期发病较多、较重，常并发或继发于上下呼吸道感染，合并成麻疹、百日咳、伤寒及其他急性传染病的一种临床表现。发生支气管炎时，气管大多同时发炎，如果涉及毛细支气管，则其病理与症状均与肺炎相仿。

病原是病毒、肺炎支原体或细菌，或是合并感染。病毒感染中，以流感、腺病毒及呼吸道融合胞病毒等占多数，肺炎支原体也不少见。凡可引起上呼吸道感染的病毒都可成为支气管炎的病原体，在病毒感染的基础上，致病性细菌可引起继发感染。较常见的细菌是肺炎球菌、β溶血性链球菌A组，葡萄球菌及流感杆菌，有时为百日咳杆菌、沙门氏菌属或白喉杆菌。营养不良、佝偻病以及慢性鼻炎，咽炎也可导致本病的发生。

2.症状表现

小儿急性支气管炎发病可急可缓。大多先有上呼吸道感染症状，也可忽然出现频繁而较深的干咳，以后渐有支气管分泌物。

婴幼儿不会咯痰，多经咽部吞下。症状轻者无明显病容，重者发热38℃～39℃，有时可达到40℃，2～3天即退。感觉疲劳，影响睡眠食欲，甚至发生呕吐、腹泻、腹痛等消化道症状。年长儿再诉头痛及胸痛，咳嗽一般延续7～10天，有时迁延2～3周，或反复发作。如不经适当治疗可引起肺炎，白细胞正常或稍低，升高者可能有继发细菌感染。

3.并发症

身体好的小儿少见出现并发症，但在营养不良，免疫功能低下、先天性呼吸道畸形，慢性鼻咽炎、佝偻病等患儿中，不但易患支气管炎，且易并发肺炎、中耳炎、喉炎及副鼻窦炎。并发或继发于上下呼吸道感染，合并为麻疹、百日咳、伤寒及其他急性传染病。

护理与预防

1.家庭护理

(1)注意让孩子充分休息，饮食要清淡、易消化，如面条汤、米粥等。

(2)保证室内空气流通、定期开窗通风，保持适宜的温度和湿度，注意孩子别再着凉。

(3)少去人群拥挤的公共场所，以免继发细菌感染。

(4)对症疗法十分重要，譬如定期更换卧位，翻身拍背和化痰、祛痰。

(5)及时清除呼吸道分泌物，保持呼吸道通畅。

2.家庭预防

(1)平时注意锻炼身体，多做户外活动，增强身体抗病能力。

(2)小儿感冒要及时合理用药，以免发展成支气管炎。

(3)纠正不良饮食习惯，合理饮食，防止出现营养不良。

喘息性支气管炎

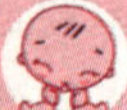

症状表现及并发症

1.病因分析

喘息性支气管炎，是婴幼儿时期孩子支气管炎的一种特殊类型。多发生在3岁以内的婴幼儿，常有湿疹及其他过敏史，尤以肥胖者多发。病程较长有反复发作史。

本病是在支气管炎加重的基础上孩子伴有喘息的疾病。本病除有发热、咳嗽、咯痰等支气管炎症状外，它的主要特点即喘息，出气吸气不畅。此类患儿常为过敏体质，患有孩子湿疹、过敏性鼻炎，或者父母有过敏史。

2.症状表现

本病起病不久即出现类似哮喘的症状，低热，刺激性过敏性咳嗽，哭、闹时喘憋加重，两肺均可听到哮鸣音，常可反复发作。随着小儿年龄的增长，发作可减少，一般可治愈。

3.并发症

本病多数预后良好，随年龄增长而复发次数逐渐减少，于4～6岁后痊愈。极少部分病例发展成支气管哮喘。

护理与预防

日常护理

(1)除控制感染和止喘外，还应注意休息，多喝水，室内空气要新鲜。

(2)孩子患感冒、气管炎时，常常出现咳嗽、咯痰。咳嗽、咯痰是把呼吸道炎症产生的分泌物排出体外，以使呼吸通畅。但有的父母一见孩子咳嗽，立即给孩子服止咳药，这对身体康复不利。因止咳药主要是抑制咳嗽，而缺乏排痰、清洁气道的作用，不能使含有细菌、病毒的痰液排出体外，从而加重呼吸道的炎症反应，所以孩子咳嗽要慎用止咳药。

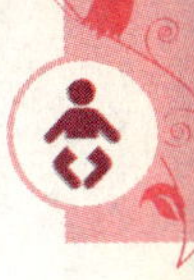

(3)但若呼吸道感染、痰多、咳嗽影响睡眠，医生往往同时给止咳化痰药，通过化痰来止咳。

(4)在家中父母应经常少量喂入适量开水，补充身体水分，湿润呼吸道，或把婴幼儿抱入充满水蒸气的房间，停留30分钟左右，每天进行2～3次。对孩子化痰很有好处，因此人们说，水是孩子最好的化痰剂。还可服一些止咳化痰的中药。

毛细支气管炎

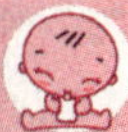

症状表现及并发症

1.病因分析

毛细支气管炎由病毒或菌质体感染引起的细小支气管的炎症。其中以呼吸道合胞病毒感染为多见。也可由Ⅲ型副流感病毒、腺病毒、流感病毒、肺炎菌质体感染引起。多发于两岁以下儿童，也是孩子下呼吸道感染中最常见者，该病死亡率约为1%。

该病多在冬、春季流行，高峰为1～3月，含病毒的鼻咽分泌物通过污染的手进入健康人的呼吸道，常先侵犯上呼吸道而后延及到下呼吸道。成人也可受感染，但只有感冒症状，而两岁以下儿童感染后常表现为细支气管炎。一次感染后，不能保证终生免疫。再感染率为10%～20%，但再感染时症状较第一次轻。

2.症状表现

本病起病不久即出现类似哮喘的症状，低热、刺激性过敏性咳嗽、哭闹时喘憋加重，两肺均可听到哮鸣音，常可反复发作。随着小儿年龄的增长，发作可减少，一般可治愈。

3.并发症

50%的病人在细支气管炎后数年内有反复发作的哮鸣，特别是原来病程较长，家中有过敏史者，更容易发生支气管哮喘。儿童时期的细支气管炎会永久性对它的气管结构和功能上产生损害，可能对成人慢性支气管炎与肺气肿的发生有一定影响。

护理与预防

1.日常护理

(1)抗感染治疗，本病是病毒引起，一般不用抗生素。若小儿能服汤药，中药治疗效果较好。

(2)检测各项生命体征，如体温、呼吸、心率、血压等。

(3)喂养方面，呛奶时应改喂糕干奶，即普通奶粉中加入一定量的糕干粉，喂奶时要慢。

(4)对患儿应予隔离，由于呼吸道合胞病毒可经医务人员传播，故在护理患儿时应穿隔离衣，注意洗手，对患儿用过的物品应予消毒。

2.家庭预防

(1)避免接触呼吸道感染的病人。

(2)居室经常通风换气，保持适宜的

温度和湿度。

(3)冬春季节气候多变，注意防寒保暖。

上呼吸道感染

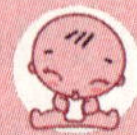

症状表现及并发症

1.病因分析

上呼吸道感染是小儿最常见的疾病，俗称感冒，是指上部呼吸道的鼻、咽和喉部以上的急性感染。临床诊断的“急性鼻咽炎”、“急性咽炎”、“急性扁桃体炎”均统称为上感。一年四季均可发生，冬春季稍多。

上呼吸道感染大部分为病毒感染所致，少数为细菌或肺炎支原体引起的。常见病毒有鼻病毒、腺病毒、柯萨基病毒、呼吸道合胞病毒、流感或副流感病毒等。细菌有溶血性链球菌、肺炎球菌、葡萄球菌及嗜血流感杆菌等，多继发于病毒感染，但也有病毒细菌混合感染。肺炎支原体是一种介于病毒和细菌之间的病原微生物。传播方式为飞沫传染。本病有多种诱因，如营养状况、免疫功能、疾病和环境影响等。有营养不良、先天性心脏病、佝偻病、慢性腹泻、免疫功能低下的患儿均易发病。当气候突然变化、沙尘天气或大气污染时，感冒患儿都会明显增多。居住环境拥挤、潮湿闷热、通风不良、被动吸烟等，也容易引起小儿感冒。

2.症状表现

临床症状轻重不一，轻者低热、鼻塞、流涕、打喷嚏、轻咳、轻度呕吐或腹泻等，精神状态良好，咽部稍红，鼻黏膜充血水肿，分泌物增多，颌下或颈部淋巴结可轻度肿大，自然病程在3～7天。重者体温高热，常在39℃以上，数次给退热药效果也不好，有精神弱、阵咳、头痛、呕吐、咽痛、畏寒、乏力、食欲下降等表现，咽部充血明显，扁桃体红肿，可见斑点状白色或脓性分泌物，咽后壁有淋巴滤泡，颌下淋巴结肿大压痛。炎症还可波及鼻窦、中耳和气管，造成鼻窦炎、中耳炎和气管炎。有时小儿常诉腹痛，脐周部位，轻压痛，腹痛多为肠系膜淋巴结炎，若腹痛剧烈无缓解，要及时到外科就诊。少数患儿在起病1～2天内可合并高热惊厥。

护理与预防

1.日常护理

(1)注意卧床休息，症状缓解后适当活动。

(2)发热时要多饮温水以利退热，发热时不要“捂汗”。

(3)饮食宜清淡、易消化，如面条、米粥等。

(4)居室要保持适宜的温度和湿度，以自我感觉舒适为宜。

(5)患病期间应避免去公共场所。

2.家庭预防

(1)平时注意锻炼身体，增加户外活

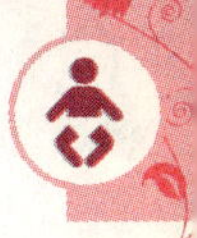

动，增强机体抗病能力。

(2)注意天气变化，及时增减衣服，沙尘天气不要外出。

(3)居室要经常通风换气，保持适宜的温度和湿度。

(4)在感冒流行季节，少去公共场所。

(5)避免与感冒患儿一起玩耍，防止交叉感染。

3.食疗方法

●生姜粥

材料：鲜生姜25克，粳米100克，红糖适量。

做法：粳米淘洗干净，加水旺火煮沸后加入姜末，再改用小火续煮至粥成，加红糖调味后食用。

扁桃体炎

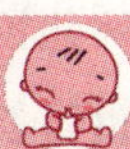

症状表现及并发症

1.病因分析

扁桃体炎在中医称为乳蛾，这也是小儿常患的呼吸道疾病。

扁桃体在人的咽喉部，它的表面有10～20个隐窝，通到扁桃体的深部，平时这些隐窝里就藏有很多细菌，但是扁桃体并不发炎。只有在疲劳过度、着凉，机体的抵抗力下降时，隐窝中的细菌大量繁殖，其中的致病菌可使扁桃体红肿发炎、化脓。但扁桃体是人体的一个免疫器官，可抵御侵入机体的各种致病微生物，起到一定的抗病作用。

特别是在4岁以前，扁桃体的免疫功能较强，表现为代偿性肥大，成为人体抵御疾病的重要防线。有一部分小儿经常发生扁桃体炎，在长期炎症的刺激下，扁桃体反而会失去正常功能而转化成为对人体有害的“病灶”，使机体产生抗原抗体复合物。

2.症状表现

扁桃体炎患儿可以见到咽喉两侧喉核红肿疼痛、吞咽不利。

扁桃体炎有急性、慢性之分。慢性扁桃体炎往往反复发作。急性患儿可以见到扁桃体充血，呈鲜红色或深红色肿大，部分患儿扁桃体表面有脓点，严重者有小脓肿。而慢性患儿则见扁桃体肿大充血呈暗红色，或不充血，表面有脓点。

3.并发症

扁桃体炎治疗得当，一般预后良好，若病程较长，可迁延不愈或反复发作，如不及时恰当治疗，容易出现鼻窦炎、中耳炎、颈淋巴结炎等并发症。

护理与预防

1.家庭护理

(1)房间应该保持温暖不要过热。可以使用医生推荐的药物以及大量饮水的方法以缓解症状。

(2)患儿应该经常喝饮料或水。但不要强迫。适当给孩子吃冰淇淋等冷冻甜食，可以使咽部凉冷一些。温水湿敷或擦浴有辅助降温的作用。

2.食疗方法

(1)丝瓜研汁频服。

(2)西瓜皮60克水煎服，治咽干喉痛。

(3)吃鲜杨桃，每日2～3次，每次1～2个。杨桃可生津止渴清热。

(4)鲜石榴1～2个，取其籽肉捣烂，以开水浸泡，晾凉后过滤，一日含漱数次。

(5)罗汉果切薄片，开水冲泡，代茶饮。

(6)取橄榄12个，明矾15克。先将橄榄用冷水洗净，再以刀将每个橄榄割4～5条纵纹，明矾研末揉入纹内，每1～2小时食2个，细嚼慢咽，有痰吐痰，无痰将汁咽下，吐出渣。

(7)荸荠数个洗净绞汁，生萝卜一个洗净绞汁，将汁和匀，频服。治咽喉肿痛。

(8)鲜苋菜30～60克，捣汁或水煎，酌加白糖或蜂蜜调服。

(9)鲜橄榄，鲜萝卜水煎服。

急性喉炎

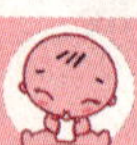

症状表现及并发症

1.病因分析

急性喉炎是喉部黏膜，因细菌侵袭而产生的急性炎症，多见于上呼吸道感染后，也可并发于麻疹、流行性感冒等病的病程中。喉是呼吸管道的一部分，又是发音的器官。由于小儿的喉腔又小又窄，如果喉腔黏膜发炎、肿胀，则会导致发音嘶哑和严重呼吸困难，这是喉炎的两个主要表现。

呼吸道病毒性感染是急性喉炎最常见的原因。喉炎也可见于支气管炎，肺炎，流感，百日咳，麻疹和白喉。过度用声，过敏反应和吸入刺激性物质如吸烟都可引起急性或慢性喉炎。

2.症状表现

本病开始时，可能有轻微发热、流涕等感冒症状，炎症继续向下蔓延而引起喉炎。但是大部分病儿起病非常急促，常突然发生呼吸困难，睡觉时常被憋醒。此时呼吸时发出一种吹哨般的响声，医学上称为“喉鸣”。与此同时，病儿说话及哭声嘶哑，有些因呼吸困难而口唇发青发紫，烦躁不安。急性喉炎病儿的咳嗽很特殊，像小狗叫，医生们称为“犬吠样咳”，它是诊断急性喉炎的一个重要依据。

3.并发症

间接喉镜可见轻度到明显的黏膜充血，也可能有黏膜的水肿。如见到伪膜状物，必须疑及白喉(细菌感染中的白喉)。

护理与预防

1.日常护理

(1)出现呼吸困难应马上吸氧，烦躁不安应予药物镇静处理，发热时要多喝温开水。

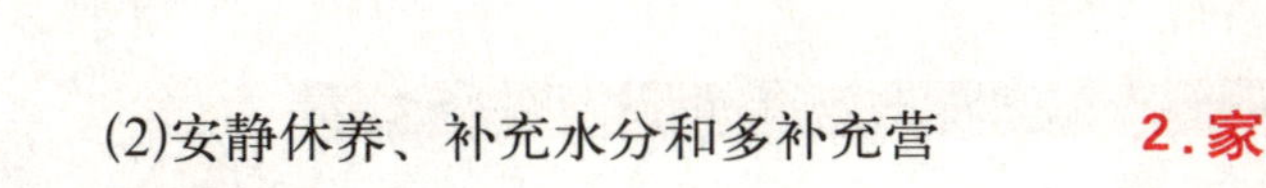

(2)安静休养、补充水分和多补充营养，安静休养2～3天。

(3)监测呼吸、心率、血压等生命体征，特别注意口周发青、吸气性喉鸣、精神状态等有无改善。

(4)饮食方面宜清淡、易消化，如面条汤、米粥等，进食要缓慢以免呛咳。

(5)室温保持在22℃～26℃即可，相对湿度保持60%为宜。

(6)小儿急性喉炎虽然凶险，但只要及时发现、及时治疗，一周左右即可痊愈，不会留下后遗症。

2.家庭预防

(1)平时注意锻炼身体，多做户外活动，增强身体抗病能力。

(2)居室要经常通风换气，保持适宜的温度和湿度。

(3)婴幼儿患有上呼吸道感染要及早治疗，以免炎症加重。

3.食疗方法

●橘皮梨汁

材料：梨2个，橘子皮20克。

做法：橘子皮煎水，将梨洗净，榨汁，然后与橘皮混合同饮。每日2～3次。

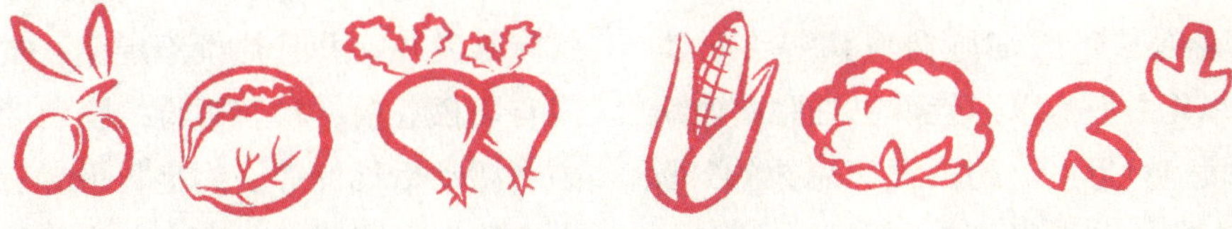

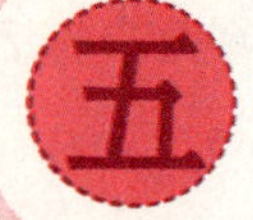

五 血液系统疾病

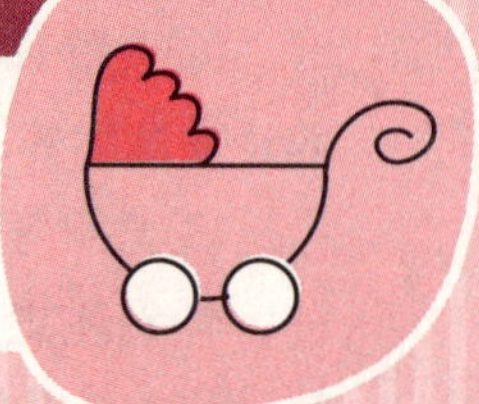

白血病

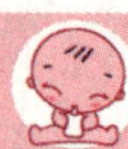

症状表现及并发症

1.病因分析

白血病是小儿时期最常见的恶性肿瘤，15岁以下儿童白血病发病率为4/10万左右，约占该时期所有恶性肿瘤的35%，近年发病率逐年升高，严重威胁儿童的健康。其发病年龄以3～7岁为最高，其他年龄段亦可见。

本病的特征为白血病细胞在骨髓中恶性增生伴成熟障碍，并广泛浸润全身各组织器官。按病程的长短分为急性白血病和慢性白血病两大类，按细胞的类型分为淋巴细胞、粒细胞、单核细胞、巨核细胞、嗜酸细胞白血病等多种类型。小儿白血病以急性淋巴细胞白血病(简称急淋)为主，约占发病总数的75%以上，急性非淋巴细胞白血病占20%～25%，而慢性仅占3%～5%，以慢性粒细胞白血病(简称慢粒)多见。

目前，白血病的病因尚未完全明晰，认为有以下几种因素：

病毒感染：近年已从成人T细胞白血病和淋巴瘤患者分离出人类T细胞白血病病毒，它是一种逆转录病毒。

化学因素：经常接触苯和其衍生物的人群白血病发病率高，有报道，环磷酰胺、VP16，氯霉素、保泰松及其衍生物等药物有诱发白血病的作用。

放射因素：已证实各种电离辐射可引起人类白血病，但白血病的发生取决于受辐射的剂量。

遗传因素：有染色体畸变的人群白血病发病率高于正常人群。

2.症状表现

急淋起病较急或隐袭，最常见的症状就是发热，并且热型不规律。贫血表现有面色苍白、口唇眼睑结膜色淡、乏力、活动后气促等。约半数患者有不同程度的出血表现，如鼻衄、齿龈出血、1：3腔黏膜出血、皮肤瘀点瘀斑等。浸润所致的常见症状有肝脾淋巴结肿大和

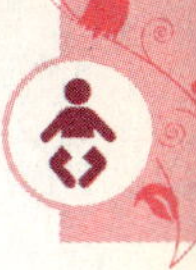

骨关节疼痛，脾脏呈轻中度肿大，肝脏轻度肿大，淋巴结则以颈部、颌下、腋窝和腹股沟处多见，一部分患儿以骨或关节疼痛为主要症状起病。中枢神经系统浸润的患儿有颅内压增高或颅神经压迫症状，如头痛、呕吐、视力障碍、睑裂大小不等、鼻唇沟变浅或肢体运动障碍等。睾丸浸润表现为睾丸无痛性肿大。急淋的临床分型可分为标危和高危两型，高危患儿较标危患儿预后差。

护理与预防

1.日常护理

(1)白血病的患儿应与感染患儿分室居住，室内保持清洁，定期用消毒液和紫外线消毒，减少探视次数，限制探视人数，必要时要戴口罩。

(2)患儿急性期要卧床休息，防止外伤。食物要新鲜、有营养且易消化，少吃生冷、辛辣、坚硬的食物。

(3)化疗期间密切观察病情，对各种感染、出血、药物渗漏等情况要及时采取措施处理。

(4)患儿出现恶心、呕吐、食欲下降、脱发、甚至尿血等化疗反应时，心理负担会加重，父母或医护人员应热情帮助、关心、鼓励患儿，使年长儿认识珍惜生命的意义，从而树立战胜疾病的信心。

(5)多参加患儿联欢会，让新老患儿交流体会，使患儿增强治愈疾病的信心。

2.家庭预防

生活中应远离有害因素刺激。避免接触含苯和其衍生物的物质；避免不必要的放射线检查；新装修的房屋应做有害气体和放射性物质检测，合格后再入住。

缺铁性贫血

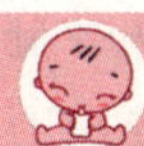

症状表现及并发症

1.病因分析

缺铁性贫血又称小细胞贫血，病因是缺乏重要的造血物质——铁元素。正常婴儿在6个月以前，其体内贮存的铁能满足生长发育所需，随着体重的不断增长，需要从外界摄入铁元素，若未及时添加辅食或添加的少，就会发生缺铁性贫血。早产儿体内贮存的铁很少，所以更易发生贫血。较大儿童有挑食、偏食等不良习惯会出现缺铁性贫血。某些长期失血性疾病，如胃肠道畸形、鼻衄、肠息肉或溃疡病等，或长期腹泻、呕吐、肠吸收不良等疾病，会妨碍铁及其他营养素的吸收而引起贫血。

2.症状表现

营养性缺铁性贫血是小儿常见病，多数起病缓慢，表现为皮肤黏膜逐渐苍白，以皮肤、口唇、口腔黏膜、眼结膜、手掌和指甲最为明显。多见于6个月~3岁的婴幼儿。

患儿感觉疲乏无力、烦躁不安、

精神不振。消化症状可见食欲减退，少数有异食癖，如喜食泥土、墙壁、煤渣等，常伴有腹泻、呕吐等。可出现口腔炎、舌炎或舌头萎缩。较大患儿可见头晕、眼花、耳鸣、注意力不集中、理解力下降、记忆力减退等。肝、脾可轻度肿大。年龄越小，贫血越重，病程越久，肝脾肿大越明显。严重贫血的患儿常有心脏扩大，活动后易心悸、心急，应卧床休息，必要时还需吸氧。

3.并发症

本病常合并感染，最常见呼吸道感染，可诱发心力衰竭。

护理与预防

1.日常护理

(1)合理喂养。提倡母乳喂养，母乳中铁含量虽然不够，但孩子吸收率较高。若不能母乳喂养，可选用强化铁配方奶喂养。及时地科学添加辅食，先从小量开始，循序渐进，避免消化不良。1岁的婴儿可给予蛋类、菜泥、动物肝和肉末等辅食。

(2)加强对患儿的护理。患儿抵抗力低，注意预防感冒。

(3)纠正不良饮食习惯，教育孩子不要挑食、偏食，尽量少吃零食，吃饭时不要边吃边玩。

(4)营养搭配要合理，给予富含铁质、维生素C和蛋白质的食物。含铁量高的食物有黑木耳、海带、动物血和肝脏等，其次为肉类、豆类、蛋类和绿叶蔬菜、乳类中含铁量少。

(5)铁剂最好在两餐之间服用，既可减少对胃黏膜的刺激，又有利于铁的吸收。维生素C可使三价铁还原成二价铁，使其更易被肠道吸收，因此要同服维生素C。应避免与牛奶、茶或咖啡同服，以免影响铁的吸收。

(6)积极治疗胃肠道畸形、肠息肉、慢性腹泻等疾病，消除慢性失血或影响吸收的病因。

2.家庭预防

(1)家长要多了解孩子的保健知识，定期带孩子到保健所做体检。

(2)孕妇在孕期应多吃含铁丰富且易于吸收的食物，如海带、黑木耳、紫菜、香菇、猪肝等。

(3)早产儿、双胎儿和低体重儿更易发生缺铁性贫血，应及早给予铁剂预防，早产儿要从3个月起补充铁剂。

(4)辅食的添加。人工喂养儿2个月时加喂果汁水或鲜菜汁。4～5个月时加喂蛋黄、鱼泥或动物血等。7个月时加喂肝泥、肉末、红枣泥等。足月儿从4个月起补充铁剂，以做好家庭预防。

3.食疗方法

●红枣银耳羹

材料：银耳10克，红枣10枚，冰糖适量，水淀粉适量。

做法：

(1)银耳水发后，除去根部泥沙及杂质，放入碗中。红枣洗净去核，放入碗中备用。

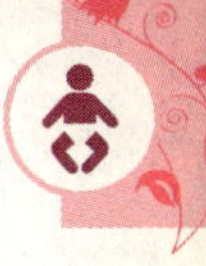

(2)锅上火，加入适量清水，放入银耳、红枣烧煮。

(3)待银耳、红枣熟后，加入冰糖调味，盛入碗中即可。

大细胞性贫血

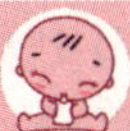

症状表现及并发症

1.病因分析

大细胞性贫血又名营养性巨幼细胞性贫血，多见于6～18个月长期母乳喂养未添加辅食的患儿，主要病因是由于婴儿从外界摄入的维生素B_{12}或叶酸不足所致。维生素B_{12}主要来自动物饮食，母乳中含量较低。维生素B_{12}在细胞DNA的合成过程中起着重要作用，叶酸存在于绿叶植物和动物肝脏中，肠道细菌亦可合成。当二者缺乏时。可阻碍细胞的发育而停留在未成熟阶段，形成巨幼红细胞。

2.症状表现

其临床表现为：

(1)一般贫血症状，如面色苍白，体胖如泥膏型，口唇、睑结膜及指甲苍白，头发稀疏、干燥枯黄，少数患儿有黄疸和出血点。

(2)消化系统表现出现在早期，常有食欲下降、恶心，呕吐、腹胀、腹泻、舌乳头萎缩、舌面光滑和舌系带溃疡等表现。

(3)神经系统表现为本病所特有的表现，其轻重与贫血程度没有关系，常有表情呆滞、反应迟缓、少哭不笑、运动和智能发育到退、手足颤动等表现。

护理与预防

1.日常护理

(1)可遵医嘱予维生素B_{12}500μg一次性肌内注射，口服叶酸、维生素C，疗程3～4周。

(2)喂养方面，及时添加辅食或改牛奶喂养，震颤严重不能吞咽者，早期可予鼻饲处理。

(3)避免接触感染病人。

2.家庭预防

(1)对于母乳喂养儿，正常情况下从4个月开始就要添加辅食，如菜汤、果汁、菜泥、米粉或烂粥等。

(2)乳母要加强营养，多吃含维生素B_{12}、叶酸和维生素C丰富的食物。动物肝脏、牛肉、牛奶、鸡蛋、麦坯等维生素B_{12}含量较高；菠菜、莴笋、甘蓝、扁豆及各种瓜果都富含叶酸。猕猴桃、橘子、芦柑等水果维生素C含量较高。

(3)经常带孩子做室外活动，呼吸新鲜空气，适应气候变化。

特发性血小板减少性紫癜

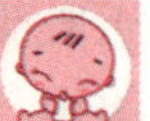

症状表现及并发症

1.病因分析

特发性血小板减少性紫癜(ITP)是一种以自发性出血和血小板减少为特征的免疫性疾病，是小儿最常见的出血性疾病。本病分急性和慢性两型，病程≤6个月为急性型，病程>6个月为慢性型。

根据血小板减低和出血程度分为四度，①轻度：血小板在50～100×10^9/L，只在外伤后出血。②中度：血小板在25～50×10^9/L，尚无广泛出血。⑨重度：血小板在10～25×10^9/L，见广泛出血，外伤处出血不止。④极重度：血小板低于10×10^9/L，自发性出血不止，可危及生命。出凝血时间检查：出血时间延长，凝血时间多正常。

大部分儿童发病前3周左右有病毒感染史，极少部分在疫苗接种后发病。目前认为病毒感染引起ITP并不是病毒的直接作用，而是有免疫机制参与，患儿血清中产生大量血小板抗体，引起血小板被吞噬细胞破坏。

2.症状表现

临床以急性型多见，起病较急，以皮肤黏膜广泛性出血、鼻衄或齿龈出血为主要特点，胃肠道出血和尿血较少见，多伴见失血性贫血，严重者可发生颅内出血而导致死亡。皮肤表现为散在出血点、瘀点或大片瘀斑，四肢多见，也可见于颜面、颈部、躯干、外生殖器等部位，或可形成血肿。睑结膜、球结膜下、上颚等黏膜部位可见出血点。鼻衄或齿龈出血较常见，呕血和黑便多是由于大量鼻衄时咽下瘀血所致，而真正胃肠道出血少见。慢性型多见于学龄期儿童，女多于男，起病缓慢，出血症状较轻，多在外伤后出血，可反复发作。

护理与预防

1.日常护理

(1)应卧床休息，减少活动，避免外伤和磕碰，以免加重出血。

(2)饮食要遵循有营养和易消化的原则，不要吃冷硬、辛辣的食物。

(3)不要搔抓皮肤瘀斑，以免引起感染。

(4)鼻衄时可先压迫止血，若无效再予油纱条填塞鼻腔，保留48～72小时。

(5)注意与其他感染患儿隔离，因交叉感染会加重病情。

(6)家长要注意与患儿交流，陪伴在他们身边，消除其恐惧心理。

(7)观察患儿病情变化，若出现头痛、呕吐、烦躁、嗜睡、抽搐或颅神经压迫表现者，有可能是颅内出血，应及时就诊。

2.家庭预防

(1)注意锻炼身体，增强机体抗病能力。

(2)避免呼吸道感染。

六 传染性疾病

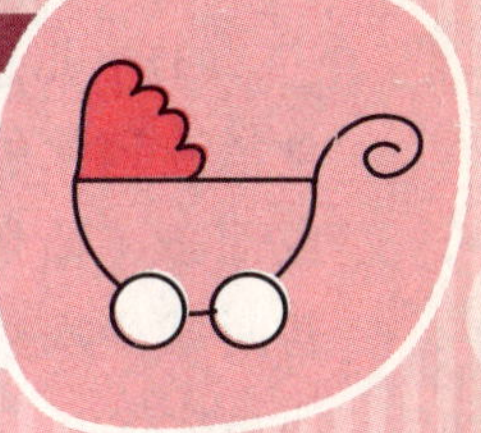

感冒

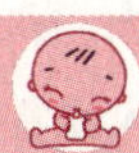

症状表现及并发症

1.病因分析

感冒是小儿最为常见的疾病之一。一个孩子在一年内往往会反复发生感冒数次，尤其是婴幼儿和学龄前儿童容易感冒。

引起感冒的病原体主要是病毒，病毒的种类很多，而且十分容易发生变异。所以，孩子对感冒一般没有免疫力，如果原本孩子的体质和抵抗力就弱，反复发生感冒的可能性就更大。

2.症状表现

(1)小儿感冒轻重程度相差很大，轻者，只是流清水鼻涕、鼻塞、喷嚏、或者伴有流泪、微咳、咽部不适。一般3～4天能自愈。有时也伴有发热、咽痛、扁桃体发炎以及淋巴结肿大。发热可持续2～3天至1周左右。小儿感冒时还常常伴有呕吐、腹泻。

(2)重者，体温高达39℃～40℃或更高，伴有畏寒、头痛、全身无力、食欲减退，睡眠不安等全身症状。

3.并发症

小儿感冒来不得半点马虎，如果治疗不及时，或者治疗不当，常常引起许多并发症，常见的有鼻窦炎、口腔炎等，也可引起咽后壁脓肿、扁桃体周围脓肿、气管炎及肺炎。有时小儿感冒还会通过血液循环遍及全身，引起败血症、脓胸、脑膜炎等严重疾病危及生命。

护理与预防

1.日常护理

(1)让孩子充分休息，患儿年龄越小，越需要休息，待症状消失后才能恢复自由活动。

(2)按时服药。就大多数感冒而言，多数是由于病毒所致，抗菌药物无效，特别是早期病毒感染，抗生素非但无效，滥用抗生素会引起机体菌群失调，有利病菌繁殖，加重病情。

(3)小儿感冒发热期，应根据孩子食欲及消化能力不同，分别给予流食或面条、稀粥等食物。喂奶的孩子应暂时减少次数，以免发生吐泻等消化不良症状。

(4)居室安静，空气新鲜，禁烟，温度、湿度宜恒定，不要太高、太低或太湿，有喉炎症状时更应注意，这样才能让患儿早日康复。如果发热持续不退，或者发生并发症时，应及时去医院诊治，以免发生意外。

2.食疗方法

小儿在发烧时，呼吸增快，口唇干燥，尿量减少，体液消耗较大，中医称之为热伤津液，因此要多给病儿喂开水，吃稀软饮食。

(1)风寒感冒

发热恶寒，无汗，喜偎母怀，鼻塞流清涕，咳嗽，痰清稀苔薄白，脉浮紧，指纹淡红。宜食清淡辛温宣肺食物。

●姜葱红糖饮

材料：生姜5克，葱白3根，红糖适量。

做法：三味水煮沸约5分钟，取液趁热频饮，服后卧床盖被取微汗出。

功效：生姜辛温发表散寒，兼能止呕，辅以通阳、解表的葱白增强其发表散寒之力，再入甘温的红糖，既可调味，又可防姜、葱发散太过，对小儿风寒感冒初起兼恶心欲吐者用之为宜。

(2)风热感冒

发热汗出，鼻塞流浓涕，咳嗽痰黄稠，咽喉红肿，口渴，舌边尖红，苔薄黄，脉浮数或指纹浮紫。宜食辛凉清热，清淡易消化食物。

●双花饮

材料：金银花20克，山楂5克，蜂蜜30克。

做法：将金银花、山楂置铝锅中加水适量，用武火烧沸3分钟后，取药液入杯内，再入水煎沸1次，将二次药液合并，入蜂蜜，搅拌均匀即成。随时饮用。

功效：金银花甘寒，疏风散热；蜂蜜甘平，清热润肺，山楂消积化食。三者同用，有疏散表热、润肺止咳、消积化食之功。适用于小儿风热外感伴干咳不爽、纳食不振者。

(3)暑湿感冒

高热无汗，或发热不扬，头痛身重，困倦乏力，胸闷恶心，食欲不振，舌质红，苔薄白而腻，脉数。宜食解表清暑祛湿，易于消化食物。

●番茄西瓜汁

材料：西瓜1500克，番茄250克。

做法：西瓜取瓤绞汁；番茄用沸水冲烫，剥皮去籽取汁，二液合并。随意饮用。

功效：西瓜甘寒，清热解暑，与甘酸微寒之番茄合用，能祛暑解表，又可健脾开胃生津止渴。用于治疗暑天感冒，气阴已伤发热、心烦、口渴、食欲不振等症。

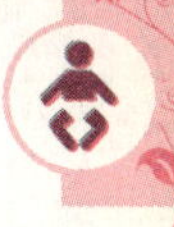

流行性感冒

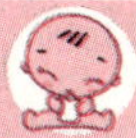

症状表现及并发症

1.病因分析

流行性感冒简称流感，是流行性感冒病毒引起的常见急性呼吸道传染病，传播力强，常呈地方性流行，当人群对新的流感病毒变异株尚缺乏免疫力时，会迅速传播。儿童及少年患此病者为多，以5～20岁发病率最高。4～5个月以下的孩子较少受到传染。一般人群感染率为10%左右。

2.症状表现

小儿患流感时其临床症状常因年龄不同而各具特点，年长儿症状与成人相似，多表现为普通感冒型，起病急骤，有高热、畏寒、头痛、背痛、四肢酸痛、疲乏等，不久即出现咽痛、干咳、流鼻涕、眼结膜充血、流泪，以及局部淋巴结肿大，肺部可出现粗啰音；有时也会出现腹痛、腹泻、腹胀等消化道疾病。

3.并发症

婴幼儿患者感染常波及下呼吸道，尤以肺炎者为严重，肺炎可由流感病毒所致，或为继发性细菌感染，多由流感杆菌、金黄色葡萄球菌、肺炎球菌、链球菌所引起。还可并发鼻炎、咽峡炎、中耳炎、喉炎、气管支气管炎、心肌炎、脑炎、腮腺炎等。

护理与预防

1.日常护理

(1)强调一般护理，合宜的喂养，饮食宜清淡，多喝水，高热、烦躁不安、头痛等应对症处理。

(2)用具煮沸或用0.5%过氧乙酸浸泡15～30分钟，衣被用环氧乙烷熏蒸12～24小时进行消毒，患儿离室后可用0.2%～5%漂白粉澄清液擦拭家俱，喷洒地面，通风换气，让紫外线照射，进行消毒。

(3)患儿应卧床休息直至体力恢复，应采取隔离措施，以防传染他人和继发细菌感染。

(4)观察体温、脉搏、呼吸、精神状态等情况，若有异常，则应及时采取措施。

2.家庭预防

(1)平时加强身体锻炼，多做户外活动，增强机体抗病能力。

(2)在流感流行季节，尽量不去人多的公共场所，外出时注意戴口罩。

(3)居室经常通风换气，保证阳光充足。可用食醋熏蒸法消毒室内空气。

3.食疗方法

●生姜萝卜汤

材料：生姜25克，萝卜50克，红糖适量。

做法：生姜切丝，萝卜切片，两者共放锅中加水适量，煎煮10～15分钟，再加入红糖适量，稍煮1～2分钟即可。

发热

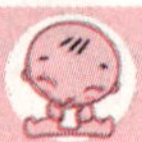

症状表现及并发症

1.病因分析

一般来讲，腋下温度超过37℃，口腔温度超过37.4℃，肛门温度超过37.6℃，24小时体温波动超过1℃时称为发热。

引起小儿发烧的原因有很多，主要可以分为感染性发热和非感染性发热两大类：

(1)感染性发热：各种急性传染病像麻疹、猩红热、幼儿急疹、水痘、风疹、流感、流行性腮腺炎、流行性脑膜炎、流行性乙型脑炎、菌痢、伤寒均可伴有发热。上呼吸道感染、气管炎、肺炎、中耳炎、败血症、皮肤感染、尿路感染、化脓性脑膜炎等感染性疾病也会引起发热。

(2)非感染性发热：结缔组织病如风湿热、儿童类风湿病、皮肤黏膜淋巴结综合征等均可有发热；此外，小儿脱水热、药物热、暑热症、肿瘤、白血病以及颅脑外伤后的中枢性发热均属于非感染性发热。

2.症状表现

在发热过程中，由于产热和散热这对矛盾不断发生变化，所以发热一般可分为四个阶段：

(1)前驱期：主要表现为全身不适、疲倦乏力、腰背及四肢痛、头痛、食欲减退、精神不稳定、低热。

(2)体温上升期：临床上表现为皮肤苍白、干燥、无汗、“鸡皮疙瘩”，触摸患儿皮肤有冷感；如发生寒战，预示将发生高热。幼儿在此情况下，可出现惊厥现象。在寒战期间，体温多在38℃以上，并多数在数小时内达到高热极期，如疟疾、大叶性肺炎、败血症、药物反应性发热等，以上为体温骤升者。体温渐升者，指发热初期为低热，数天内由低热逐渐上升达到高热者，称为渐升性发热。渐升者常有前驱症状，多数无寒战现象，但有时可感觉发冷，如不典型的伤寒。有的呈骤升性发热，这可能开始为低热被忽略所致。另外，波状热、肺结核等疾病的体温呈渐升性发热。

(3)高温持续期：临床上表现为皮肤潮红而灼热、呼吸加快加强、出汗等，此期出现高热可持续几小时(如疟疾)或数天(如肺炎)，甚至几周以上(如伤寒)。

(4)体温下降期：体温下降的方式，一般是渐退，即在几天之内体温逐渐恢复正常(如伤寒)；也有骤退的，即体温在十几个小时或更短的时间内降到正常，甚至低于正常(如大叶性肺炎)。在体温下降时，由于大量出汗，丧失大量的体液，因此对于高热病人、小儿在使用退热药时，必须慎重，以防造成虚脱及其他并发症。

3.并发症

(1)高热能使各种营养素的代谢增

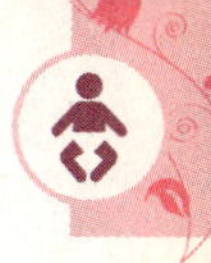

加，氧消耗量也大大增加。高热还能影响消化功能，可致婴幼儿腹泻、脱水，进一步发生代谢障碍。

(2)因为产热过多，需加速散热，因而心搏加快，加重心脏负担。

(3)高热可使大脑皮质过度兴奋，表现为烦躁，头痛或惊厥，也可引起高度抑制，表现为谵语、昏睡、昏迷等，尤其婴幼儿多见。

(4)高热时消化能力差，胃肠运动缓慢，故有食欲不振、腹胀、便秘等症状。

(5)持续高热可使人防御感染的能力下降，不利于恢复健康。

护理与预防

1.日常护理

(1)不要急于退热

①体温37.5℃～38℃为低热，38℃～39℃为中热，39℃以上为高热。低热或中热有利于小儿成长发育。发热是身体对病毒或细菌入侵所产生的一种反应。这种反应有利于歼灭入侵的病毒和细菌，从而有利于小儿的正常成长发育。

②不到高热不用药。体温达到39℃以上就必须用药，而且刻不容缓。高热持续过久，可使身体的许多重要功能失调；由于氧气和营养素消耗大而加重心脏血管的负担；大脑兴奋过度而导致高热惊厥或过度抑制而引起昏睡；消化功能紊乱；抵抗力减弱，合并肺炎等。

③退热药不良反应大，非万不得已不用。无论是扑热息痛、复方阿司匹林(APC)，还是其他五花八门的退热药，都离不开由阿司匹林、咖啡因、非那西汀来合成。因此，退热药都有较大的副作用：刺激胃粘膜，破坏食欲，使胃溃疡加重甚至出血，引起胃肠长期少量出血并由此而导致缺铁性贫血；引发血液疾病；损害肝脏和肾脏；严重过敏反应者，表现为剥脱性皮炎合并肝肾中毒而致死。

(2)物理降温

物理降温适用于高热而循环良好的患儿。物理降温的方法很多，包括头部冷敷、温水擦浴，还有酒精擦浴、冷盐水灌肠等方法。这些方法做起来一般都很简单，而且不存在药物降温的那些不良反应。因此，在孩子发热的时候，妈妈最好先选用一些物理降温方法。下面介绍几种常用的物理降温方法。

多喝温开水、青菜水和果汁：给宝宝多喝水，补充体液，这是最基本的降温方法，而且非常有效实用，适合于所有发烧的宝宝。不要给宝宝喝冷的水，因为宝宝发烧时经常伴随有胃肠道症状和咳嗽，喝冷水会加重这些伴随症状。要给宝宝喝温水。

低温室法：将病儿置于室温约为24℃的环境中(可采用空调降低室温)，使体温缓慢下降。为使其皮肤与外界空气接触，以利降温，还需少穿衣服。这种方法适用于1个月以下的小婴儿，特别是夏天，只要把婴儿的衣服敞开，放在阴凉的地方，他的体温就会慢慢下降。如果宝宝发烧时伴随有畏寒、寒战，就不能使用低温室法。

头部冷敷：头部冷敷适合小儿的一般发热，体温并不特别高的孩子。方法是将毛巾用凉水浸湿后敷在患儿的前额部，每5～10分钟更换一次。也可将水袋中灌上凉水，枕在脑下。

温水擦浴：温水擦浴适合于高热患儿的降温。方法是用32℃～34℃的温水擦拭患儿的全身皮肤。在腋窝、腹股沟等血管丰富的部位擦拭时间可稍长一些，以助散热。胸部、腹部等部位对冷刺激敏感，最好不要擦拭。出疹的孩子发热不可以用温水擦浴降温。

温水浴：水温约比患儿体温低3℃～4℃，每次5～10分钟。很多家长认为宝宝发烧就不能洗澡，其实，恰恰相反，给宝宝洗个温水澡，可以帮宝宝降温。温水浴适合所有发烧的宝宝。

酒精擦浴：酒精擦浴适合于发热较高的患儿。方法是用30%～50%浓度的酒精，如无酒精亦可用白酒代替，用小毛巾浸湿后擦拭患儿颈部、四肢、后背、手足心等部位。尤其重点擦拭腋下、肘部、腹股沟等血管丰富的部位。注意对麻疹等出疹性疾病不宜采用酒精擦浴。

冷盐水灌肠：冷盐水灌汤的降温效果显著，但不适合家庭中操作。方法是取生理盐水200～300毫升，温度以4℃～6℃为宜，将肛管用甘油等润滑油擦拭后插入肛门，再将准备好的盐水用注射器注入或灌入，灌入后需用手将患儿肛门夹紧10分钟左右，以防盐水排出。

(3)药物降温

婴幼儿常用退热药主要有以下几种：阿司匹林泡腾片、布洛芬混悬液和对乙酰氨基酚混悬液。

含阿司匹林的药包括阿苯片(即阿鲁片)、阿司匹林泡腾片和赖氨匹林针剂，口服剂量是10mg/kg/次，其不良反应是对胃肠道有刺激作用，但国外报道个别病例可引起瑞氏综合征。

含布洛芬的药物包括美林、托恩和恬倩。美林是目前在儿科界唯一能安全用于临床抗炎的解热镇痛药，其特点是起效快、维持时间长，剂量是10mg/kg/次。其不良反应是恶心、呕吐、腹泻，偶见胃肠道出血、肝功能损害。

含对乙酰氨基酚的药包括泰诺和百服宁。剂量是10～15mg/kg/次。孩子退热栓的主要成分也是对乙酰氨基酚，其不良反应是长期服用有肝肾损害。美林和泰诺啉的起效时间大约是半小时，维持时间是4～6小时，每天服药不要超过5次。

2.食疗方法

●绿豆汤

材料：绿豆50克，水500克，冰糖适量。

做法：将绿豆煮烂，取其汤，加入适量冰糖。绿豆具有清热、解毒、祛暑的作用，服之既能补充营养，又利于毒素排泄，从而可以协助退热。

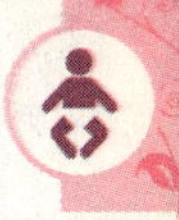

百日咳

症状表现及并发症

1.病因分析

百日咳杆菌是本病的致病菌。病人(包括不典型的病例)是主要传染源。主要通过飞沫经呼吸道传播。无症状带菌者也可传播本病。由于该菌在体外生存能力弱，因此通过其他物品间接传染的可能性小。潜伏期末至发病6周内(特别是2～3周内)传染性大。

2.症状表现

百日咳全年均可发病，虽以冬春季较多。但6、7、8月份发生流行高峰也不少见。多为散发，也可呈流行性。其特征为阵发性痉挛性咳嗽，咳嗽并伴有特殊的吸气吼声，病程较长，可达数周甚至3个月左右。

百日咳是小儿常见的急性呼吸道传染病，孩子患本病时易有窒息、肺炎、脑病等并发症，病死率高。多发于孩子和年幼儿童。约2/3的病例为7岁以下的小儿。新生儿获自母体的特异性抗体极少，百日咳死亡病例中，40%为5个月以内的孩子。百日咳病例中约10%及死亡病例中的70%，见于1岁以内的孩子。近年来幼婴及成人发病有增多趋势。

3.并发症

(1)呼吸系统并发症。支气管肺炎为婴幼儿常见的并发症，常在痉咳期发生。百日咳杆菌所致肺部病变以间质性肺炎为主，但常由继发细菌感染引起。

(2)神经系统并发症。表现为百日咳脑病。系因脑组织缺氧、充血、颅内出血，损伤脑细胞和细菌毒素所致，幼儿多见有意识障碍、惊厥等。脑脊液多无变化。

(3)结核病恶化。本病可使原有肺结核恶化，甚至引起血型播散，发生粟粒性结核或结核性脑膜炎。

(4)其他并发症。舌系带与下切齿磨擦而致舌系带溃疡，由于剧咳时腹腔压力增高，可致脐疝、腹股沟疝、直肠脱垂等。

护理与预防

1.日常护理

(1)隔离传染源。对本病患者严格执行呼吸道隔离，是重要的预防环节。隔离期自发病开始，为期7周；或痉咳开始，为期4周。密切接触的易感儿需检疫3周。成人患者需注意避免接触小儿，疫源地则需要通风换气。

(2)加强呼吸道管理，及时清除呼吸道分泌物，痰液稠厚者可先予超声雾化吸入，再予吸痰处理。

(3)保持室内空气新鲜，日光充足，保持适宜的温度和湿度。

(4)注意卧床休息，保证充足的睡眠。

(5)年长儿给予营养丰富、易消化的半流食，小婴儿可给予糕干奶。

2.家庭预防

(1)家庭预防接种，目前国内采用“白百破”三联疫苗，初种对象为2～3个月的婴儿，以后还须复种。

(2)药物预防。孩子接触病人后，即给红霉素每日50mg/kg，分4次口服，连用10～14天，效果较好。

(3)有密切接触史的儿童应自接触之日起检疫21天。

(4)百日咳流行期间，可用大蒜液滴鼻或每天水煎鱼腥草10克，分3次口服，均有预防效果。

3.食疗方法

(1)初咳期

约1～2周。咳嗽初起似外感，但有逐渐加剧之势，常有流涕，痰白而稀，多泡沫，舌苔薄白，脉浮有力，指绞淡红。

●秋梨白藕汁

材料：秋梨2个，白藕1节。

做法：将秋梨洗净去皮、心，白藕洗净，两者皆切碎，以洗净纱布绞挤取汁。代茶频饮，不分时间和次数。

(2)痉咳期

约4～6周。咳嗽频频阵作，咳后有回吼声，反复不已，入夜尤甚，痰多而黏，呕吐后阵咳暂停，神烦面赤，大便干，小便黄，舌苔微厚，脉数有力，指纹紫滞。

●川贝杏仁饮

材料：川贝母6克，杏仁3克，冰糖少许。

做法：将川贝母洗净，杏仁去皮洗净。然后共放入锅内，加清水适量，用武火煮沸后，将冰糖放入，转用文火煮30分钟即成。每日临睡前服一次。

(3)恢复期

阵发咳嗽渐减，回吼声也渐消失，呕吐减少，约2～3周可恢复正常。

①气虚型：形体虚弱，咳而声低，痰少而稀，手足欠温，神疲面晄，自汗无力，食少胀满，大便溏薄，小便清，舌苔薄白，脉沉无力，指纹淡。

②阴虚型：干咳无力，手足心热，夜寐不安，神烦盗汗，颊赤唇干，舌苔淡红，脉细数。

●薏米杏仁粥

材料：薏米15克，杏仁5克，冰糖少许。

做法：将薏米淘洗干净，杏仁去心洗净。将薏米放入锅内，加清水适量，用武火烧沸后，转用文火煮至半熟，放杏仁，继续用文火煮至熟。将冰糖捣碎放入即成。每日2次，作早、晚餐食用。适用于恢复期气虚者。

●川贝雪梨炖猪肺

材料：川贝母8克，雪梨1只，猪肺20克，冰糖少许。

做法：将川贝母洗澡净，雪梨去皮切成小块，猪肺洗净，挤去泡沫，切成块。将上料同入砂锅，加冰糖、水适量，煮沸后文火炖3小时即可饮用，适用于恢复期阴虚者。

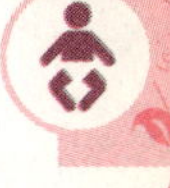

猩红热

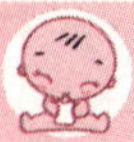

症状表现及并发症

1.症状表现

猩红热为急性呼吸道传染病，是由A组B溶血性链球菌引起，以发热、咽炎及皮疹为特征。

(1)潜伏期一般为2～4天，最短1天，最长7天。起病急骤，寒战，发热，体温一般为38℃～39℃，重者可达40℃以上。婴幼儿有发生惊厥或谵妄者。孩子全身不适，咽痛明显，影响进食。咽及扁桃体明显充血，亦可见脓性渗出物。舌质红，舌头红肿如杨莓，称杨莓舌。颈部及颌下淋巴腺增大，有触痛感。

(2)皮疹于发病后24小时左右迅速出现，最初见于腋下、腹股沟及颈部，24小时内遍及全身。皮疹为弥漫猩红色约针头大的小丘疹，触之如粗砂纸样，或如寒冷时的鸡皮样疹，疹间皮肤潮红，用手压可暂时转白。面颊部潮红、无丘疹，而口周围皮肤苍白，为口周苍白圈。于皮肤皱折处如腋窝、肘、腹股沟等处，皮疹密集，色深红，其间有针尖大的出血点，形成深红色横行“帕氏征”。口腔黏膜亦可见黏膜疹，充血或出血点。出疹期仍发热。

2.并发症

(1)化脓性并发症　由于细菌直接侵袭咽喉附近的组织，易引起这些组织发炎。如化脓性淋巴结炎，表现为颈部淋巴结肿大，伴有压痛；化脓性中耳炎，表现为耳道有脓性渗出。

(2)中毒性心肌炎　在猩红热的早期，病菌产生的大量毒素常常会侵犯到心脏，引起心肌炎等。患儿可出现高热、寒战、面色难看等毒血症症状。

(3)急性肾小球肾炎　绝大部分为链球菌感染后肾炎，临床以血尿、少尿、水肿和高血压为主要表现。

并发症一般在退烧后10～15天病看似已快痊愈的时候发生。因此，病儿应卧床至少三周。家长应注意观察患儿：耳朵和关节是否疼痛、尿的颜色是否正常、是否又发烧等，并向医生报告。

护理与预防

1.日常护理

(1)急性期患儿应卧床休息，较大儿童用温淡盐水含漱。

(2)饮食以流质、半流质为宜。

(3)注意皮肤护理，若皮肤瘙痒，可外用炉呋洗剂止痒；若继发感染，可用75%的酒精涂抹消毒；脱皮时不要用手剥离，以免感染，应由专业护士处理。

(4)应隔离至症状消失，咽培养两次正常为止。

2.家庭预防

(1)平时加强身体锻炼，增强机体抗病能力。

(2)体弱或免疫功能低下的密切接触者，可肌肉注射青霉素预防。

(3)保持室内空气清新，常开窗通风。

3.食疗方法

(1)初期(邪侵肺卫)

发热、头痛怕冷，身热无汗，咽部红肿疼痛，可影响吞咽，皮肤潮红，可见隐约细小红点，舌苔薄白或薄黄、舌质多红，脉浮数。

●双花饮

材料：金银花25克，菊花25克，山楂25克，白糖50克。

做法：将金银花、菊花、山楂择洗干净，同放锅内，加清水适量。文火熬煮约30分钟，滤渣取汁，加入白糖搅匀即成。

(2)中期

高热不解，咽喉肿痛或腐烂化脓，皮疹密布，色红如丹，甚则色紫如瘀点。疹由颈、胸开始，继而弥漫全身，压之退色。见疹后的1～2天舌苔黄糙，舌质红刺，3～4天后舌苔剥脱，舌面光红起刺，状如杨梅，脉数有力。

●葛根粉粥

材料：葛根粉10克，粳米30克，白糖10克。

做法：将粳米淘净，放入锅中，加清水适量，武火烧沸，文火熬半熟。加入葛根粉，续熬成粥，加入白糖搅匀即成。

(3)后期(疹后伤津期)

皮疹出齐后1～2天，皮肤开始脱屑，此时，身热渐退，咽部糜烂疼痛亦渐减轻，但时有低热，口唇干燥，或伴有干咳，不思饮食，舌红少津。

●胖大海蜂蜜饮

材料：胖大海1枚，蜂蜜15克。

做法：将胖大海洗净，放入杯中加入蜂蜜，将沸水冲入杯中，盖上盖，3～5分钟后，将蜂蜜搅匀即可。

麻疹

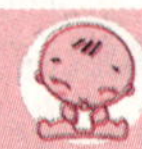

症状表现及并发症

1.病因分析

麻疹是由麻疹病毒引起的急性呼吸道传染病。主要症状有发热、上呼吸道炎、眼结膜炎等。而以皮肤出现红色斑丘疹和颊黏膜上有麻疹黏膜斑为其特征。本病传染性极强，在人口密集而未普种疫苗的地区易发生流行。发病年龄以0～4岁为多，占80%左右，普种疫苗后0～4岁仅占18%，5岁以上孩子与青少年占80%以上，疫苗普种前发病以10岁以下儿童为多。

2.症状表现

麻疹俗称疹子，临床可见发热、咳嗽、鼻塞、流涕、眼内泪水汪汪，在发热3～4天后，满身布发红疹，疹如麻粒。麻疹在冬春季流行，好发年龄为6个月～5岁的婴幼儿。

麻疹的潜伏期较规则，在10天左右，有被动免疫者可延至20～28天。在潜伏期可有低热。典型儿童麻疹可分以下三期。

(1)前驱期。从发病到出疹3～5日。

主要症状有发热及上呼吸道卡他症状。一般发热低到中度，亦有突发高热伴惊厥者。流鼻涕、刺激性干咳、眼结膜充血、流泪、畏光等日渐加重，精神不振、厌食、肺部可闻到干啰音。

(2)出疹期。起病3～5日后，全身症状及上呼吸道症状加剧，体温可高达40℃，精神萎靡、嗜睡、厌食。首先在耳后、发髻出现皮疹，迅速发展到面颈部。

一日内自上而下蔓延到胸、背、腹及四肢，2～3日内遍及手心、足底，此时头面部皮疹已经开始隐退。皮疹2～3mm大小，初呈淡红色，后渐密集呈鲜红色，进而转为暗红色，疹间皮肤正常。出疹时全身淋巴结、肝、脾可肿大，肺部可闻干粗啰音。

(3)恢复期。皮疹出齐后按出疹顺序隐退，留有棕色色素斑，伴糠麸样脱屑，存在2～3周。随皮疹隐退全身中毒症状减轻、退热、食欲好转，咳嗽改善而痊愈。整个病程持续10～14天。

3.并发症

年幼体弱，营养不良及免疫力低下者，患麻疹后极易发生并发症，常见的如下：肺炎、喉炎、心肌炎、心功能不全。重症麻疹因高热、中毒症状严重，可影响心肌功能，尤其在营养不良并发肺炎时。脑炎也会并发口腔炎、中耳炎、乳突炎，大多为细菌继发感染。常因慢性腹泻、照顾不当，忌口等引起营养不良及各种维生素缺乏症。原有结核病灶者可扩散恶化，发生粟粒性结核或结核性脑膜炎。麻疹后也易发生百日咳，水痘等感染。

护理与预防

1.日常护理

(1)应让患儿卧床休息，保持居室空气新鲜、适当温度和湿度，衣被不宜过多，眼、鼻、口腔、皮肤保持清洁。

(2)饮食宜丰富、营养、易消化，并应多喂温开水。

(3)呼吸道隔离，隔离时间通常为5天，有并发症的需延长至10天。

(4)高热时可给小剂量退热剂，咳嗽严重时予以镇咳药等。体弱病重者可早期给丙种球蛋白静点。

2.家庭预防

(1)控制传染源：对麻疹患儿要做到早发现、早隔离、早治疗。在流行季节，幼儿园或学校等地方应加强晨间检查。有接触史的易感儿，应隔离观察3周。若接种过麻疹疫苗，则应延长到4周。

(2)切断传播途径：室内要经常通风，有条件的可用紫外线照射消毒，流行期间减少外出机会，避免与麻疹患儿接触。

(3)保护易感人群：婴儿8个月时接种麻疹疫苗，若5天以内接触过麻疹患儿，可肌内注射免疫血清球蛋白。

3.食疗方法

麻疹按病程早晚，可分为疹前期(即

初热期)，出疹期(见形期)和疹回期(收没期)。麻疹以外透为顺，内传为逆。疹子出得透不透与预后有密切关系。麻疹透布不顺，即可产生合并症，即属逆证、险证。在疹前期，重点在清热透疹；出疹期重在清热解毒佐以透疹；在疹回期，则须清余热，养阴生津。

(1)初热期

发热，微恶风寒，鼻塞流涕，喷嚏，眼睑红赤，泪水汪汪，倦怠思睡，口颊部可见麻疹粘膜斑，舌苔薄自或微黄，脉浮数。多属于风热表证，宜食辛凉透散，清淡易消化食物。均以温服为好，以助透疹。

●香菜汤

材料：香菜15克。

做法：洗净后水煎，饮汤，日数次。

(2)透疹期

壮热不退，精神倦怠，口渴烦躁，疹点从耳后或发际渐及全身，分布均匀，触之碍手，疹色由红变为暗红，舌质红苔黄，脉数，指纹紫。证属表证未解，里热炽盛。宜服发表透疹、清热解毒的膳食。

●香菇汤

材料：鲜香菇18克(或干品9克)。

做法：水煎去渣，取汤服，日3次。

(3)收疹期

身热渐退，咳嗽减轻，声音稍哑，疹点依次渐回，皮疹呈糠麸状脱屑，并有色素沉着，胃纳增加，精神好转，舌苔薄白，质红少津。证属余邪未尽，气阴耗伤。宜食甘凉清淡易消化膳食，如稀粥、蛋羹、鱼汤等。

●鲫鱼豆腐汤

材料：鲜鲫鱼2条，豆腐250克，精盐、料酒各适量，葱、姜各少许。

做法：鲜鲫鱼洗净，刮鳞去腮及内脏，豆腐切片，均入锅内，加清水烧开后，下葱、姜、料酒，再用文火煮七八分钟，使汤成乳白色，下盐即可。

疱疹性咽峡炎

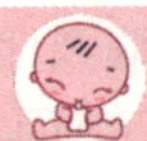

症状表现及并发症

1.病因分析

疱疹性咽峡炎是一种急性传染性，发热性疾病，是由许多A组柯萨奇病毒，也有其他肠道病毒所引起，其特点为疱疹性溃疡性黏膜损害。病毒通过患者打喷嚏、咳嗽飞散的飞沫或者粪便传播。多发于夏秋季，该病有流行趋势，常见0～2岁婴幼儿。

2.症状表现

突然发热至40℃左右，口内中心开始发细小水疱。水疱破裂后形成溃疡，化脓疼痛。发热通常持续1～4日，一般没有并发症或者后遗症。

高热伴有咽喉痛、头痛、厌食、并常有颈、腹和四肢疼痛。在孩子发生呕吐和惊厥，起病2日内口腔黏膜出现少数小的灰白色疱疹，周围绕以红晕，多见于扁桃体前部，但也可位于软腭、扁桃体、舌部等，在以后的24小时内水泡破溃变为浅溃疡，直径一般在5mm以下，1～5日内愈合。

3.并发症

本病并发症较少，症状一般7日内消失。在感染后能产生持久的免疫，但A组中其他型病毒或其他肠道病毒也可能引起再次发病。

常继发于急性鼻炎、肺炎、流行性感冒、疟疾流行性脑膜炎，亦可单独发生除咽部外口腔黏膜发生疱疹。

此病如单独发生，常无全身症状咽部疼痛，影响吞咽。婴幼儿患病常表现为进食时哭闹不愿进食，颌下淋巴结肿大，有压痛，有时伴有发热。检查咽部多有疱疹出现。

护理与预防

日常护理

(1)如果是小婴儿，由于有很多的孩子不爱吃奶或辅助食品。这时，应该避免食用对溃疡有刺激性的和粗糙的食物，而应该给孩子吃刺激性小的食物。

(2)要让患儿充分的休息，不要送幼儿园或学前班等，避免交叉感染。

(3)其次要让患儿多饮水，进易消化的半流食，不要吃过热的食物，以免加重口腔的疼痛。

(4)另外要注意患儿的发热情况，如果患儿体温持续在39℃度以上，要及时到医院就诊。疱疹性咽峡炎及咽结合膜热均为自限性疾病，如果不继发细菌感染或出现其他合并症，一般1～2周就可自愈。

(5)注意口腔卫生。保持口腔清洁可用淡盐水漱口，用10%硝酸银涂于溃疡或用咽喉灵丹冰硼散等，减轻咽痛症状。

(6)口服维生素C及维生素B等抗生素，对病毒性咽炎无效，但如有发热应给予抗菌药物治疗以便控制继发性细菌感染。

风疹

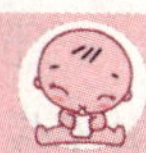

症状表现及并发症

1.病因分析

风疹又称“三日疹”，症状表现和麻疹相似，全身有发疹现象，但没有麻疹症状表现严重，发热和发疹基本上都在2～3日痊愈。原因是感染了由于喷嚏、咳嗽等飞沫传播的风疹病毒。

2.症状表现

麻疹是高热到第3～4日开始出疹，风疹则是与发热同时出疹。还有一个特征是颈部、耳朵下部淋巴结肿大。患发病原因基本上可以自愈，极少数情况下会有脑炎、关节炎等并发症。另外，如果是怀孕期间感染发病原因，很可能造成婴幼儿患有耳聋、白内障、心脏病等先天性风疹综合征。

感染发病2～3周后，发热达到38℃左右，同时全身有红色细小皮疹出现。

淋巴结也开始肿大，碰触颈部、耳朵下部，会感觉到有小指尖大小的疙瘩。眼白充血，喉咙肿痛，可能还会有轻微的感冒，2~3日后，开始退热，风疹也全部消失。

大多数都会自然痊愈，需要引起注意的是病毒侵入脑部造成风疹脑炎。如果发现婴幼儿有意识模糊的症状表现应立即送往医院就诊。除此之外还应注意是否有血小板减少性紫癜病、关节炎等并发症的出现。

还有一种情况是症状表现轻，基本不发热，发疹也不明显，家长可能没有意识到传染了病毒。这种情况称之为“隐性感染”。如果家长无法判断是否感染了病毒，最好就诊接受抗体检查。

3.并发症

风疹一般症状并发中耳炎、咽炎、支气管炎、肺炎或心肌炎、胰腺炎、肝炎、消化道出血、血小板减少性紫癜、溶血性贫血、肾病综合征、急慢性肾炎等。

护理与预防

1.日常护理

(1)维持良好的个人卫生及环境卫生。保持双手清洁，并用正确的方法洗手；双手被呼吸系统分泌物污染后(如打喷嚏后)应立即洗手；打喷嚏或咳嗽时要掩住口鼻，并清理口鼻排出分泌物，保持玩具和家具的清洁。

(2)保持室内空气流通。注意开窗通风换气。

(3)高热时应注意给婴幼儿补充水分。婴幼儿患此病基本上没有并发症，大部分会自愈。但是即使不发热，到风疹消失这段时间应减少外出，在家静养。风疹多少都会有些瘙痒，应避免用力抓挠。

(4)风疹病毒的感染力很强，患病期间应避免与外界接触。

2.家庭预防

(1)主要是接种风疹减毒活疫苗，目前其接种尚未列入儿童计划免疫中。可单独接种或与麻疹、腮腺炎疫苗联合接种。有免疫缺陷病、长期激素、抗代谢治疗、长期发热等情况者，不应进行疫苗接种。

(2)若未患过风疹的小儿与风疹患儿有过接触，最好3周内不要去公共场所。

3.食疗方法

●苦瓜豆腐汤

材料：苦瓜150克，瘦猪肉100克，豆腐400克，料酒、酱油、香油、精盐、植物油各适量。

做法：将苦瓜切细条；瘦肉跺成末，加料酒、酱油、香油腌10分钟；豆腐切块；炒锅置火上，加油烧热，下瘦猪肉末划散，加入苦瓜条翻炒数下，倒入沸水，推入豆腐块，用勺划碎，加酱油、精盐，淋入香油即可。佐餐食用。

手足口病

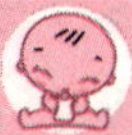

症状表现及并发症

1. 病因分析

手足口病主要由柯萨奇病毒A16型引起，它是一种肠道病毒，包括脊髓灰质炎病毒、柯萨奇病毒和埃可病毒，其感染部位是包括口腔在内的整个消化道。通过污染的食物由口进入体内并在肠道增殖。

2. 症状表现

手足口病一年四季均可见到，以夏秋季较多发病，多发生于4岁以下婴幼儿。初期先有发热、咳嗽、流涕和流口水等像上呼吸道感染一样，有的孩子可能有恶心、呕吐等症状，以后手足的指及趾背部出现椭圆形或棱形的水泡疱，周围有红晕水疱的液体，清亮水痘的长轴与皮纹是一致的，然后水疱的中心凹陷变黄干燥脱掉(脱屑)。另外指趾端有比较坚硬的淡红色丘疹或者疱疹，同时在口腔里如嘴唇、舌、口腔黏膜齿龈上也有水疱。

3. 并发症

手足口病通常不严重几乎所有病人不需治疗便可康复，常在7～10天内痊愈，并发症不常见。极少病人可并发无菌性或病毒性脑膜炎，其症状是发热、头痛、颈直或背痛，其他常见的并发症有心肌炎、脑炎或脑膜炎、肺炎、肺水肿、脊髓灰质炎样肢体瘫痪、过敏性紫癜等，多发生于发病后2～5天。

护理与预防

1. 日常护理

(1)患病期间不宜带儿童到人群聚集、空气流通差的公共场所。注意保持家庭环境卫生，居室要经常通风，勤晒衣被。

(2)儿童出现相关症状要及时到医疗机构就诊。父母要及时对患儿的衣物进行晾晒或消毒，对患儿粪便及时进行消毒处理；轻症患儿不必住院，可在家治疗、休息，以减少交叉感染。

(3)应采取隔离措施，至皮疹完全消退，口服抗病毒药。

(4)对日常用品，如玩具、餐具等严格消毒，用84消毒液等进行擦拭。

(5)注意口腔卫生，进食后用淡盐水漱口。

(6)保持皮肤清洁，可外用炉呋洗剂止痒。

(7)饮食宜清淡、易消化，忌辛辣、油腻之物。

2. 家庭预防

(1)水杯、毛巾、餐具等物品要专人专用。

(2)饭前便后要用肥皂或洗手液等给儿童洗手，勤洗澡，要喝白开水，不要喝生水、吃生冷食物，避免接触患病儿童。

(3)看护人接触儿童前、替儿童更换尿布、处理粪便后均要洗手，并妥善处理污物。婴幼儿使用的奶瓶、奶嘴使用前后应充分清洗、消毒。

水痘

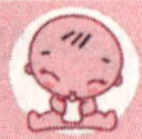

症状表现及并发症

1.病因分析

水痘是由水痘带状疱疹病毒初次感染引起的急性传染病，潜伏期约为2周。通过患者的喷嚏、咳嗽的飞沫或者接触发疹者来传播。由于传染力很强，常见在托儿所、幼儿园等暴发群体性感染。主要发生在婴幼儿，以发热及成批出现周身性红色斑丘疹、疱疹、痂疹为特征。

2.症状表现

本病起病较急，可有发热、头痛、全身倦怠等前驱症状。在发病24小时内出现皮疹，迅速变为米粒至豌豆大的圆型水疱，周围明显红晕，有水疱的中央呈脐窝状。2~3天水疱干涸结痂，痂脱而愈，不留疤痕。皮损呈向心性分布，先自前颜部始，后见于躯干、四肢。数目多少不定以躯干为多，次于颜面、头部，四肢较少，掌跖更少。黏膜亦常受侵，见于口腔、咽部、眼结膜、外阴、肛门等处。皮损常分批发生，因而丘疹、水疱和结痂往往同时存在，病程经过2~3周。若患儿抵抗力低下时，皮损可进行性全身性播散，形成播散性水痘。

3.并发症

(1)皮肤疱疹继发感染。可引起脓疱疹、蜂窝织炎、败血症等。

(2)肺炎。成人多为原发性水痘肺炎，发生在出疹后1~5日，儿童常为继发性肺炎，多发生于病程后期2~3周。

(3)水痘脑炎。发病率低于1‰，儿童多于成人，常于出疹后一周发病。临床表现与脑脊液所见一般病毒性脑炎相似，病死率约5%，少数有中枢神经系统后遗症。

(4)其他。水痘肝炎、心肌炎、肾炎等均很少见。

护理与预防

1.日常护理

(1)患儿的污染物、用具可用煮沸或暴晒法消毒。

(2)止痒但同时还要防止抓破水痘，这是护理的关键。应将婴幼儿指甲剪短，如果婴幼儿还是要抓痒，可以用手套套住婴幼儿的手防止抓破水痘。医院的止痒方法通常是使用加入抗组胺剂的软膏。已经有抓破化脓现象的水疱，则使用加入抗生素的软膏或者吃处方药。涂软膏时应细心且一个一个地涂。

(3)口腔内如果起有水疱，应避免吃刺激性食物或者热的食物，可吃些软的易消化的食物。感染的最初期，也可以用抗病毒药物来抑制发疹。

(4)水疱变成疮痂之前应避免洗澡，可以用淋浴冲洗臀部。另外如果水疱破裂很容易污染衣物、被褥，应注意勤换内衣、睡衣、床单、枕头等。

(5)过了1岁可以随时接种疫苗。但是即使接种了疫苗，也还是会有大约一两成的婴幼儿感染。接触水痘后立即给予接种疫苗即可预防发病，即使患病亦极轻微。

2.家庭预防

(1)本病的预防重点在管理传染源，隔离患者至全部皮疹结痂或出疹后7天。

(2)对有接触史的高度易感者可在3日内注射水痘带状疱疹免疫球蛋白，或高效价带状疱疹免疫血浆，以减少发病的危险性。

(3)接触水痘的易感者应留检3周，也可早期应用带状疱疹免疫球蛋白5ml，可明显降低水痘的发病率，减轻症状。

(4)有报道使用水杨酸制剂后引起Reye综合征发生率增加，故可用其他退热剂替代退热。

3.食疗方法

●板蓝根金银花糖浆

材料：板蓝根100克，金银花50克，甘草15克，冰糖适量。

做法：上药加清水600毫升煎取500毫升，去渣加冰糖适量。每次服10～20毫升，每日3次。

细菌性痢疾

症状表现及并发症

1.病因分析

病原体是痢疾杆菌，属志贺氏菌属，根据生物化学和血清反应的不同分为四型，即志贺氏、福氏、鲍氏和宋内氏痢疾杆菌，临床最常见的是福氏痢疾杆菌。菌痢的传染源是患者和带菌者，传播途径是粪口传播，夏秋季瓜果蔬菜较多，饮食不洁或卫生习惯不好，均可病从口入而发病，此外水源污染、生活条件差、苍蝇传播也是发病因素。

细菌性痢疾简称菌痢，是小儿常见的一种肠道传染病，一年四季散发，夏秋季最多见，以发热、腹痛、里急后重、腹泻和大便脓血黏液为主要特征。

2.症状表现

根据病程的长短分为急性和慢性两种，病程在两周以内的称为急性菌痢，超过两周的称为慢性菌痢。根据症状的轻重将急性菌痢分为四种类型。

(1)轻症：症状轻，不发热或有低热，轻度腹泻，粪便中有少量脓血，或无脓血而仅有黏液，病程短，一般2～3天好转，1～2周即可痊愈。

(2)中等型：也称普通型，是常见的菌痢表现。起病急，高热，体温在39℃以上，大便频繁，每天10～20次，粪便带黏液或脓血，伴有阵发性腹痛、里急后重、呕吐、乏力和食欲下降，尿量减少，可发生脱水。

(3)重型：腹泻频繁，每天大便在30次以上，呈典型脓血便的特点。精神差，体温或低或高，呕吐、腹痛、里急后重明显，因肛门括约肌松弛常有脱肛现象，多合并脱水和酸中毒。

(4)中毒型：简称毒痢，多见于2～

7岁的小儿，起病急骤，高热，体温在39.5℃以上，全身中毒症状严重，肠道症状不明显，有时24小时内不排便，有休克、抽搐等表现，死亡率约为3%。临床分为三种类型：

休克型：有面色苍白，四肢发凉，皮肤发花，口唇及指趾甲发绀，脉跳微弱，心音低钝，血压下降等表现。

脑型：表现为神志不清、反复抽搐、剧烈头痛、呕吐、呼吸节律不规整、出现病理反射、肌张力升高、瞳孔不等大、忽大忽小等。

混合型：兼具两型特点，更危险。

慢性菌痢多由于治疗失当、营养不良或合并其他疾病，以致腹泻迁延而来。患儿常无高热，呕吐，腹痛亦不太明显，大便次数不多，含有黏液，或黏液便和脓血便交替，大便常规始终有脓、白细胞或红细胞。

3.并发症

(1)在恢复期或急性期可发生渗出性大关节炎、关节红肿等现象数周内自行消退。

(2)慢性菌痢有溃疡结肠病变者可并发营养不良、贫血、维生素缺乏症及神经官能症。

(3)尚可导致溶血性尿毒综合征，类白血病反应等，儿童患者可并发中耳炎、口角炎、脱肛。

(4)并发败血症者罕见具有菌痢和败血症的双重表现，但病情来势凶险病死率高。

护理与预防

1.日常护理

(1)注意卧床休息，以减少体力消耗。

(2)口服补液，若患儿能口服药物，可试喂口服补液盐或小米汤。

(3)在腹泻期间，小婴儿应暂停辅食，奶量酌减，应继续喂母乳；大孩子可吃烂面片、粥等半流食。

(4)注意与其他孩子隔离，餐具要单独使用，用后煮沸消毒15分钟。

(5)如果发生脱肛，可用纱布或软的手纸涂上凡士林，托住脱垂的肛门，一面轻轻按摩，一面往上推，即可复位。

(6)做好臀部护理，便后要及时清洗、擦干，可用鞣酸软膏涂于肛周，防止发生臀红或肛门周围糜烂。

(7)配合中药治疗，清热利湿，调和气血。

2.家庭预防

预防本病应从控制传染源切断传播途径和增进人体抵抗力三方面着手：

(1)早期发现病人和带菌者，及时隔离和彻底治疗，是控制菌病的重要措施。

(2)切断传播途径。搞好“三管一灭”即管好水粪和饮食以及消灭苍蝇，养成饭前便后洗手的习惯。

(3)保护易感人群。可口服依莲菌株活菌苗，该菌无致病力但有保护效果，保护率达85%～100%，国内已生产多价痢疾活菌苗。

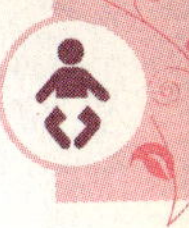

3.食疗方法

(1)湿热滞肠(急性期)

痢疾初起，发热或不发热，大便频繁，便稀黄绿，杂有黏液、脓血。腹痛下坠，不欲饮食，恶心呕吐。舌苔黄腻，舌红，脉滑数。

●苦瓜汁

材料：生苦瓜1条，白糖60克。

做法：将生苦瓜洗干净，捣烂如泥，加入白糖60克捣匀，两小时后将水滤出，一次冷服。

(2)湿热不净，气血已虚(慢性期)

拉痢次数减少；或有时拉，有时不拉；或拖延日久不愈，大便时干时稀，或夹有脓冻、血液。面色黄，乏力，或有低热、消瘦，严重者甚至出现脱肛。苔白，舌质淡，脉沉细。中医认为是由于肠内湿热未除尽，脾胃、气血已经虚弱的缘故。

●乌梅饮

材料：乌梅30克。

做法：将乌梅去核烧过为末，每次6克，米汤送下，治便痢脓血。

流行性乙型脑炎

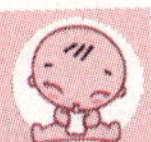

症状表现及并发症

1.病因分析

流行性乙型脑炎简称乙脑，是由乙脑病毒引起的中枢神经系统急性传染病。蚊虫为传播媒介。从每年治疗的患者来看，都是因为漏打疫苗造成的。每年夏秋季蚊子猖獗之时，正是乙脑的高发之际。

乙脑病毒主要在牛、羊、马，特别是猪的身体里繁殖，通过蚊虫叮咬而传播。蚊子吸了带有乙脑病毒的血液后，病毒就扩散到蚊子的唾液腺，再叮咬健康的人，如人体抵抗力差，或感染病毒数量较多，病毒就会在其体内繁殖，引起中枢神经系统的病变，发生乙脑。

2.症状表现

年龄在10岁以下，尤其是3～6岁的小儿发病率较高。本病的的主要症状表现有如下几点：

(1)流行性乙型肺炎临床上发病急，有高热意识障碍、惊厥、强直性痉挛和脑膜刺激征等重型患者病后往往留有后遗症。

(2)患儿会出现头痛、呕吐、烦躁不安、嗜睡、颈项强直、高热不退、昏迷、抽风等，如治疗抢救不及时，可危及小儿生命或留下较严重的后遗症。

(3)潜伏期一般在10～14天。乙脑大多数起病急骤，发热，体温常在37℃～38℃，常伴有头痛，轻的有恶心、呕吐以及全身不适症状。除有高热外，突出表现为意识障碍、惊厥。

(4)孩子囟门隆起，严重时发生嗜睡昏迷，可因脑水肿、脑疝、呼吸衰竭等致命。

3.并发症

(1)并发症。肺部感染最为常见，

因患者神志不清，呼吸道分泌物不易咳出，导致支气管肺炎和肺不张；其次有枕骨后褥疮、皮肤脓疖、口腔感染和败血症等。

(2)后遗症。常见于重型和暴发型患者，有5%～20%神经系统后遗症常见者有失语。其次有肢体强直性瘫痪、扭转痉挛、挛缩畸形、吞咽困难，舞蹈样运动和癫痫发作等，也可有植物神经功能失调，表现为多汗和中枢性发热等精神方面的后遗症。有痴呆精神异常性格改变和记忆力减退等。

护理与预防

1.日常护理

(1)夏秋季若发现高热不退、头痛、嗜睡的病人，应想到有患乙脑的可能，立即送医院诊治，切不可麻痹大意。

(2)监护患儿体温、呼吸、脉搏、血压、神志、精神状态等生命体征，及时予以降温、吸痰、止惊等处理。

(3)保持室内安静，降低室温，定时通风，使患儿得到充分的休息。

(4)对昏迷患儿要勤翻身，可用气圈、棉花垫置于身下易受压的部位，以防褥疮的发生。每次大便后要认真清洗会阴部。

(5)在饮食方面，急性期能进食者，可予米汤、豆浆、藕粉等流食。不能进食者，可予鼻饲。

(6)有意识障碍者，可作口腔护理，至少2次/天，可选用生理盐水擦涂口腔。眼睛不能闭合时，可用生理盐水或凡士林纱布遮盖眼部。

(7)患儿呕吐时，要将肩部垫起，头偏向一侧，防止误吸入气管，呕吐后要及时清除残余物。

(8)恢复期和后遗症期要加强营养和功能锻炼，配合中药、针灸，按摩等治疗。

2.家庭预防

(1)预防乙脑的有效办法是防蚊、灭蚊。白纹伊蚊喜欢在盆景地、缸、罐、坛、瓶等小容器中产卵。这些容器里的水要经常更换，或定期洒敌百虫等药水，把蚊子的幼虫杀死。防蚊用蚊帐、驱蚊剂等。

(2)按计划接种乙脑疫苗，对象是1岁以上的儿童。接种时间一般在流行季节前的1～2个月。

3.食疗方法

●果汁生脉饮

材料：人参3克，麦冬6克，五味子3克，梨汁、西瓜汁、白糖各适量。

做法：先将人参切片后先用冷水浸泡半小时。然后与麦冬、五味子一起煎成浓汁。再倒入梨汁、西瓜汁和匀，去渣后调入白糖即成。

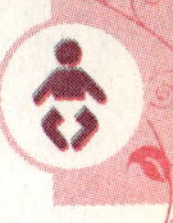

红眼病

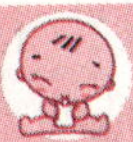

症状表现及并发症

1.病因分析

急性卡他性结膜炎俗称“红眼”或“火眼”是由细菌感染引起的一种常见的急性流行性眼病。其主要特征为结膜明显充血，脓性或黏液脓性分泌物有自愈倾向。主要通过接触传染，春夏季极易流行。

常见的致病菌为肺炎双球菌，杆菌流行性感冒杆菌金黄色葡萄球菌和链球菌也可见，后两种细菌平常可寄生于结膜囊内，不引起结膜炎但在其他结膜病变及局部或全身抵抗力降低时有时也可引起急性结膜炎的发作，细菌可以通过多种媒介直接接触，结膜在公共场所、集体单位如幼儿园、学校及家庭中迅速蔓延，导致流行特别是在春秋两季各种呼吸道疾病如流感、鼻炎盛行，结膜炎致病菌有可能经呼吸道分泌物传播。

2.症状表现

(1)红眼病的主要临床特点是双眼先后发病，发病后眼部明显红赤、眼睑肿胀、发痒、怕光、流泪、眼屎多，一般不影响视力。

(2)由病毒感染的红眼病，症状更明显，结膜大出血、前淋巴结肿大并有压痛，还会侵犯角膜而发生眼痛，视力稍有模糊，病情恢复较慢。

(3)病毒性结膜炎主要通过接触传染。预防红眼病，要做到勤洗手，不用手揉眼。

3.并发症

病情较重者可出现结膜下出血、肺炎球菌、流感、嗜血杆菌Ⅲ型，结膜炎可在睑结膜表面覆盖一层假膜流感嗜血杆菌Ⅲ型，感染处还可并发卡他性边缘性角膜侵润或溃疡。

护理与预防

1.日常护理

(1)清洗眼部时不要用硬性的布去擦眼，不要碰及黑眼珠(角膜)。须用柔软的经过消毒的纱布(家庭里可用煮沸半小时消毒)蘸生理盐水，或凉开水湿润眼部擦去眼睫毛。

(2)本病有较高的传染性，因此孩子得病后要在家隔离，家里人也要分开洗脸水、脸盆、毛巾、手帕。病人的用具、玩具、毛巾要消毒。给孩子洗眼后，家长的手要用肥皂清洗2～3次，才能接触其他物品。孩子不要到他人家里串门做客、或到公共场所去。

(3)不要带孩子去游泳池。红眼病患儿如果到游泳池游泳，不仅可能把病毒传播给别人，而且也会使自己的病情加重，因为游泳池不可能随时消毒，池水中有病毒，会造成重复感染。

2.家庭预防

该病传染性极强，只要健康的眼睛接触了病人眼屎或眼泪污染过的东西，如毛巾、手帕、脸盆、书、玩具或门把手、钱币等，就会受到传染，在几小时后或1～2天内发病。小儿生性好动。如不注意预防，往往一个孩子得病会很快蔓延全家或整个幼儿园。

人们在流行期要少到或不到人口密集的公共场所，如游泳池、公共浴室、游乐场等。若要游泳，可用氯霉素等眼药水进行预防性用药。

3.食疗方法

(1)黑木耳10克，豆腐30克，红糖适量，麻油适量，水煎服，每日1剂。

(2)绿豆30克，杭菊花12克，桑叶12克，水煎2次，取汁加白糖15克，调匀饮服，每日1剂，连服一周。

沙眼

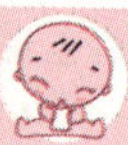

症状表现及并发症

1.病因分析

沙眼是由沙眼衣原体引起的一种慢性传染性结膜角膜炎，任何年龄都可感染，起病慢，病程很长，可持续数年至数十年。

2.症状表现

(1)如果经过1年以上的病情演变，还可能出现眼泪减少，结膜干燥、睑球粘连、眼睑内翻倒睫、慢性泪囊炎、角膜混浊等严重并发症，造成视力明显下降，甚至失明。

(2)沙眼病人的眼泪和眼分泌物中含有沙眼衣原体。手是传染沙眼的重要途径。接触病人的手、玩具、工具以及其他物品，均可使健康人得病。

(3)沙眼多侵犯双眼，初期病人可能没有什么异常感觉，有时仅有轻微的发痒及异物感，早晨起来眼睛有少量粘性分泌物(俗称眼屎)，也可有轻微的怕光、流泪等症状，伴有继发感染时症状加重。

(4)到了晚期，可发生并发症，如内翻倒睫。倒睫不但给病人造成刺激、流泪、磨擦、疼痛等症状，还会刺激角膜，使角膜发生炎症、溃疡及血管翳的形成，使透明的角膜变混浊，产生不同程度的视力下降。

3.并发症

重症沙眼常发生以下后遗症和并发症表现为沙眼性上睑下垂、睑内翻倒睫、角膜混浊、睑球粘连、实质性结膜干燥症、慢性泪囊炎。

护理与预防

日常护理

由于沙眼会发生重复感染，所以治疗时间长，不易治愈。预防沙眼在孩子的日常生活中就显得尤为重要。

(1)孩子和大人的脸盆、毛巾要分开使用，特别是卫生间的固定洗脸盆，如果全家共用的话，要注意及时消毒。毛巾、手帕要经常洗晒，不要用脏手擦眼睛，外出游玩时，也要尽量用流动的水洗脸。

(2)定期带孩子去眼科医生那里检

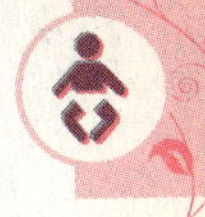

查，如果发现孩子患了沙眼，要及时治疗，定期复查。

(3)让孩子进行适当的体育锻炼，合理补充营养，增强身体的抵抗力，减少患病的机会。

流行性腮腺炎

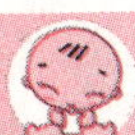

症状表现及并发症

1.病因分析

流行性腮腺炎，又称“痄腮”或“抱耳风”，是由病毒引起的急性传染病，多发生冬末春初，常见于2～15岁的儿童，对患儿的身体健康影响较大。

本病由腮腺炎病病毒所引起，该病毒主要侵犯腮腺，但也可侵犯各种腺组织神经系统及肝、肾、心脏、关节等几乎所有的器官。因此除腮腺肿痛外常可引起脑膜脑炎、睾丸炎、胰腺炎、卵巢炎等症状。

2.症状表现

“痄腮”发病较急，开始有畏寒、发热、头痛、咽喉痛，不想吃东西，恶心、呕吐和全身疼痛等症状。一两天后，一侧耳垂下方肿大、疼痛，说话或咀嚼食物时加重，有时还会出现张口困难，流口水等。部分病人患病3～4天后，对侧的腮腺也会发生肿大，甚至波及颈部及前胸上部，给患儿带来很大痛苦。如治疗不及时，有的还可并发睾丸炎或卵巢炎，影响小孩成年后的生育能力。因此，小孩患了腮腺炎不可大意。

3.并发症

流行性腮腺炎实际上是全身性感染，病毒经常累及中枢神经系统或其他腺体器官而产生相应的症状。甚至某些并发症不仅常见而且不伴有腮腺肿大而单独出现。

护理与预防

1.日常护理

(1)及早隔离患者直至腮腺肿大完全消退为止。接触者一般不一定做检查，但在集体环境中如医院、学校等应检疫3周，对可疑患者，应立即暂时隔离。

(2)一旦发现孩子患了腮腺炎，要立即与健康人分开居住，居室要定时通风换气，保持空气流通。其生活用品、玩具、文具等采取煮沸或曝晒等方式进行消毒。

(3)要卧床休息。病情轻者或退热后可适当活动。饮食上要合理安排，多吃些富确营养、易消化的半流食或软食，不要吃酸、辣、甜味及干硬食品，以免刺激唾液腺使之分泌增多，加重肿痛。另外，要多喝水，以利于毒素的排出。

(4)要注意口腔卫生。经常用温盐水漱口，清除口腔内的食物残渣，防止继发细菌感染。如果发热超过39℃，可采用头部冷敷、温水擦浴等方法，或在医生指导下服退热止痛药等。

(5)观察患儿的病情变化，若出现头痛、呕吐、精神萎靡时，可能合并腮腺炎脑炎。腹痛剧烈，血清淀粉酶明显升高，要注意胰腺炎的可能。出现这些情况，要及时就诊。

2.家庭预防

(1)有接触史的儿童可服中成药，如板蓝根冲剂、清热解毒口服液，预防发病。

(2)麻风腮三联疫苗现已推广使用，初种年龄为1岁。

(3)儿童集体机构要注意本病的传染和流行。

3.食疗方法

(1)温毒在表

轻微发热恶寒，一侧或两侧耳下腮部漫肿疼痛、咀嚼不便，或有咽红，舌苔薄白或淡黄，舌质红，脉浮数。食宜辛凉疏表，解毒消肿，清淡易消化之食物。

●丝瓜汤

材料：鲜嫩丝瓜100克(切片)，紫菜、麻油、盐适量。

做法：水适量，入丝瓜片煮沸5分钟，加紫菜、盐少许，出锅后加麻油。酌量食用。

(2)热毒蕴结

壮热烦躁，头痛，口渴欲饮，食欲不振，或伴呕吐，腮部漫肿、胀痛，坚硬拒按，咀嚼困难，咽红肿痛，舌红苔黄，脉象滑数。宜食清热解毒、生津止渴、性味寒凉的食品，忌辛辣、煎炸、油腻之物。

●苦瓜汤

材料：鲜苦瓜100克(去瓜瓤，切片)，紫菜、盐、麻油适量。

做法：勺内放入鸡汤，苦瓜片烧开，撇去浮沫，待瓜片软烂，放入紫菜、盐，滴点麻油即可。

(3)邪毒内陷心肝

当腮部尚未肿大，或腮肿后5～7天，突然壮热，头痛项强，甚者嗜睡、昏迷、抽搐，舌绛脉数。宜清热解毒，熄风镇惊。

●烧茄子

材料：茄子250克，酱油、盐、白糖、姜、蒜、麻油适量。

做法：茄子除去老皮，切滚刀块。锅内放宽油烧热下茄块炸透捞出。原锅留少量底油，下姜末炒一下，再放入酱油、精盐、白糖、鲜汤和炸好的茄块，用旺火烧透，加入蒜末、麻油即可食用。

(4)邪毒引睾窜腹

痄腮为邪入少阳，经脉壅滞，少阳与厥阴互为表里，病则相互传变如受邪较重，较大儿童可并发少腹痛，睾丸肿痛。应清泻肝火，活血镇痛。

●桃仁粥

材料：桃仁10克(去皮尖)，粳米50克。

做法：先将桃仁研碎，与米如常法煮粥。食时可加入红糖少许。每日1次，连服1周。

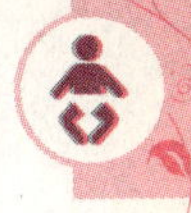

结核病

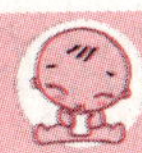

症状表现及并发症

1.病因分析

结核病的病原菌在病人的痰中发现，形如杆状，故称结核杆菌。属于分枝杆菌，又称结核分支杆菌。

(1)呼吸道传染。是主要的传染途径，健康儿吸入带菌的飞沫或尘埃后可引起感染，产生肺部原发病灶。

(2)消化道传染。多因饮用未消毒的污染牛型结核杆菌的牛奶，或污染人型结核杆菌的其他食物而得病。多产生咽部或肠道原发病灶。

(3)其他传染。经皮肤传染极少见。先天性结核病传染途径为经胎盘或吸入羊水感染，多见于出生后不久发生粟粒性结核病。母亲产前多患有全身性结核，主要为粟粒性结核病，或生殖器结核。

小儿的身体抵抗力较低，容易受结核菌的感染，并极易扩散，引起较严重的结核病，如结核性脑膜炎，粟粒性结核等。对孩子的生命和健康危害极大。结核病的易感者主要为小儿，小儿结核病的传染源主要是成人患者，尤其是家庭内传染很严重，接触活动性肺结核病人的小儿的结核病感染率，发病率与患病率都较一般小儿明显。

2.症状表现

结核病是一个慢性传染性疾病，一般来说，早期症状比较轻，而且没有特异性，往往会被忽视。不过，细心观察还是可以被发现的。结核菌进入人体后，由于所产生的毒素的影响，可以引起全身性症状。

(1)主要表现为发热、盗汗、疲乏无力，食欲减退，消瘦等。关于结核病的发热，重症病人在发病初期会出现不规则高热，1～2周后逐渐转为低热。一般结核病人的发热多为午后低热，体温多在38℃以下，一天当中体温波动比较大，常在1℃以上。盗汗常和发热同时存在。

(2)所谓盗汗，指在半夜或清晨醒来前出汗，出汗部位多在头部、胸部或腋下。患儿还会出现精神不振，倦怠，不活泼，爱哭闹，性情反常，不明原因的食欲减退及消瘦等。

(3)有些患儿会反复出现疱疹性结膜炎，在出现全身症状的同时，还会出现病变所在部位受损的症状，比如头痛，咳嗽，腹痛，腹泻等。

3.并发症

可能会引起咯血、自发性气胸、慢性肺源性心脏病、继发肺部感染。

护理与预防

1.日常护理

(1)一旦发现结核病，不论病情轻重，应立即去医院进行治疗。

(2)注意隔离，避免与其他小儿接触，护理者应加强自身防护，戴口罩。

(3)餐具要煮沸消毒，分泌物和排泄物要消毒处理。

(4)应卧床休息以保持体力，无明显症状者可适当室外活动和加强锻炼。

(5)室内应经常通风，保持空气新鲜，温湿度适宜，日光照射充足。有条件的可用紫外线灯照射消毒。

(6)应给予营养丰富、富含维生素A及维生素C的饮食，如牛奶、蛋黄、西红柿、橘子等。

(7)按医嘱服药，定期到门诊复查，包括胸片、血沉、肝功等。

2. 家庭预防

(1)结核的发病与小儿的健康状况和生活环境密切相关，应做好活动性肺结核的家庭的消毒隔离工作，保护小儿不受传染。

(2)养成良好的卫生习惯，不要随地吐痰。

(3)经常做室外活动，加强身体锻炼，提高机体抗病能力。

(4)药物预防，适用于接触开放性肺结核父母的婴幼儿、结核感染者、新近PPD由阴转阳者、PPD阳性的小儿患麻疹或百日咳后，药物为雷米封，剂量是10mg／kg天，疗程半年。

(5)预防接种卡介苗(BCG)，初种对象为刚出生的健康新生儿。现多用皮内法注射，部位为左上臂三角肌下缘。但有PPD皮试阳性、急性传染病后1个月、早产儿、低出生体重儿、发热、腹泻等情况，免疫缺陷的患儿尤其禁种。

流行性脑脊髓膜炎

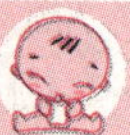

症状表现及并发症

1. 病因分析

流行性脑脊髓膜又简称为流脑，是由脑膜炎双球菌引起的急性呼吸道传染病，通过空气飞沫等传播，具有传染性。

脑膜炎球菌属奈瑟氏菌，为革兰阴性球菌呈卵圆形常成对排列，仅存在于人体。

该菌自鼻咽部侵入，进入血循环致人体发病。其释放内毒素引起皮肤瘀点、瘀斑为局部施瓦茨曼反应，激活补体，血清炎症介质明显增加，较其他革兰阴性菌强5～10倍，也较其他内毒素更易激活凝血系统，因此在休克早期便出现弥散性血管内凝血，及继发性纤溶亢进，进一步加重微循环障碍、出血和休克，最终造成多器官功能衰竭。

细菌会侵犯脑膜，进入脑脊液，释放内毒素等引起脑膜和脊髓膜化脓性炎症及颅内压升高，出现惊厥、昏迷等症状。严重脑水肿时会形成脑疝，可迅速致死。

2. 症状表现

本病潜伏期最短1天，最长7天，一般为2～3天。流脑一年四季均可发生，但以冬春季发病较多，11月到次年2月开始上升，2～4月达到高峰，5月下降。

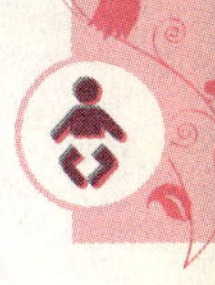

脑膜炎球菌主要是会引起隐性感染，据统计，在感染的人群中约60%～70%的人成为带菌者，其中30%的人表现为上呼吸道感染，仅1%有典型的流脑症状。

轻型“流脑”只表现为“上呼吸道感染”，出现咽痛、咳嗽或轻度发热等症状。典型的“流脑”则表现为急起高热、头痛、呕吐、皮肤黏膜瘀点及脑膜刺激症状。实验室检查可发现，末梢血白细胞总数升高，并以中性粒细胞升高为主；脑脊液呈化脓性改变，脑脊液及血培养均可发现脑膜炎双球菌生长。

3.并发症

包括继发感染，败血症期播散至其他脏器而造成的化脓性病变以及脑膜炎本身对脑及其周围组织造成的损害。

(1)继发感染以肺炎多见，尤多见于老年与婴幼儿。其他有褥疮、角膜溃疡及因小便潴留而引起的尿道感染等。

(2)化脓性迁徙性病变有中耳炎、化脓性关节炎、脓胸、心内膜炎、心肌炎、全眼炎、睾丸炎及附件炎等。

(3)脑及其周围组织因炎症或粘连而引起的损害有动眼神经麻痹、视神经炎、听神经及面神经损害、肢体运动障碍、失语、大脑功能不全、癫痫、脑脓肿等。

慢性病人，尤其是婴幼儿，因脑室孔或蛛网膜下腔粘连以及间脑膜间的桥梁静脉发生栓塞性静脉炎，可分别发生脑积水和硬膜下积液。

护理与预防

1.日常护理

(1)病室内应安静通风，观察患者血压、皮肤瘀斑，瞳孔、呼吸、体温等病情变化。对重症，昏迷患者作好口腔及皮肤护理，防止并发症的发生。

(2)病人饮食需给予易消化、有丰富营养的流质或半流质饮食。高热患者应多饮开水，昏迷患者需加床挡，注意保护患者安全。

(3)病人应绝对卧床休息，保持安静，避免强声刺激，以防诱发惊吓。

(4)昏迷患儿呕吐时易出现窒息或误吸，发现呕吐征兆，要马上将患儿的头偏向一侧，并及时清除口腔内残留物。

(5)隔离期至症状消失后3天，但不少于发病后7天。

2.家庭预防

(1)了解流脑的相关知道，搞好居室卫生，经常开窗通风，保持室内空气新鲜，常晒被褥，注意个人卫生，流行期间不要带孩子去公共场所。

(2)平时要加强身体锻炼，增强机体抗病能力。

(3)药物预防应限于患者有密切接触者、患者周围的上感患者和有皮肤出血点者。具体用药方法应遵循医嘱。

(4)疫苗的预防接种是预防流脑的重要措施，接种对象为6个月到15岁的儿童，保护率可达80%。

咽结膜热

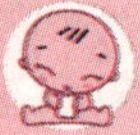

症状表现及并发症

1.病因分析

咽结膜热是一种表现为急性滤泡性结膜炎，并伴有上呼吸道感染和发热的病毒性结膜炎。常于夏、冬季节在流行。本病是上呼吸道感染的一个特殊类型，多见于3～9岁儿童。

2.症状表现

前驱症状为全身乏力，体温上升至38.3℃～40℃。自觉流泪、眼红和咽痛。体征为眼部滤泡性结膜炎、一过性浅层点状角膜炎及角膜上皮下浑浊，耳前淋巴结肿大。咽结膜热有时可只表现出1～3个主要体征。病程10天左右，有自限性。

3.并发症

会出现心肌炎、中耳炎、肺炎等并发症，但是并发症的发病几率很低。

护理与预防

日常护理

(1)家长要避免带小孩去人多拥挤及通风不良的场所，少带孩子到容易传染疾病的公共场所。

(2)平时多吃蔬菜水果，保证充足的睡眠。

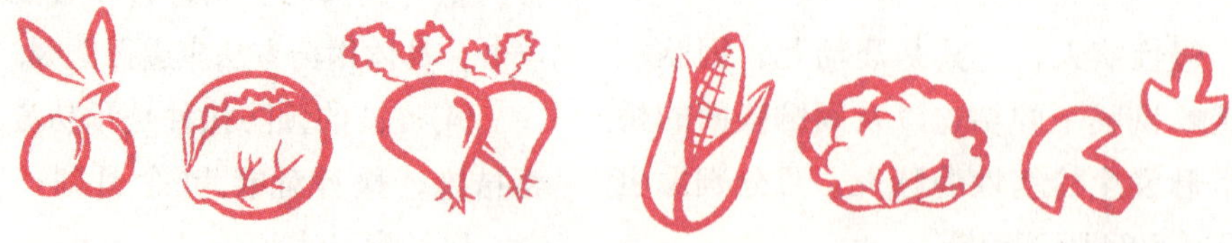

七 消化系统疾病

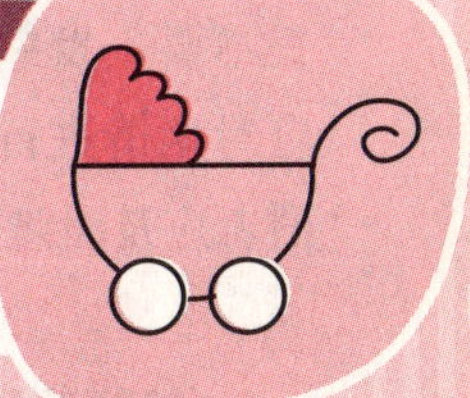

腹痛

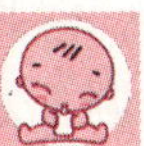

症状表现及并发症

1.病因分析

腹痛是小儿时期最常见的症状之一，引起腹痛的原因很多，几乎涉及各科疾病。既可以是腹内脏器病变，也可以是腹外病变；可以是器质性的，也可以是功能性的；可以是内科疾患，也可以是外科疾患甚至最初为内科疾患，以后病情发展而以外科情况为主。

几乎每个孩子都有肚子疼的经历。只是症状有轻有重，持续时间有长有短。腹痛分为内科疾病性腹痛及外科疾病性腹痛两大类。

2.症状表现

一般来说对阵发性腹痛同时存在固定位置、范围和程度的局限性腹部压痛及紧张的患儿，腹部绞痛同时伴有腹胀、呕吐的患儿，腹痛持续2～3小时，同时存在全腹压痛的患儿，家长一定要提高警惕，千万不要耽误，立即送孩子到医院诊治。

再发性腹痛是小儿最常见的临床症状之一，因其反复发作、长期持续，常规治疗经常得不到理想疗效，使患儿的身心健康及其家庭生活受到影响。再发性腹痛占腹痛患儿的50%以上，以5～15岁儿童多见，女孩发病多于男孩，比例约为5：3。再发性腹痛的患儿中有5%可能有器质性疾病，而功能异常者占85%，心理问题占10%。

3.并发症

可发生水和电解质紊乱，或休克等并发症。

护理与预防

1.日常护理

腹痛是儿童常见的病症，引起儿童腹痛的原因是多种多样的，其治疗的方法也因病而异。对于出现腹痛儿童的家长不要一发病就给予服用止痛药物，而应对病情进行一定时间的观察，疼痛剧烈者应及时就医。

2.食疗方法

(1)腹部受寒

腹部阵痛，疼痛部位得温则舒，遇寒则痛加重，疼痛时头出冷汗，唇色暗紫，四肢凉，呕吐、腹泻，大便清白，舌苔白滑，脉弦。

●干姜粥

材料：干姜15克，大米500～1000克。

做法：将干姜与大米一同煮粥，煮成烂稀粥后趁热食用。

●花椒炒鸡蛋

材料：花椒10克(研细末)，鸡蛋1个。

做法：在锅内放少许花生油(或香油)，待油熟后放入花椒粉，略炒片刻，打入一个鸡蛋炒熟食，一日两次，能止虚寒腹痛。

(2)乳食积滞

腹胀满疼痛，痛时拒按，口气秽臭，暖腐吞酸，矢气多，不思饮食，大便恶臭，或痛则欲泄，泄后痛减，或伴有呕吐，吐物酸臭，夜卧不安，时时啼哭。舌苔厚腻，脉滑数。

●萝卜汁

材料：生萝卜250克(或萝卜子30克)。

做法：将生萝卜捣汁或萝卜子微炒水煎，少量多次服用。

胃炎

症状表现及并发症

1.病因分析

小儿胃炎的病因很多，但80%以上是由胃幽门螺旋杆菌感染引起幽门螺旋杆菌是慢性胃炎的主要致病因子，且与消化性溃疡的发病密切相关，还与胃癌及胃肿瘤的关系密切。

其次小儿慢性胃炎与胃肠功能失调、营养因素也有密切关系，食物中的维生素A和维生素C的增加与慢性胃炎的减少有联系，而偏食儿童维生素C、维生素E、铁、钙等元素摄入不足，是致病的另一因素。

2.症状表现

小儿慢性胃炎是儿科常见病，其最常见的症状是：上腹部或脐周反复疼痛，往往伴有呕吐、饱胀、恶心、食欲不振，严重时影响活动及睡眠；多在饭后感到不适，进食不多但觉得过饱，常因冷食、硬食、辛辣或其他刺激食物引起症状加重。以上症状给予抗酸剂及解痉剂不易缓解，合并胃黏膜糜烂时，可反复少量出血；还表现为慢性腹泻和营养不良。

反复腹痛是小儿临床常见的症状。小儿对疼痛的部位表达不清，泛指脐周或脐上痛。往往伴有呕吐，严重时可影响活动及睡眠。有恶心、食欲不振、腹胀等现象，呕血，便血少见。小孩子还可表现为慢性腹泻和营养不良。

3.并发症

会出现胃出血、贫血等。

护理与预防

1.日常护理

(1)祛除病因，卧床休息。

(2)停服对胃刺激性较强的药物。

(3)宜予清淡、易消化的半流食，如面条、面片或米粥等。

(4)呕吐剧烈不能进食者，应予对症补液处理。

(5)注意口腔卫生，呕吐后漱口。

2.家庭预防

(1)饮食要有规律，应定时定量，不要暴饮暴食，忌食生冷、硬、辛辣之物。

(2)慎用对胃黏膜有刺激的药物，如阿司匹林、消炎痛等。

(3)注意饮食卫生，饭前洗手，从冰箱中取出的食物要加热，夏天不要吃路边小摊上的不洁食物。

厌食症

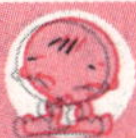

症状表现及并发症

1.病因分析

厌食症是小儿常见症状，多见于1～6岁的儿童，以较长时间的食欲减退或消失为主要特征。

小儿厌食有两种病理生理因素：一种是因消化道或全身性疾病影响消化功能，另一种是中枢神经系统对消化功能的调节失去平衡。

引起厌食的原因主要有以下几点：

(1)不良饮食习惯是主要原因，如吃零食太多、偏食、挑食、吃饭不定时、吃饭时看书或看电视等。

(2)饮食因素，如常吃高蛋白和高糖食品，夏季贪凉饮冷，长期低盐饮食。

(3)消化道或全身性疾病影响，如消化性溃疡病、急慢性肝炎、慢性腹泻、结核病、甲状腺功能低下或肠道寄生虫等疾病。

(4)微量元素锌缺乏时，可使舌乳头萎缩，造成味觉敏感度下降，引起厌食。

(5)药物不良反应，如红霉素、阿奇霉素、磺胺药或氨茶碱等药物。

(6)心理因素，如吃饭时受到家长训斥、课业负担重、精神心理压力大等。

2.症状表现

厌食症轻者仅表现为精神弱、疲乏无力；重者表现为营养不良和免疫力下降，如面色欠佳、体重下降、皮下脂肪减少、毛发干枯、贫血和容易感染等。

护理与预防

1.日常护理

(1)首先应明确厌食的原因。积极治疗原发病，有针对性地治疗。

(2)建立良好的饮食习惯，如平时少吃零食，不要偏食挑食，少吃高糖、高蛋白食品以及吃饭定时等。

(3)补锌治疗，每天(按元素锌计)0.5mg/kg～1mg/kg，疗程3个月。可选葡萄糖酸锌口服液、铁锌氨基酸合剂、复合蛋白锌等。

(4)中医中药治疗，如中药调理、捏积、推拿和针灸治疗等。中医称厌食为纳呆，主因脾胃失调，治疗采用运脾、养胃和健脾的法则。捏积、推拿疗法对小儿厌食疗效也很好。小儿对针灸疗法多有抵触心理。

2.家庭预防

(1)膳食营养要搭配合理，如粗粮细粮搭配、荤素搭配及维生素摄入等。

(2)纠正偏食挑食、边吃边玩的坏习惯，正餐前不要吃零食，也不要暴饮暴食。

(3)平时少吃柿子、栗子、粽子或年糕等难消化的食物，夏季少喝冰镇饮料。

3.食疗方法

(1)脾胃虚弱

胃纳差，食后腹胀，或便溏、泄泻，泻下水谷不化，伴消瘦，少气懒言，四肢乏力，面色萎黄，或畏寒手足不温，口淡不渴，舌质淡胖，苔薄白，脉弱。

●山药芡实薏米粥

材料：山药30克，芡实15克，薏米30克，小米或大米250～300克。

做法：将以上几味共煮粥，芡实和米熟烂后，温服，可在1日内分次服完，可常服。适用于小儿厌食，胃纳差，消瘦，伴有便溏、泄泻，下谷不化等症。

(2)胃津不足

胃纳差，进食少，喜饮水或嗜食酸物，消瘦，大便秘结或2～3天一次，干结难行，舌质偏红，脉细数。

●番茄汁

材料：番茄数个。

做法：取番茄(又名西红柿)数个洗净，用开水泡过，剥皮去籽，用洁净纱布挤汁液。每次饮服50～100毫升，日服2～3次，不放糖为宜。

呕吐

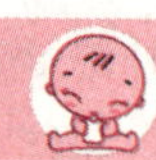

症状表现及并发症

1.病因分析

呕吐也是小儿常见症状之一，指食物或胃内容物自口中涌出。小儿上消化道包括口、咽、食道、胃和十二指肠一部分，而胃又分为贲门、胃底、胃体、幽门等几部分。呕吐是由位于延髓的呕吐中枢介导的对传入刺激的反应，包括幽门关闭、幽门和十二指肠收缩、食管和贲门松弛、胃肠逆蠕动和腹肌强力收缩等一系列运动。

呕吐为消化道症状，还可见于其他系统疾病，喂养不当、情绪紧张、各种中毒和药物反应也能引起呕吐，不同年龄、不同疾病的呕吐特点各不相同。

小儿各年龄组发生呕吐的常见疾病如表6。

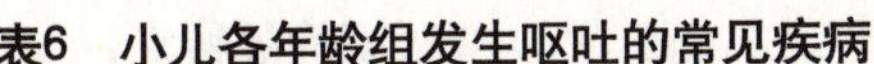
表6　小儿各年龄组发生呕吐的常见疾病

常见疾病	新生儿(出生～28天)	婴儿(29天～1岁前)	幼儿(1～3岁前)	儿童(3岁以上)
呕吐羊水	√	–	–	–
胃扭转、溢乳	√	√	–	–
先天性消化道闭锁或狭窄	√	–	–	–
肠旋转不良	√	√	√	√
先天性巨结肠症	√	√	√	–
坏死性小肠结肠炎	√	√	√	–
先天性肥厚性幽门狭窄	√	√	–	–
糖尿病酮症酸中毒	–	√	√	√
先天代谢性疾病	√	√	√	√
败血症、肺炎	√	√	√	√
中枢神经系统感染、出血	√	√	√	√
胃肠道感染	√	√	√	√
胃食管反流、胃炎、溃疡病	–	–	–	√
阑尾炎、胰腺炎、腹膜炎	–	–	–	√
食管裂孔疝	√	√	√	–
幽门痉挛、贲门痉挛	√	√	√	–
肠痉挛	–	√	√	√
腹部肿物	–	√	√	√
肠梗阻、肠套叠	√	√	√	√
再发性呕吐	–	–	–	√
肠蛔虫症	–	–	√	√

2.症状表现

小婴儿胃容量小，呈水平位，哺乳过多或吞入空气，吃奶后自口角溢出奶汁称为溢乳，不影响健康。

先天性肥厚性幽门狭窄时，呕吐多在生后半个月出现，喂奶后不久即吐奶，但无胆汁，右上腹可扪及栗子大小包块；

胃扭转也是喂奶后不久吐奶，右侧卧时可缓解；

胃食管反流的呕吐特点是伴有反酸和胸骨后烧灼感；

急性胃肠炎多有饮食不洁史，呕吐伴有腹痛、腹泻；

小儿腹泻病以腹泻为主，呕吐可轻可重；

溃疡病表现为呕吐咖啡样物或呕血，伴上腹痛或黑便；

急性阑尾炎、肠套叠、胰腺炎或肠穿孔等外科急腹症，除呕吐外，腹部常有压痛、反跳痛、包块和肌紧张等腹膜刺激征；

颅内感染或颅内肿物的呕吐多呈喷射性，表现为吐前多不恶心，大量胃内容物经口鼻喷出；

再发性呕吐呈反复发作的特点，多有感染、剧烈运动、疲劳或情绪波动等诱因，呕吐频繁且剧烈。可达10～20次，呕吐物混有血丝或胆汁，经补液对症处理后症状迅速缓解；

糖尿病酮症酸中毒的呕吐常伴有精神萎靡、脱水、血糖明显升高和尿酮体阳性等特点；

胃肠型感冒、化脓性扁桃体炎则有呕吐、咳嗽、发热、咽痛和扁桃体充血等表现。急性肾炎合并肾衰时，因内环境发生变化(尿素氮升高、酸中毒、电解质紊乱等)，多种因素刺激胃肠道，可造成呕吐。有机磷农药中毒时，呕吐物有大蒜味。红霉素、阿奇霉素、世福素等药物均有呕吐等不良反应。

通过分析呕吐和呕吐物的特点可初步定位，如进食则吐提示病变在食管或贲门；呕吐物为酸性凝结块提示病变在胃或幽门；呕吐物含胆汁提示病变在十二指肠。

急性呕吐会使体内水和电解质丢失，导致脱水和酸中毒，长期反复呕吐会影响营养物质的吸收，造成营养不良、生长发育迟缓和免疫力下降。

护理与预防

1.日常护理

(1)应明确呕吐的病因，并采取相应措施。

(2)注意观察呕吐和呕吐物的特点，如呕吐与进食的关系，呕吐物有无胆汁、血丝、咖啡样物或血块等，并留取标本送检。

(3)护理方面，若为喂养不当，要采取正确的婴儿体位，喂奶后将患儿抱起伏在大人肩上，轻拍其背以使胃中气体排出。呕吐时，要将其头偏向一侧。以防呕吐物误吸入气管发生窒息。呕吐后

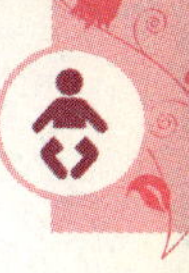

要清洗口腔，更换被污染的衣物。

(4)饮食方面，若呕吐较轻，食欲尚好，宜喂稀牛奶、米汤、藕粉、面条等流食、半流食；若呕吐较重，应予禁食处理，一般为4～6小时，并予静脉补液，病情好转后逐渐过渡到正常饮食。

(5)对于无脱水或轻度脱水的患儿，可试喂口服补液盐以补充丢失的液体和电解质。

2.家庭预防

(1)掌握正确的喂养方法，哺乳时不宜过急，以防婴儿吞进空气。

(2)注意饮食卫生，养成良好的饮食习惯，如饭前注意洗手，吃饭宜定时定量，不要暴饮暴食等。

(3)不要吃太多冷硬辛辣等刺激胃肠的食物，不要喝冷饮的同时吃油炸食物。

3.食疗方法

(1)伤食呕吐

不思乳食，恶心呕吐，呕吐乳块或不消化物，吐物酸臭，吐后胃脘舒适，口气秽臭，脘腹胀满，泻下腐臭，或便结难下。舌苔黄或厚腻，脉滑。宜食消食导滞，和胃降逆，清淡稀软食物。

●蜜饯萝卜

材料：鲜白萝卜500克，蜂蜜150克。

做法：将鲜白萝卜切丁，放入沸水立即捞出，挤干水，晾晒半日，放入锅内加入蜂蜜调匀，小火煮沸，待冷备用，当点心分次食。或切碎略捣，绞取汁液，煮沸后加蜂蜜适量，频频温服。

(2)胃热呕吐

食入即吐，呕吐频繁，吐物酸臭或吐黄色苦水，或伴发热，面赤唇红，烦渴喜饮，大便秽臭或秘结，小便黄赤。舌苔黄，舌质红，脉滑数。宜食清热和胃、降逆止呕、清淡滋润食物。

●姜藕饮

材料：藕90克，生姜10克。

做法：将藕与生姜分别捣烂，绞取汁液，混匀后徐徐饮用。

(3)虚寒呕吐

朝食暮吐，暮食朝吐，时发时止，吐物不化或伴清稀痰涎，臭味不大。面色黄白，精神倦怠，手足欠温，大便稀溏或完谷不化，舌苔薄白，舌质淡，脉缓或沉细无力，宜食温中散寒，降逆止呕，容易消化之食物。

●丁香姜糖

材料：丁香粉5克，生姜末30克，冰糖或白砂糖50克，香油适量。

做法：将糖加水少许放砂锅内，文火熬化，人生姜、丁香，熬至挑起不粘手，另备一搪瓷盆涂以小磨香油，将糖倒入摊平，稍冷后趁软切成小块，即可不拘时用之。

(4)胃阴虚呕吐

不欲饮食，食则呕吐，干呕呃逆，烦渴咽干，颊红，唇燥，手足心热，大便干结。舌少苔或苔剥，舌质红、绛或起芒刺，脉细数。宜食生津养胃，降逆止呕，滋润细软的食物。

●甘蔗生姜汁

材料：甘蔗500克，生姜30克。

做法：将甘蔗、生姜分别捣碎，绞取汁液和匀煮沸，频频温饮。

便秘

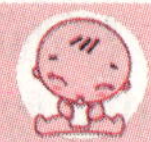

症状表现及并发症

1.病因分析

便秘是指粪便在直肠内停留时间过久，致大便硬结，排便次数减少，渐出现排便困难的一种病症。当直肠内存积的粪便过多，刺激肠壁末梢神经，产生冲动传入神经中枢，再由大脑发出信号，由传出神经支配相关肌肉而形成排便动作。

小儿便秘的原因有以下几点：

饮食因素：人工喂养儿较母乳喂养儿更容易出现便秘，其大便中不能溶解的钙皂较多，所以易发生便秘；大量进食，粪便增多，引发便秘；小儿喜食肉类，少吃或不吃蔬菜，食物中纤维素较少，容易发生便秘；饮水量少，尤其是天气炎热时容易引发便秘；进食太少，消化吸收后残渣少，引发大便减少变稠。

疾病因素：先天性巨结肠因肠管失去神经支配而痉挛，可出现便秘；肠闭锁、肠狭窄等先天肠道畸形可引起便秘；长期卧床的患儿肠壁肌肉松弛，蠕动减慢，可导致便秘；患有肛门狭窄、肛裂等疾病，患儿因惧怕排便时疼痛而推迟排便，可引起便秘；某些药物致使肠蠕动减慢而引发便秘，如阿托品、鲁米那或铁剂等。

生活不规律：缺乏按时大便的训练，未形成排便的条件反射导致便秘；缺少身体锻炼，致使肠壁肌肉乏力、蠕动减慢而引发便秘；学龄儿童没养成清晨大便的习惯，上课时不能随时排便也可导致便秘。

精神因素：小儿突然受到精神刺激、生活环境和习惯的突然改变也可引起短时的便秘。

2.症状表现

小儿便干、硬，排便时哭闹费力，次数明显减少，有时2～3天甚至6～7天排便一次，即为便秘。正常小儿每天排便次数有很大差异，有的婴儿每天1～3次，而有的可2～3天不解大便，母乳喂养儿可每天4～5次排便，其实只要大便干稀适中，又无不适表现，就属正常现象。如果平时排便很规则，突然两天以上不解大便，即应视为便秘。如果出现腹胀、腹痛、呕吐等情况，就不能认为是一般便秘，应及时送医院就诊。患儿发生便秘以后，大便又干又硬。刺激患儿肛门产生疼痛和不适感，久之患儿对解大便产生恐惧感，不敢用力排便，因而便秘症状更加严重。

护理与预防

1.日常护理

(1)因进食少而引发便秘的，要鼓励

孩子多吃新鲜蔬菜、水果和多饮水。

(2)因人工喂养引发便秘时，可将牛奶中的糖浓度增加到8%，原来100毫升牛奶中加5克糖，现改为加8克糖(食用糖)，并加喂果汁(番茄汁、橘汁、菠萝汁等)，以刺激肠蠕动。较大婴儿可喂菜泥、菜末、水果或玉米面粥等辅食。

(3)训练排便习惯，一般3个月以上婴儿就可以开始训练。

(4)适当使用开塞露和缓泻药，但不要经常使用，小婴儿便秘可用泡软的小肥皂条插入肛门，刺激直肠排便。

(5)加强身体锻炼，多做些户外活动，可以减少便秘的发生。

2.家庭预防

(1)养成定时排便的习惯，建立良好的排便反射。3个月以上的婴儿就可以训练定时排便。

(2)科学喂养，添加辅食要遵循由单一到多种且由少到多的原则。从4个月开始，可适当喂菜泥、果泥等含纤维素的食物。

(3)纠正偏食挑食的不良习惯。并调整饮食结构，要多吃粗纤维蔬菜，如芹菜、蒜苗、韭菜、油菜、黄瓜、竹笋等。

(4)及时治疗结肠肛门疾病，如先天性巨结肠、肛裂、肛周脓肿等。

3.食疗方法

(1)积热便秘

小儿饮食不节，乳食停滞，大便干燥、坚硬，排便困难，腹胀腹痛，不思饮食，或伴恶心呕吐，烦急口臭，手足心热，小便黄少。舌苔黄或黄白厚腻，舌红，脉滑。

●甘蔗蜂蜜汁

材料：甘蔗500克，蜂蜜30克。

做法：将甘蔗剥皮后捣烂，用干净纱布滤出蔗汁，加入蜂蜜。每日早晚空腹各服一小杯。

(2)虚弱便秘

小儿经常大便秘结，大便难下，或先干后稀，面色萎黄，腹胀矢气，倦怠乏力。舌苔白，舌质淡，脉缓。

●土豆汁

材料：新鲜土豆500克，蜂蜜30克。

做法：将新鲜土豆洗净后切碎，加少许开水捣烂，用干净纱布包后滤出汁，酌加一匙蜂蜜，每天早晨空腹服一、二匙，连续服15～20天。

肠套叠

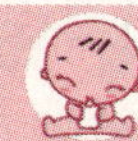

症状表现及并发症

1.病因分析

一段肠管套入其远端或近端的肠腔内，使该段肠壁重叠并拥塞于肠腔，称为肠套叠。肠套叠与肠管解剖特点病理因素以及肠功能失调、肠蠕动异常有关。

2.并发症

本病80%发生于2岁以内的儿童，发病突然，主要表现为腹痛、呕吐、便血、腹部“腊肠样包块”。若超过24小时以上，肠管会发生缺血坏死则需要手术治疗。若时间更久肠壁组织穿孔，会引起腹膜炎等并发症，甚至有生命危险。

护理与预防

1.医院护理

(1)肠套叠早期，病程小于48小时，一般情况良好者，可采取气体灌肠复位法，即通过塞入直肠内的导管，注入一定量的压力的气体，使套入的肠管逆行复位，此方法简单、痛苦少、见效快，但晚期或一般情况较差的患儿禁用此法。若患儿复位效果不好，应马上手术治疗。

(2)气灌肠复位后，不要马上吃饭，应禁食观察2～4个小时，有可能再次发生肠套叠，要观察一般状态、哭闹、呕吐、大便以及腹部情况，注意有无肛门排气。若病情平稳，可试喂稀奶、米汤、豆浆等流食，再逐步过渡到正常饮食。

(3)术后避免患儿哭闹不安，引起腹压增高。

(4)保持伤口清洁，避免大小便污染。

2.家庭预防

(1)保持孩子的肠道正常功能，不要突然改变小儿的饮食及辅助食物。要逐渐添加使小儿娇嫩的肠道有适应的过程，防止肠管蠕动异常。

(2)平时要避免小儿腹部着凉，适时增添衣被，预防因气候变化引起肠功能失调。

(3)防止肠道发生感染，讲究哺乳卫生严防病从口入。

3.食疗方法

●枸杞子藕粉汤

材料：枸杞子25克，藕粉50克。

做法：先将藕粉加适量水小火煮沸后，再加入枸杞子，煮沸后，可食用。每日2次，每次100～150克。

食物中毒

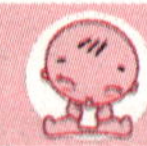

症状表现及并发症

1.病因分析

食物中毒是胃肠炎的一种。可能是因为吃了被毒素污染的食物而造成的。有的食物被细菌污染，这些细菌一旦进入肠道，会释放出毒素来；有的食物并不带有细菌，但是上面附着毒素，比如吃了残留有农药的蔬菜，哪怕只是喝了这种菜汤，都会发生中毒。

2.症状表现

食物中毒的主要症状是腹部出现痉挛性的疼痛，同时会出现呕吐、剧烈的腹泻等症状，有时还伴有发热。对于婴幼儿来说，出现食物中毒是很严重的情况。

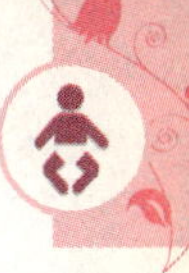

3.并发症

通常食物中毒的患者在一两天就会恢复。食物未熟或是生的肉类、海鲜、蛋或生牛奶、未洗的水果或蔬菜也都要特别注意。

由于这些细菌并不会出现在关节骨髓，因此要诊断出这类的关节炎并不容易。只是偶尔可以在尿液中找到这些病菌。不过，如果食物中毒之后没有多久，关节开始发炎，就有可能是因此而感染。

护理与预防

日常护理

(1)停止给孩子进食，但要坚持少量多次地给孩子喂水。家长要努力回忆在给孩子吃的食物中，可能是什么食物有问题。如果是在室外活动过的孩子，就要仔细询问孩子在外面吃了什么东两。家长在询问孩子的时候要注意方法，粗暴的态度不利于查清楚问题发生的真正原因。

(2)在孩子的床边放置一个盆，以各孩子呕吐时使用；还要放置一个痰盂，以备孩子腹泻时及时使用。

(3)如果孩子发热，可以用湿毛巾帮孩子擦拭头部，使孩子有清凉的感觉。

(4)注意饮食卫生。蔬菜一定要清洗干净再炒；烧煮肉类食品时，一定要注意烧煮到熟透的程度。

小儿疝气

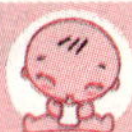

症状表现及并发症

1.病因分析

小儿疝气主要包括腹股沟斜疝和脐疝。腹股沟斜疝是由于男孩的鞘状突未闭锁或者女孩的腹壁薄弱引起的。脐疝是由于脐部发育缺陷脐环未闭合，或脐带脱落后脐带根部组织与脐环粘连愈合不良，在腹内压力增高的情况下，网膜或肠管即经脐部薄弱处突出形成。人们平时所说的小儿疝气，主要是指先天腹股沟斜疝。

腹股沟斜疝就是腹腔内的一部分小肠组织经腹股沟(指大腿根)未闭合的小孔下降进入阴囊，此疝男孩位于大腿根内侧或阴囊内，女孩则位于大阴唇上方，是一个外表光滑、质软的肿物，当小孩咳嗽、哭闹、站立或跑跳时肿物会增大，平卧后肿物可缩小或消失。主要临床表现为幼儿出生后不久，在腹股沟部位有可复性肿块，多数在2~3个月时出现，也有迟至1~2岁才发生。

2.症状表现

斜疝多为单侧且右侧多于左侧。临床上常用透光试验与鞘膜积液鉴别，做法是用手电筒直接照射肿物，若肿物完全红亮则为阳性，说明为鞘膜积液，若只是光线接触的部位红亮，其余部位无变化，则为阴性，说明是斜疝。

腹股沟疝气好发于1岁以下的幼儿，如果发作时，在腹股沟会有鼓起的肿块，稍有警觉就很容易发现。不明原因的哭闹不止需考虑患小儿疝气并伴有嵌顿的可能。一定要仔细探查有无腹股沟疝气，当然也要请医师检查有无其他的疾病。

3. 并发症

若长时间肠管不能回纳，则有可能出现肠管缺血坏死等严重并发症。

护理与预防

1. 日常护理

(1)肿物较大时，可用手法复位，做法是让患儿平卧或抬高臀部，先予局部热敷，然后用一只手触摸到小孔，另一只手托住并轻压肿物，慢慢向孔内还纳，当肿物一下子消失，并听到咕噜咕噜的声音时，说明你成功了。有时肿物不能复位，一动就疼，孩子哭闹不安，或伴呕吐，说明疝气卡住了，临床上称为嵌顿疝，需马上去医院，否则时间长了会发生肠坏死。

(2)6个月以内婴儿的小型疝，若无反复嵌顿，可不用做手术，随着腹壁肌肉发育不断完善，有自愈的可能性。

(3)平时要避免哭闹、咳嗽、跑跳，也要防止便秘。如果肿物较大影响走路时，建议卧床休息。

(4)若家长没有经验，不要强行使用手法复位，以免会引起肠管坏死或穿孔。

(5)手术年龄多选择在6个月～6岁。

(6)术后护理注意事项。首先是体位，右侧疝气应左侧卧位，左侧疝气则右侧卧位。其次是将阴囊用丁字带托起。再次是保持伤口清洁干燥，及时更换敷料，避免大小便污染。最后是防止哭闹、咳嗽和便秘。最后是饮食，先予流食，再过渡到有营养的半流食或普食。术后1个月内不要剧烈运动。

2. 家庭预防

(1)避免引起腹压升高的因素，如剧烈咳嗽、哭闹、跑跳、颠簸、便秘等。

(2)饮食方面，蔬菜含纤维素多，水果维生素含量高，因此多吃蔬菜和水果有利于消化并可预防便秘。

(3)要适当锻炼身体，增强身体素质，增加腹肌的力量。

急性胃肠炎

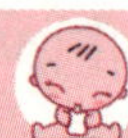

症状表现及并发症

1. 病因分析

小儿急性胃肠炎是一种常见的消化道疾病。婴幼儿胃肠道功能比较差，对外界感染的抵抗力低，稍有不适就容易发病。

(1)上呼吸道的炎症、肺炎、肾炎、中耳炎等胃肠道以外的疾病，可以由于发烧和细菌毒素的吸收而使消化酶分泌减少，肠蠕动增加。

(2)不合理地喂养婴幼儿，孩子吃得过多，过少，或过早、过多吃淀粉类、

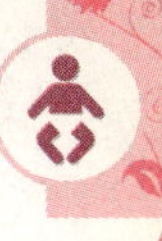

脂肪类食物，突然改变食物，突然断奶等，都能引起孩子拉肚子。

(3)气候变化，如过冷使肠蠕动增加，过热使胃酸及消化酶减少分泌，也可以诱发急性胃肠炎。

2.症状表现

急性胃肠炎主要症状为腹泻，还可伴有呕吐、腹痛、发热、食欲缺乏等症状。此外，还可有情绪变差，不爱吃奶。但是如果有腹泻却很有食欲，情绪也好，没有呕吐和发热等症状时，考虑是单纯性腹泻这时不必担心，可以进食普通的食物。单纯性腹泻与消化不良症的最大区别是看孩子的情绪好坏。

护理与预防

1.日常护理

(1)注意个人卫生和饮食卫生，不吃腐败变质的食物和喝生水，水果要洗净后或削皮后再吃。

(2)剩饭、剩菜要热透后再吃；不要暴饮暴食。

(3)搞好环境卫生，灭蝇、灭蟑螂；要避免夜晚受凉感冒。

(4)如腹泻严重，呕吐也更加剧烈时，可禁食一顿，给予少许的白开水进行观察。

(5)如果没有呕吐，可慢慢给一些稀薄的胡萝卜汁或米汤等。

(6)如果是给予母乳，虽然有腹泻但没有呕吐时，可以继续喂养。

(7)发热和呕吐等症状剧烈，并腹泻时容易引起身体的脱水，这时应到医院就诊，按照医生的指导接受抗生素和输液的治疗。

2.食疗方法

●薏米芡实汤

材料：薏米50克，芡实50克，红糖15克。

做法：

(1)薏米洗净浸透，芡实洗净。

(2)将薏米、芡实放入瓦煲内，加入清水煮30分钟。

(3)再加入红糖稍煮片刻即成。

●麦芽鸡内金粉

材料：麦芽30克，鸡内金30克。

做法：将鸡内金、麦芽放进锅内，置文火上炒黄后，共研成细末，装入瓶内备用。1岁以内每次服1克，日服3次，1～3岁每次服2克，日服3次，均可加入少许的糖调味，用温开水化。

急性阑尾炎

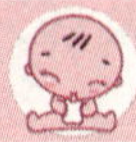

症状表现及并发症

1.病因分析

急性阑尾炎是小儿最常见的外科急腹症，发病无明显季节性。阑尾腔梗阻是引起阑尾炎的主要因素。阑尾位于腹腔内右下腹部，是附属于盲肠的一段细肠管，犹如一条小蚯蚓，它的末端为盲端，另一端开口于盲肠内，盲肠中的内容物可经此口进入阑尾。如粪石、蛔虫或异物残渣阻塞管腔即可造成梗阻。细菌感染经黏膜或血循环到达阑尾也是发病因素之一。另外，也可因精神、环境因素改变，造成胃肠功能紊乱，阑尾肌肉和血管反射痉挛，血液循环障碍而引起炎症。

2.症状表现

(1)腹痛：为急性阑尾炎最主要的症状，出现最早，典型特点是转移性右下腹痛，初时在上腹部或脐周，经数小时腹痛转到右下腹部且固定，呈持续性或阵发性绞痛，有的孩子无转移性腹痛的特点，始终是右下腹疼痛。患儿常屈右腿侧躺，卧床不敢动或呻吟拒食，不也直腰走路，多以哭闹表示腹痛。

(2)胃肠道症状：出现在腹痛以后，以恶心、呕吐症状常见，但呕吐次数不多，呕吐物多为未消化的食物，有些表现为便秘或腹泻。

(3)发热：也出现在腹痛以后，多为高烧。

(4)右下腹部压痛：为阑尾炎重要的体征，除压痛外，感觉局部肌肉发紧，似有抵抗感。

3.并发症

急性阑尾炎起病后进展迅速，仅3天就可发生阑尾穿孔，形成脓肿或腹膜炎，预防较差。

护理与预防

1.日常护理

(1)基本治疗是手术切除阑尾，要严格掌握适应证，对于发病不足48小时，手术效果较好。术前禁食、禁水4～6小时。

(2)术后观察腹胀、排气、伤口感染等情况，鼓励和协助孩子下地活动，防止发生肠粘连。

(3)术后予流食或半流食，不要吃生冷辛辣之物，也不要吃得过饱，待稳定后过渡到正常饮食。

2.家庭预防

(1)养成良好的饮食习惯，不要暴饮暴食，少吃生冷或油炸食物，饭后不要剧烈运动。

(2)参加体育锻炼，提高身体素质。患有蛔虫症的孩子应予及早驱虫治疗。

3.食疗方法

●白瓜仁苦参汤

材料：白瓜仁15克，苦参30克，甘草10克，蜂蜜适量的。

做法：水煎，调蜂蜜饮服。

消化性溃疡病

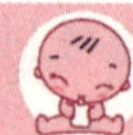

症状表现及并发症

1.病因分析

在正常情况下，胃肠黏膜具有生物、黏膜和黏液屏障功能，防止胃酸、胃蛋白酶或有害因子对黏膜的损伤，二者处于动态平衡状态。溃疡病的发生与这种平衡被打破有关，具体有饮食不当、遗传、精神紧张、应激状况、药物

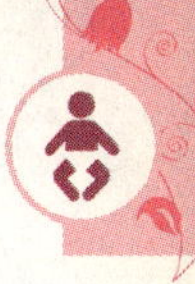

等因素，上述因素可造成屏障功能(防御因子)下降，胃酸、胃蛋白酶或毒素(攻击因子)等进一步加重损伤，胃肠黏膜糜烂、出血，病变深达肌层，最终形成溃疡。现已证实，幽门螺杆菌(HP)感染与溃疡病的发病密切相关。其感染方式是从人到人传播的，有家庭中数人同时感染的特点。

2.症状表现

消化性溃疡病症状多不典型，腹痛反复发作且无规律，以上腹部或脐周为主，疼痛在饥饿时、进食后或夜间发作，伴呕吐、呕血、排黑色柏油样大便、乏力、面色苍白等表现，反酸、嗳气不多见。病久见消瘦、营养不良或食欲下降。

本病在小儿各个时期均可发生，随年龄增大而逐渐增多。本病以男孩多见，是女孩的四倍。

小儿溃疡病分为胃溃疡和十二指肠溃疡，以十二指肠溃疡为主，胃溃疡相对较少，二者之比大约为5～6：1。小儿胃镜检查是最直观的确诊手段，阳性率高于钡餐检查，并取黏膜标本做病理以明确病因。小儿溃疡多为单发、较深，溃疡面较小，多在1cm以内，周围黏膜水肿、充血、走行紊乱。胃溃疡好发于胃小弯近幽门处。十二指肠溃疡好发于球部。

护理与预防

1.日常护理

(1)出血期应卧床休息，严禁走动。保证睡眠充足，休息好。

(2)呕吐较重或出血时应短暂禁食，待病情稳定后，再试喂牛奶、米汤等流食。

(3)应安慰患儿，缓解精神紧张、焦虑、恐惧等不良情绪。

(4)避免服用损伤黏膜的药物，如阿司匹林、消炎痛、强的松等。

(5)居室要安静、整洁，为患儿创造良好的生活环境。

2.家庭预防

(1)平时要注意饮食，提倡少食多餐，饮食应富有营养且易消化；不要吃对胃黏膜刺激性大的食物；饥饱要适宜，不要暴饮暴食。少喝或不喝碳酸饮料，青少年要远离烟酒。

(2)生活起居要有规律，如不要熬夜、避免过度劳累和精神紧张等。

(3)遵医嘱按时服药，定期复查。

3.食疗方法

●掌炒牛肉仙人

材料：鲜仙人掌50克，牛肉100克，调味料适量。

做法：将鲜仙人掌去刺，切片；牛肉洗净切块，两者同入油锅，用旺火炒熟，调味后即可。佐餐食牛肉。

轮状病毒肠胃炎

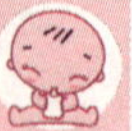

症状表现及并发症

1.病因分析

轮状病毒是引起肠胃炎最常见的原因。这病毒在电子显微镜下呈轮予状，因此得名。它在秋冬季节时最流行，两岁以下的幼儿及抵抗力弱的老人最容易受到侵袭，年龄较大的儿童或成年人若免疫力差，亦会受到感染。主要的传染途径是透过饮食传染和人与人的接触。这病毒十分顽强，且可在器皿上生存数天，因此很容易传播。

轮状病毒性肠炎主要发生在婴幼儿，常由A组轮状病毒引起发病。高峰期在秋季故名“孩子秋季腹泻”能对症补液进行纠治，因此预防轮状病毒性肠炎特别重要。

2.症状表现

(1)轮状病毒的潜服期为2～4天，病毒会攻击肠胃黏膜细胞，使其不能吸收营养。病发初期通常会呕吐、发热或出疹，经过24～48小时后，会转为肚泻。肚泻可以持续14天，但大多在7～10天内便会自行产生抗体，继而痊愈。

(2)小部分病人呕吐及腹泻的情况会较为严重，若处理不当，可能会引起脱水，并流失大量电解质，甚至引起酸中毒、休克及死亡。如发现有眼眶和前囱凹陷，口干无口水，皮肤干燥、皱缩无汗、小便量次数大减、呼吸急速、嗜睡或昏迷等脱水现象，应立刻送院诊治，不得延误。

3.并发症

病毒血症高渗性脱水高血糖心肌损害。

护理与预防

1.日常护理

(1)最好的方法是勤用肥皂洗手。多洗手减少污染传播。

(2)应适当地隔离病人，以免传播疾病。应在疫区进行消毒清洁工作。

(3)补充水分及电解质，少食多餐，避开有汽的饮品(或将汽放了才饮)，也要避免服食药物。

(4)要补充水分及电解质，最好多饮营养水，可加少许果汁调味。

(5)除非有乳糖耐受不良症(患有乳糖耐受不良症，会因不能吸收乳糖而引至持续性肚泻，呕吐不断，水泻不停，有严重脱水现象)，否则可照常喂食母乳和奶粉。

2.食疗方法

●橘枣茶

材料：红枣10只，鲜橘皮10克(或干橘皮3克)。

做法：先将红枣放在铁锅内炒焦，然后与橘皮一起放入保温杯内，用沸水浸泡10分钟，饭后代茶饮，一天分2次服。

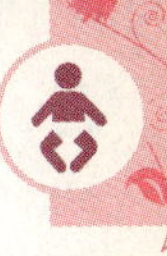

细菌性食物中毒

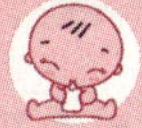

症状表现及并发症

1.病因分析

细菌性食物中毒，是食用了被细菌污染的食物，细菌在食物内大量繁殖并产生了毒素，引起以消化道或神经系统损害为主要症状的中毒性疾病。

细菌性食物中毒多发生在夏秋炎热季节，主要因食物在制作、储存，出售过程中处理不当被细菌污染所引起的。

一是由于细菌在肠道内大量繁殖引起的急性感染，常见的细菌有沙门氏菌、大肠杆菌、变形杆菌和韦氏杆菌。另一原因是细菌在食物中大量繁殖，释放出外毒素，毒素被肠道吸收后引起中毒，属于这类中毒的常见细菌有葡萄球菌、肉毒杆菌。

2.症状表现

食物中毒的共同特点是吃同一种食物的人在短时间内相继发病，症状相似。主要表现是胃肠炎，以恶心、呕吐、腹痛、腹泻为主，往往同时伴有发热。吐泻严重的孩子可发生脱水、酸中毒、甚至休克、昏迷等。感染的细菌不同，引起食物中毒的表现也各不相同。

3.并发症

沙门氏菌属、嗜盐菌、变形杆菌、大肠杆菌、葡萄球菌、肉毒杆菌食物中毒。

护理与预防

1.日常护理

(1)轻者，可卧床休息，多饮盐开水，密切观察病情变化。

(2)腹泻次数过多时，可口服复方樟脑酊一次2～5毫升。

(3)呕吐不止者，可肌注氯丙嗪25毫克。

2.家庭预防

病从口入，预防食物中毒主要是加强食品管理，注意饮食卫生，尤其是在夏秋季节对肉、鱼、蛋、菜、牛奶等的加工制作、运送、储存过程。

3.食疗方法

●苹果汤

材料：苹果1个。

做法：将苹果洗净，连皮切碎，加水250毫升和少量食盐，煎汤代茶饮。也可再加5%白糖。适用于1岁以内的婴儿。大于1岁者，可以吃苹果泥，每次30～60克，一日3次(取熟苹果，洗净去皮、心，捣烂成泥)。

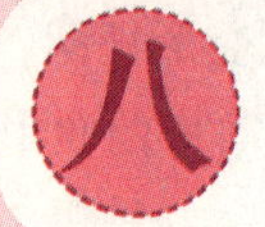

八 肝脏、脑神经疾病

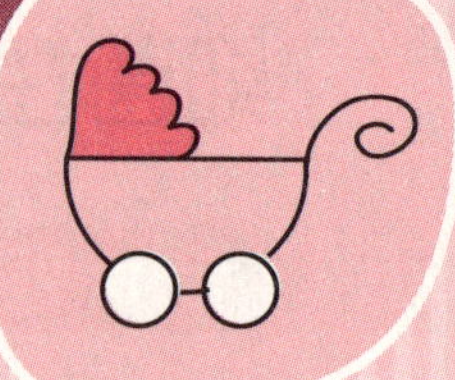

脑炎

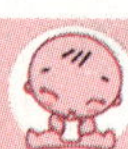

症状表现及并发症

1. 病因分析

所谓脑炎就是脑实质发炎，一般较为少见，2～6岁儿童发病率最高。一次感染后可获得持久免疫力。

脑炎可为任何一种病毒感染所致。在新生儿身上，单纯疱疹病毒是最常见的脑炎病原。脑炎有时也可能在麻疹、风疹或水痘之后发生，只是这种情况很少见。某些疫苗所含有的活性病毒也可引起脑炎。

2. 症状表现

发热、易怒、呕吐、复视或明显的斜视、四肢无力、痉挛，嗜睡。如果父母发现孩子出现2种以上的症状，请马上带孩子去医院就诊，医生会根据患儿的症状和脑部CT的结果来作出诊断。

3. 并发症

可能引起痴呆、失语、瘫痪、耳聋等症状。

护理与预防

1. 日常护理

(1)给孩子测量体温。将孩子的头部向前弯曲，让他的下巴触到胸部，看看孩子是否做得到，问他是否感到疼痛。

(2)脑炎发病时多有高热，当患儿体温上升、有寒战时要注意保暖；体温高于38.5℃时给予物理降温或药物降温、静脉补液。用退热药时要充分给患儿补充水分；热退后，要及时帮患儿更换掉汗湿的衣服。

(3)让昏迷的患儿采取平卧位，将头偏向一侧，以便随时让分泌物排出；每两小时帮患儿翻身1次，妈妈可以轻拍患儿的背部以帮助痰顺利排出。

(4)有瘫痪后遗症的患儿，要让瘫痪的肢体处于功能位置，并且及早对患儿

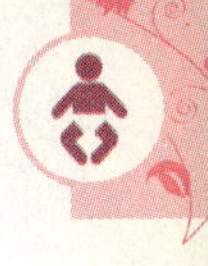

肢体的肌肉进行按摩及做伸缩运动。

(5)对卧床的患儿，要注意避免发生褥疮，所以妈妈要帮患儿多翻身，并且使用防褥疮气垫；若已经发生褥疮，症状轻微可用灯烤，方法为用一只60瓦灯泡，放在离褥疮3～4厘米处，每次烤15分钟，每天2次，以帮助促进血液循环。

(6)对于脑炎恢复期的患儿，要帮助他们增强自我照顾的能力和信心，协助患儿继续进行主动锻炼，更好康复。

(7)向患儿介绍环境，以减轻其不安与焦虑。明确环境中可引起患儿坐立不安的刺激因素，可能的话，使患儿离开刺激源。纠正患儿的错误概念和定向力错误。如患儿有幻觉。询问幻觉的内容，以便采取适当的措施。为患儿提供保护性的看护和日常生活的细心护理。

2.食疗方法

●香蕉根蜜糖汁

材料：鲜香蕉根1个，蜜糖适量。

做法：鲜香蕉根削去皮，洗净捣烂绞汁，加蜜糖少许。每日取200毫升，分3～5次服，小儿酌减。

●荸荠苋菜汤

材料：鲜荸荠250克，苋菜50克。

做法：将荸荠、苋菜分别洗净，放锅内加水煎汤，代茶饮服，连服数天。

●蒜头绿豆甘草汤

材料：大蒜头1只，绿豆15克，生甘草3克。

做法：将材料放锅内入水煎汤服，每日1～2次。

●胡萝卜缨马齿苋汤

材料：胡萝卜缨、马齿苋各30克。

做法：将胡萝卜缨、马齿苋各分别洗净切段，放锅内入水煎汤服，每日1～2次。

脑膜炎

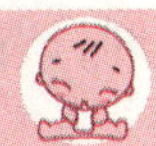

症状表现及并发症

1.病因分析

脑膜炎绝大部分由病原体引起，由脑膜炎双球菌引起的流行性脑膜炎是其中最主要的类型；少数则由刺激性化学药品如普鲁卡因、氨甲蝶呤引起。脑膜炎有4种基本类型：化脓性脑膜炎、淋巴细胞性脑膜炎(多由病毒引起)、慢性脑膜炎(可由结核杆菌、梅毒螺旋体、布氏杆菌及真菌引起)。

脑膜炎可有硬脑膜、蛛网膜和软脑膜。硬脑膜炎多继发于颅骨感染。自从抗生素广泛应用以来，此病之发病率已大为减少。软脑膜炎包括蛛网膜和软脑膜炎症，则颇为常见。

2.症状表现

目前脑膜炎实际上是指软脑膜炎而言。2～6岁的儿童是脑膜炎的多发群体，孩子越小，危害越强。脑膜炎的早期症状有：

(1)嗜睡。

(2)发热、发病较急，高热可达39℃以上。

(3)呕吐，拒绝饮食。

(4)啼哭增加，睡不安稳。

(5)严重头痛甚至惊厥，抽筋。

(6)讨厌强光和巨大的声音。

(7)如果未及时治疗，随着病情加重，婴幼儿会出现颈部僵硬，头向后仰，背部僵硬，整个身体向背后弯曲似“弓”字样症状。

3.并发症

脑膜炎是脑膜或脑脊膜，被感染的疾病。通常伴有并发症，比如耳部或上呼吸道感染。结核性脑膜炎如果治疗不及时或不规则，可出现脑积水、脑出血、肢体瘫痪、癫痫、失明、智力低下等严重后遗症。

护理与预防

1.日常护理

(1)增强孩子的免疫系统，注意他的营养，可以给孩子增加以下富含维生素A、B族维生素和维生素C的食品，食用一些低脂肪、高纤维的食品，避免吃含糖多和加工的食物。

(2)如果宝宝有脑膜炎的症状，要立刻去就医，切勿拖延。

2.食疗方法

●茅芦石膏汤

材料：茅根30克，芦根30克，生石膏30克，生甘草5克。

做法：将以上中药共加水煮30分钟，待温度适合后给宝宝饮用。每日一次。

使用范围：脑膜炎高热的宝宝。

●菊花连翘汤

材料：菊花12克，连翘12克，生甘草5克。

做法：将以上中药共加水煮20分钟，待温度适合后给宝宝引用。每日一次。

使用范围：脑膜炎早期的宝宝。

●瓜蒌陈皮茅根汤

材料：瓜蒌皮15克，陈皮5克，茅根30克。

做法：将以上中药共加水煮20分钟，待温度适合后给宝宝引用。每日一次。

使用范围：脑膜炎并痰多的宝宝。

热性痉挛

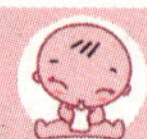

症状表现及并发症

1.病因分析

热性痉挛顾名思义发热时会合并痉挛。简单的说，即孩子在发热时同时有不自主的身体抽动现象。热性痉挛很少变成为癫痫，他们常不须特别治疗，即自动恢复。一般而言，热性痉挛首次发病在4个月至3岁，最后复发不超过6～7岁，多发于14～18个月大的宝宝，而它的发生率大约在3%～4%。

它是小孩子发生抽筋时最常见的原因，且愈后好。然而少数热性痉挛，可能是由于潜在的急性感染所引起，例如败血症、细菌性脑膜炎，所以在诊治上必须非常小心。

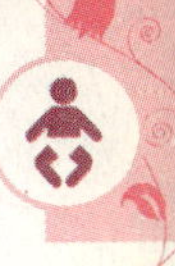

2.症状表现

在临床表现上，通常和体温的快速上升及中心体温大于39℃有关。此种痉挛典型表现为全身性、紧张性一阵挛性持续时间约数秒至10分钟，接着会有短暂嗜睡的情形发生，倘若持续抽搐超过15分钟。则必须小心是否合并其他严重的感染。

某些危险因素，可能会造成热性痉挛转变成癫痫，表现为持续或非典型热性痉挛；发育迟缓；神态异常表现，具确以上特征者，其变成癫痫的发生率大约为2%～9%，相对于不具以上危险因子者仅有1%的发生率。

3.并发症

小孩正在抽搐的时候，看起来很危险，然而事实上并非如此，抽搐多半会自行停止，没有生命危险，对脑细胞不造成伤害，因此热性痉挛可以算是一种非常良性的临床状况，几乎不会对小孩造成任何伤害。

护理与预防

日常护理

(1)小孩在抽搐时，必须立即把身体翻转成侧卧的姿势，以免口腔的分泌物呛到气管内。

(2)在抽搐时，嘴巴与牙齿通常会咬得很紧，这时不要尝试用任何方法将紧闭的牙关撬开。需要做的事是在旁边静静地等待小孩抽搐停止，直到意识完全恢复为止。期间不必急着送医。

愤怒性痉挛

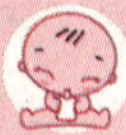

症状表现及并发症

1.病因分析

出生6个月～2岁的婴幼儿，激烈哭泣时所引起的痉挛，称为愤怒性痉挛，又称抽泣性痉挛。一般认为是因孩子的脑部尚未发育成熟，对于激烈的承受能力较差，才会引起愤怒痉挛。由于没有任何的后遗症，也不会对脑的发育造成影响，因此可以不用担心。等到5～10岁时，自然地就不会再发生。

2.症状表现

发作时的症状是呼吸停止、面色变得青紫、全身变硬、振颤。

有时孩子受到惊吓或发生疼痛等因素，而大声哭泣，却突然出现呼吸停止、全身抽搐、脸色苍白、意识丧失等症状。发作时间2～3分钟后，便会自然停止。

痉挛的症状和热性痉挛类似，但愤怒痉挛是因激烈哭泣所引起的，这点与热性痉挛不同。

3.并发症

预后较好，不会留有并发症。

护理与预防

日常护理

(1)将孩子抱起，等他慢慢镇静下来。由于哭泣即可引起，所以愤怒痉挛一年内出现一两次十分普遍，预后也较好，不会留有后遗症。

(2)发作时的对应方式，和热性痉挛的相同。侧躺，穿着宽松及保持冷静的观察。对于曾发作过愤怒痉挛的孩子，不可以认为“不能让他哭泣”。其实当他大声哭泣时，哄哄他即可，不需要太过神经质。

(3)孩子在一两岁时，已经可以进行情绪调节的教育和训练，这样可以让孩子更好地控制自己的情绪，不至于愤怒痉挛情况发生。

小儿癫痫

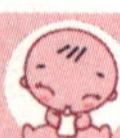

症状表现及并发症

1.病因分析

本病俗称“羊儿风”，是小儿时期常见的一种病因复杂的、反复发作的神经系统综合症。

由阵发的暂时性脑功能紊乱所致。分为原发性和继发性两种，临床表现为反复发作的肌肉抽搐和意识障碍。发作形式有全身性发作和部分性发作两种。脑电图对本病有50%～60%的诊断等。反复发作对小儿的智力及精神发育有严重影响。主要因小儿神经系统发育不全，大脑皮层受到高热或剧烈的精神刺激，产生过度兴奋所致。

2.症状表现

惊厥时绝大多数小儿不省人事、两眼紧闭或半开，眼球上翻、牙关紧闭、口角抽动、头向后仰、叫肢反复屈伸、同时因胸、腹肌强直，呼吸停顿，故全身缺氧、口唇青紫、身体强直、持续十几秒钟到一两分钟，但也有极少数小儿症状较轻，意识尚清楚。

3.并发症

抑郁症和焦虑症等。

护理与预防

1.日常护理

(1)癫痫病病程长，需长时期用药治疗。需定期到医院复查，注意药物的毒副作用，定期检查血常规、肝功能、肾功能。

(2)合理安排病儿的生活、学习，保证充分的休息。

(3)饮食不过量，饮水勿过多，避免睡眠不足及情绪波动。

(4)注意病儿安全，禁止单独游泳及攀高，防止坠床或摔伤。发作时禁止强行服药或进水，进食，避免用强力阻止病儿抽动，以免发生骨折和其他意外。

(5)病儿癫痫发作时，用毛巾等软物塞入患儿上下牙之间，以防止舌唇咬伤。解开患儿上衣扣，以畅通气道。

(6)病儿抽搐时应将其头偏向一侧，将下颌托起，防舌后倒引起窒息。必要时备有牙垫，以防舌及口唇被咬伤。

2.家庭预防

(1)注意孩子安全，不要让孩子单独游泳、爬山、骑车等，以免发生意外。

(2)不要暴饮暴食，避免情绪波动。

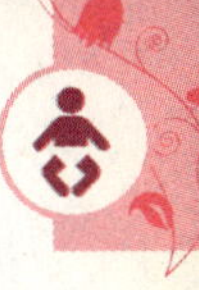

(3)保证孩子有充足的睡眠，不要过度劳累。

3. 食疗方法

●天麻竹沥粥

材料：天麻6克，鲜竹沥30克，地龙粉2克，粳米100克。

做法：先煮粳米，粥成加入上药。每日2次。

●枸杞炖羊脑

材料：枸杞子30克，羊脑一副，清水适量。

做法：隔水炖熟，调味食之。

●朱砂猪心

材料：猪心1个，朱砂6克。

做法：将猪心洗净，用竹蔑割成多个小口，塞入朱砂，放入碗内，置笼中蒸熟即可。

服法：7岁小儿分2天吃完(其他年龄患儿可依此来增减服食量)，每日2次。连续服用数日。

●鳖肉汤

材料：老鳖1只。

做法：老鳖杀后去肠清洗干净；入锅，加水适量，煮沸5分钟后，剥去老鳖的外壳，小火炖鳖肉，肉烂后加盐少许即可。

服法：吃鳖肉喝汤，每日1次，连服7日为1疗程。以在发病前服食为佳。

病毒性肝炎

症状表现及并发症

1. 病因分析

病毒性肝炎是儿童常见的传染病之一，肝炎病毒传染性较强，在我国流行面广，对儿童生长发育影响较大。临床分为七型，即甲肝、乙肝、丙肝、丁肝、戊肝、己肝和庚肝。

病因包括肝炎病毒和其他病毒(如巨细胞病毒、EB病毒等)，这里主要讨论肝炎病毒感染，已发现肝炎病毒分为7种，分别为甲型肝炎病毒(HAV)、乙型肝炎病毒(HBV)、丙型肝炎病毒(HCV)、丁型肝炎病毒(HDV)、戊型肝炎病毒(HEV)、己型肝炎病毒(HFV)和庚型肝炎病毒(HGV)，其中HFV尚未分离成功。HBV属DNA病毒，其余四种病毒均属RNA病毒。

传染源均是各型肝炎患者或病毒携带者，传播途径也有所不同，甲型和戊型肝炎主要通过粪—口途径传播，包括日常生活接触、水源污染和食物传播。乙型肝炎可通过输血或血制品、注射、生活中密切接触、母婴传播以及性接触等多种方式传播，其中以生活中密切接触为最重要的方式。丙型肝炎主要通过输血或血制品、血液透析、器官移植、注射吸毒等方式传播。丁型肝炎则通过输血或血制品传播，与乙肝相似。各型肝炎之间无交叉免疫，换句话说，患一种肝炎后还可能再患另一种肝炎。

2.症状表现

各型肝炎起病可急可缓，症状也轻重不一，有的出现黄疸，而有的则无黄疸，但各型肝炎均应有肝脏肿大表现，可伴有乏力、食欲减退、厌油腻、恶心、呕吐、腹胀、右上腹不适等症状。

具体来说，甲型和戊型肝炎起病较急，病前有饮食方面的因素，临床以黄疸型肝炎多见，初期有发热、乏力、食欲减退、厌油腻、恶心、肝区不适等症状，数天后皮肤和巩膜开始出现黄染，颜色逐渐加深，尿色深黄，大便颜色呈灰白色。查体可见肝脏增大，有压痛，部分患儿脾脏轻度增大。黄疸达高峰后，消化道症状逐渐减轻，食欲好转。进入恢复期后，黄染逐渐消退，增大的肝脏开始回缩，尿色恢复正常。黄疸型肝炎的预后大部分是好的，极少数呈暴发性肝炎的症状，可见于甲肝和乙肝。

暴发性肝炎是指急性黄疸性肝炎起病10天后病情急剧恶化，迅速出现精神、神经症状，如性格改变、过度烦躁、食欲亢进或嗜睡，以至昏睡、谵妄、昏迷、抽搐等，还可合并内脏出血、脑疝、休克、肝衰、肾衰等危重症候。

乙肝、丙肝、丁肝多呈慢性肝炎的经过，慢性肝炎的病史均在半年以上，慢性肝炎分为两种，慢性迁延性肝炎(慢迁肝)和慢性活动性肝炎(慢活肝)，但从临床上常不易区分，可有反复出现的黄疸、肝大或肝脾大、食欲不振、腹胀、营养欠佳、面色发黄等表现，因体内雌激素灭活减少，还可有肝掌、蜘蛛痣等体征。慢性活动性肝炎后期可导致肝硬化，表现为肝脏缩小、质地变硬、脾脏增大、腹壁静脉曲张和腹水。

己型肝炎临床报道不多，可能与缺乏特异性的检测手段有关。

庚型肝炎可单一感染，也可与其他肝炎病毒重叠感染，临床多无黄疸，可表现为肝功转氨酶的升高，呈慢性肝炎的经过。

护理与预防

1.日常护理

(1)甲型肝炎为自限性疾病，可予保肝降酶和中药等治疗，乙型肝炎可采用抗病毒、免疫调节、保肝利胆、支持疗法和中药等治疗。丙肝和丁肝的治疗可参照乙肝，戊肝的治疗可参照甲肝。

(2)急性肝炎应保证充分休息，避免剧烈运动，待黄疸消退且症状减轻后逐渐增加活动。慢性肝炎如出现黄疸，应卧床休息，避免过度劳累。

(3)给予“三高一低”饮食，即高糖、高蛋白质、高维生素和低脂肪。可选瘦肉、鸡蛋、奶、豆制品、蔬菜、水果等，进食量要平衡，切忌过量摄入。

(4)进食少或呕吐明显者应予补液处理。

(5)患儿个人生活用品要自己使用，并定期消毒。

2.家庭预防

(1)管理传染源，急性期患儿可住院或家中隔离观察，甲肝的隔离期自发病之日起共3周，戊肝暂定与甲肝同。乙肝病毒携带者注意个人卫生，个人用品要与健康儿童分开，不宜入托儿所。丙肝、丁肝与乙肝同。

(2)切断传播途径，加强饮用水和环境的管理，托幼机构应实行分餐制；严格消毒毛巾、口杯、玩具、食具、便器等物品；养成饭前用流动水和肥皂水洗手的习惯等。

(3)保护易感染人群，普及预防接种，乙肝疫苗已列入计划免疫，接种时间为生后即刻、生后1个月和生后6个月。甲肝疫苗，丙、丁、戊型肝炎尚无疫苗。与甲肝患者密切接触者，可在两周内注射胎盘球蛋白或丙种球蛋白，短时间内可起到保护作用。乙肝免疫球蛋白是一种含有纯化的HBsAb的特异性高效免疫球蛋白，主要用于阻断母婴传播和保护意外暴露者，若孕妇HBsAg和HBeAg阳性，给新生儿生后联合应用乙肝疫苗和乙肝免疫球蛋白，保护率可达90%～95%，效果很好。

3.食疗方法

中医把黄疸性肝炎中肤色黄而明亮，色如橘皮者称为“阳黄”；肤色黄而晦暗，色如烟熏者称为“阴黄”。病因多由传染而来。中医认为饮食不节、过食生冷油腻损伤脾胃，脾不健运，水湿停聚，湿多寒甚，由寒甚引起的发黄为阴黄；湿蕴化热，由湿热引起的发黄为阳黄。所以治疗黄疸性肝炎要用利湿退黄的方法。

(1)阳黄

初起发热或不发热，恶心厌油，不思饮食，腹满胀痛，肝区不适，倦怠乏力，白睛、皮肤发黄，大便秘结或发白，尿色深黄。舌苔黄腻，脉滑数。

●**黄瓜薏米粥**

材料：黄瓜1条，薏米30克，大米50克。

做法：先将薏米、大米煮熟，再将黄瓜洗净切片加入锅内煮2～3分钟，即可分次食用。

●**鸡骨草红枣汤**

材料：鸡骨草30克，红枣8个。

做法：将鸡骨草与红枣加入清水同煎，去渣饮汤，每日2次。

●**泥鳅炖豆腐**

材料：泥鳅250克，豆腐100克。

做法：将泥鳅去鳃、内脏，洗净后放锅中加食盐少许，水适量，清炖至五成熟，加入豆腐100克，再炖至鱼熟烂即可，吃鱼和豆腐，喝汤。分次服用。

(2)阴黄

不发热，怕冷，食少，口不渴，腹部隐隐作痛，精神疲倦，白睛皮肤黄，黄色晦暗，大便稀，小便淡黄，苔白腻，舌质淡，脉迟缓。

●**茵陈干姜饮**

材料：茵陈10克，干姜3克，红糖适量。

做法：将茵陈、干姜水煎，加红糖后服用。

●桂苓粥

材料：桂心15克，茯苓15克，大米30克。

做法：先用水煮桂心、茯苓取汁，去渣，用汁煮米做粥。晨起作早餐用。

●茯苓粉粥

材料：茯苓粉30克，白术30克，红枣20枚。

做法：将上药加清水同煮，煮熟后食粥。

婴幼儿肝炎综合征

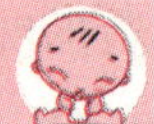

症状表现及并发症

1.病因分析

孩子肝炎综合征是指1岁以内孩子(包括新生儿)由不同病因引起，主要以黄疸、肝功能损害、肝或脾大的一组症状。本病是由某种病原使围生期感染造成生理性胆汁淤滞的增强与延续，肝活检可见肝细胞多核巨细胞，炎症改变。

(1)细菌病毒感染，如表皮葡萄球菌感染、巨细胞病毒(CMV)感染、乙肝病毒感染等。

(2)先天性胆道疾患，如先天性胆道闭锁、先天性胆总管囊肿、先天性肝内胆管发育不良症等。

(3)遗传代谢性疾病，如半乳糖血症、先天性α1－抗胰蛋白缺乏症。

(4)其他，如胆汁黏稠综合征等。

2.症状表现

黄疸是新生儿肝炎综合征突出的表现，起病缓慢，常在出生后数天至数周内出现，黄疸较严重并持续不退。伴有吃奶不好、恶心、呕吐、消化不良、腹胀、体重不增、大便浅黄或灰白色，检查常可发现肝脾肿大、肝功能损害等。

3.并发症

本病可导致肝功不好、易患佝偻病，严重的还会因凝血机制障碍导致出血(如颅内出血)而致死。

护理与预防

日常护理

(1)针对病因予抗感染、保肝、对症、中药或手术等治疗措施。

(2)因维生素A吸收障碍，黄疸患儿的角膜边缘可出现毕脱氏斑，严重都可造成失明，可予维生素A肌肉注射，眼睛局部用维生素A点眼。

(3)加强皮肤护理，防止皮肤感染，如经常洗澡，要使用婴儿专用护肤品，衣被也需经常换洗等。或出现皮肤脓疱疮应及早诊治。

(4)居室光线要明亮，以利观察黄疸变化。

九 五官科疾病

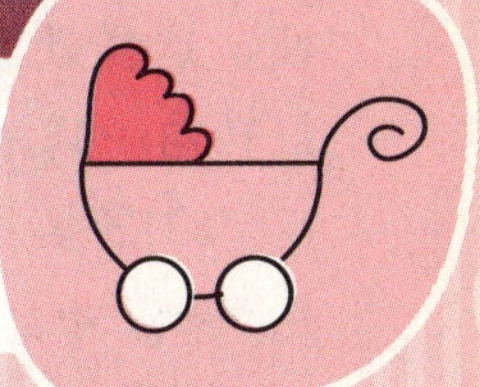

婴幼儿斜视

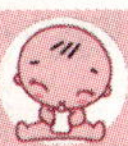

症状表现及并发症

1.病因分析

孩子在出生最初几个月内，调节眼球活动的一些肌肉发育还不完善，双眼的共同协调运动能力较差，而孩子喜欢用深沉和目不转睛的凝视来观察周围事物或与父母亲人交流。再加上孩子时期孩子的鼻骨未能发育，两眼距离较近，年轻的父母在与孩子对视时总感觉自己孩子好像是“对眼”、“斗鸡眼”(内斜视)。

其实，这对于大多数孩子来说，属于暂时的正常生理现象，一般再隔几个月后孩子双眼的共同注视能力就可以发育良好，家长要正确认识，不要受误导。

2.症状表现

视物时一眼正视而另一眼偏向鼻侧或颞侧(少数可偏向上方或下方)，呈不平行的交驻或分开现象，医学上称为斜视。偏向鼻侧的称为内斜，偏向颞侧的称为外斜，也就是日常生活中人们俗称的“斗鸡眼”与“斜白眼”。在孩子期应注意预防，以防止形成对眼。

3.并发症

在生理方面，由于斜视造成同一物体在两眼视网膜的成像点有差异，因此患者会觉得看到了两个影像，此称之为“复视”。

在心理上，一方面由于斜视会影响外观，容易造成儿童因害怕被取笑，而形成自卑退缩的个性；另一方面由于患者因代偿斜视所造成的视觉差异会出现斜颈、歪头与缩肩等不育姿势，常会影响患者的人际关系并间接地影响其人缘，而让患者苦恼不已。

护理与预防

日常护理

(1)父母要注意变换小孩睡眠的体位，使光线投射方向经常改变，今天头睡左边，明天头睡右边，注意调换，这样就能使孩子的眼球不再经常只转向一侧。

(2)若要摆设玩具、物品，必须在1.5米以外，不能只摆1件，而应摆几件，两件之间还要有一定的间隔距离，以便孩子轮流着看玩具或对象，促进孩子的眼珠不断转动，防止对眼。

弱视

症状表现及并发症

1.病因分析

斜视、远视等眼部疾病影响光线无法落在视网膜上，视力发育受影响。

2.症状表现

弱视是指眼球无器质性病变，双眼或单眼矫正视力≤0.8，或双眼视力相差2行以上者，多见于幼儿及学龄前儿童。引起婴幼儿弱视的原因有斜视、长期高度的屈光不正、两眼视力相差较大或先天性弱视。弱视患儿多无自觉症状或仅有头晕、看书和看电视时常揉眼睛等表现。

3.并发症

小儿弱视往往并不单纯存在。一般有屈光不正和斜视的并发屈光不正，即远视、近视，散光大多数的小儿弱视，并发症为斜视和远视散光。

护理与预防

1.日常护理

(1)监护孩子经常带眼镜，不要时带时不带。

(2)帮助孩子作增视治疗，注意日常生活中对孩子视力的锻炼。

(3)弱视儿的治疗要在4岁前进行。

2.家庭预防

由于弱视患儿多无自觉症状，定期进行视力检查对早期发现，早期治疗有着重要作用。眼睛的构造十分复杂精细，而且十分容易受到损坏，轻者视力下降，重者失明。因此，保护好眼睛便成了一个不容忽视的问题，要养成良好的习惯必须从孩子开始。

(1)在婴幼儿时期，就要注意用眼卫生。让小孩的毛巾、手帕、脸盆，跟大人分开使用，以免染上急性结膜炎、沙眼等，传染性眼病。教育小孩不用脏手揉眼睛，不要给小孩玩弄剪刀、针等锐利坚硬的东西，以免伤及眼睛。

(2)教育小孩子注意用眼卫生，小孩在玩玩具、看连环画或画画时，不要距离太近。要保持正确姿势且灯光要充足，不要太暗或太强。

(3)儿童正值生长发育时期，应鼓励孩子多吃粗粮、杂粮、蔬菜、水果，少吃含糖量高的食物。最好不要吃零食，鼓励孩子们多到室外活动，参加有益的体育锻炼注意眼睛的营养供给。

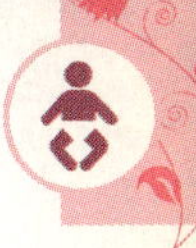

(4)注意预防传染眼病及全身性疾病，许多传染性眼病是通过直接接触传染的。

婴幼儿泪囊炎

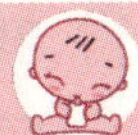

症状表现及并发症

1.病因分析

婴幼儿泪囊炎主要是由于孩子出生后的一段时间内鼻泪管的下端还没有发育完好，而被一层残膜封闭引起泪道阻塞，并继发细菌感染，而致流泪、流脓。

发病率约占新生儿的5%～6%，单眼发病多见。发病年龄可早可晚有的是出生以后第一天就有症状，有的可以是大概1周后或者1个月以后出现。

2.症状表现

简单的判断方法是，用手指压迫大眼角皮肤，可见黄白色脓液从大眼角流出，若为急性炎症发作则表现大眼角皮肤红肿和皮下肿块，孩子因为疼痛而哭闹不安。这种情况若不及时治疗，可能出现脓肿破溃，会并发眼眶蜂窝组织炎而失明，甚至炎症蔓延到颅内而危及生命。

3.并发症

新生儿长期泪囊炎对眼部安全是严重之威胁，进行性角膜溃疡或眼部贯通伤内眼手术等，均可引起全眼球炎角膜感染，严重者可致角膜穿孔失明。

护理与预防

日常护理

目前，先天性泪囊炎发病率稍高。只要家长注意观察孩子双眼，就可以发现有溢泪或眼屎多时请到医院就诊，越早治疗效果越好。

先天性眼睑内翻倒睫

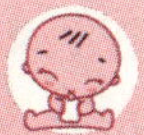

症状表现及并发症

1.病因分析

睑内翻指眼睑、特别是睑缘向眼球方向卷曲的位置异常。当睑内翻达一定程度时，睫毛也倒向眼球。因此睑内翻和倒睫常同时存在。

多见于婴幼儿，女性多于男性，大多由于内眦赘皮、睑缘部轮匝肌过度发育或睑板发育不全所引起。如果婴幼儿较胖，鼻梁发育欠饱满，则可引起下睑内翻。

2.症状表现

先天性睑内翻常为双侧，痉挛性和瘢痕性睑内翻可为单侧。患者有畏光、流泪、刺痛、眼睑痉挛等症状。倒睫摩擦角膜，角膜上皮可脱落，荧光素弥漫性着染。如继发感染，可发展为角膜溃疡。如长期不愈，则角膜有新生血管，并失去透明性，引起视力下降。

倒睫刺激角膜和球结膜引起的流泪的情况也比较多见。这种孩子多同时伴有眨眼增多，注意力不集中，老用手揉眼。父母可以仔细观察孩子的眼睛，肉眼下即可以看见睫毛倒伏到眼球上像毛刷一样摩擦眼球。

护理与预防

日常护理

如果倒睫不明显，刺激症状也不重，可以观察，等眼球发育长大一些后，多数先天性睑内翻倒睫的孩子症状可以得到改善或消除。还可涂少许眼膏，将睫毛粘在皮肤上。若如果倒睫明显，刺激症状重，甚至角膜出现擦伤，则需早期做睑内翻矫正手术治疗。

婴幼儿性青光眼

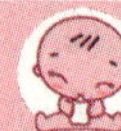

症状表现及并发症

1.病因分析

婴幼儿性青光眼是由于胎儿期房角组织发育异常，使房水排出受阻、眼压升高的一种致盲性眼病。因为婴幼儿眼球较薄，容易受压力作用扩张，在高眼压的作用下而使眼球不断扩大，角膜也随之增大，角膜横径达到12毫米以上。

2.症状表现

婴幼儿性青光眼见于新生儿或婴幼儿时期。50%的患儿在出生时就有临床表现，80%在1岁内得到确诊。婴幼儿性青光眼早期症状较轻，一般难以引起父母的注意，还往往误以为孩子长了一双“大眼睛”而盲目高兴，其实，这种“大眼睛”是病态的表现。若不及时治疗，很可能会导致失明。

症状表现为畏光、流泪、眼睑痉挛是本病三大特征性症状。应带孩子及时到医院诊治，先天性青光眼用眼药治疗效果不好，故一经确诊，宜早期手术。只要早期能发现，并及时做手术，一般能保持较好的视力，不会影响孩子以后的生活。

3.并发症

一般行青光眼手术后出现并发症，如前房出血、前房形成延迟或无前房继发虹膜睫状体炎、恶性青光眼等。

护理与预防

日常护理

婴幼儿性青光眼患者由于年龄小，对有关症状无法表达或表达不清，如果家长不注意，则容易延误诊断。本病如能早期诊断，早期作手术治疗，大多数病人病情可得到控制，从而避免视力的进一步损害。

因此，对于不明原因的眼睛畏光、流泪、眼睑痉挛和角膜大的婴幼儿，家长应警惕患儿有先天性青光眼的可能，及早到医院作进一步检查。

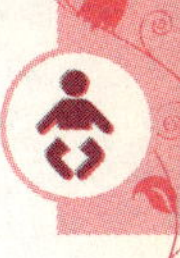

婴幼儿麦粒肿

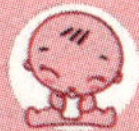

症状表现及并发症

1.病因分析

麦粒肿俗称针眼，是睫毛毛囊附近的皮脂腺或睑板腺的急性化脓性炎症，是儿童常见的眼病。

健康人眼睑有防御外界病菌侵袭的能力。小儿无知，又常哭闹，经常用脏手揉眼，细菌就会乘虚而入。引起麦粒肿的细菌多为金黄色葡萄球菌，所以麦粒肿多为化脓性炎症。小儿得各种全身性疾病时全身抵抗力下降，也容易引起麦粒肿。

2.症状表现

麦粒肿又分两种，即内麦粒肿及外麦粒肿：

(1)外麦粒肿是睫毛根部的皮脂腺或毛囊的急性炎症。表现为眼睑局部性红肿，有小硬结，自觉疼痛及触疼。数日后，毛囊根部出现脓头，切开排脓或自行破溃出脓，症状很快消失痊愈。

(2)内麦粒肿是眼睑里面睑板腺的急性炎症，其症状与外麦粒肿一样，但因炎症在较坚实的睑板组织内，所以疼痛较剧烈，炎症持续时间也长，严重时整个眼睑红肿，患侧耳前淋巴结肿大，并有压痛。几天后，在眼皮里面出脓头，排脓后即告痊愈，症状也会随之而消失。

3.并发症

有时会并发眼睑炎。

护理与预防

1.日常护理

(1)局部可点眼药，一般使用0.25%氯霉素眼药水，如果分泌物多用利福平眼药水效果较好，患儿入睡后可涂金霉素眼膏。全身及局部使用抗生素也可促进炎症的消失。

(2)在脓头形成之前可作热敷，以促进化脓，轻的炎症也可在热敷后完全消失。全身及局部使用抗生素也可促进炎症的消失，抗生素口服，肌注或静脉注射均可，它对化脓菌的作用都很好。

(3)一旦脓头出现就应及时切开排脓，不要等到自行破溃，这样可以减少患儿的疼痛，并可缩短疗程。

(4)当脓头出现时切忌用手挤压，因为眼睑血管丰富，眼的静脉与眼眶内静脉相通，又与颅内的海绵窦相通，而眼静脉没有静脉瓣，血液可向各方向回流，挤压会使炎症扩散，引起严重并发症，如眼眶蜂窝织炎、海绵窦栓塞甚至败血症，从而危及生命。

(5)不要用脏手揉眼睛，以免将细菌带入眼内，引起感染。

(6)多吃水果、蔬菜、多饮水。

(7)注意手的清洁，洗脸用具、枕套、枕巾等均需用开水煮沸半小时消毒，也可在太阳底下暴晒。

2.家庭预防

(1)注意用眼卫生，养成良好的卫生习惯，不要用手或不干净的毛巾擦眼、揉眼，揉眼会造成眼睛的机械损伤及传播致病微生物，引起感染性眼疾。

(2)饮食要清淡，多吃蔬菜、水果，少吃葱、韭、大蒜等辛辣、刺激性的食物，这类食物会使热毒内攻，上患于目而引发感染性眼病。可适量饮用金银花露、绿豆汤等消火败毒。

(3)保证充足的睡眠，不要让眼部肌肉过度疲劳。平时多锻炼身体，提高机体抗病能力。

(4)眼病流行季节，应减少去人多的公共场所，少去公共游泳池游泳，游泳后用眼药水点眼预防感染。

咽结膜炎

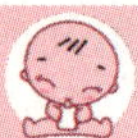

症状表现及并发症

1.病因分析

在盛夏，能到泳池游上一两个小时是非常痛快的事。但必须注意，泳池也是夏季疾病的重要来源。所谓“泳池热”，即咽结膜炎，因为多在泳池感染，所以也被称为“泳池热”。

“泳池热”的病菌主要隐藏在眼睛和喉咙的黏膜上，通过唾液、粪便感染。因此，在消毒工作做得不够的泳池，尤其容易发生集体感染。此外，泳池热的传染渠道不仅仅是泳池，触摸患者接触过的地方，或是通过咳嗽飞沫都可能受到感染。

2.症状表现

一般的感冒症状是从流涕、咳嗽开始，而后高烧；但“泳池热”的特点是突然高烧，多数在四五天后能自然痊愈，但也有抵抗力弱的幼儿发展成肺炎，甚至出现生命危险。

3.并发症

通常无角膜并发症，少数病例伴有角膜上皮下浸润。

护理与预防

日常护理

(1)在日常生活中，让儿童养成洗手、漱口的习惯很重要。比如从泳池上来后，要淋浴清洗身体。此外，常接触到眼睛和嘴的毛巾，一定要消毒。

(2)一旦感染上“泳池热”，家长应冷静应对。如果孩子只是半夜突发高烧，没必要紧急送到医院，而应让他好好休息，第二天再去即可。但发热时一定要注意脱水症状，如果发现孩子还伴有以下症状时，就要紧急送医院：呕吐，不能喝水；没有小便，抽筋。

(3)孩子在发病四五天后，虽然基本痊愈，但两三周之内，病菌依然潜伏在体内，所以在此期间，最好不要进公共泳池。

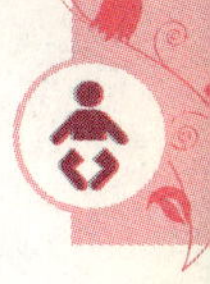

口腔炎

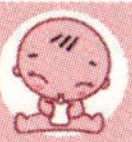

症状表现及并发症

1.病因分析

指口腔黏膜由于各种感染引起的炎症，感染常由病毒、真菌、细菌引起，不注意餐具及口腔卫生，或各种疾病导致机体抵抗力下降等因素。均可导致口炎的发生。目前细菌感染性口炎已经很少见，病毒及真菌感染所致的口炎仍经常见到。

2.症状表现

若病变限于局部如舌，齿龈、口角亦可称为舌炎，齿龈炎或口角炎等。本病多见于婴幼儿。可单独发生。亦可继发于全身疾病如急性感染、腹泻、营养不良、久病体弱和B族维生素、维生素C缺乏等。

3.并发症

口炎是指口腔黏膜由于各种感染引起的炎症，若病变限于局部如舌、齿龈、口角亦可称为舌炎，齿龈炎或口角炎等。

护理与预防

日常护理

(1)保持新生儿的口腔卫生，多饮水、禁用刺激性药物，预防口腔炎症。

(2)严格执行消毒隔离制度。人体口腔内存在着许多致病菌与非致病菌。在健康情况下它们和人体保持着相对的平衡，不会引起疾病，一旦人体抵抗力低弱，就可发生儿腔局部炎症、溃疡，或引起临近组织的炎症，严重者还可导致全身的严重感染。

鹅口疮

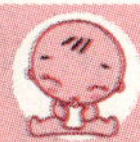

症状表现及并发症

1.病因分析

鹅口疮又名雪口病、白念菌病，是由真菌传染，在黏膜表面形成白色斑膜的疾病。

本病是白色念珠菌感染所引起。这种真菌有时也可在口腔中找到，当孩子营养不良或身体衰弱时可以发病。新生儿多由产道感染，或因哺乳奶头不洁或喂养者手指的污染传播。

2.症状表现

口腔黏膜出现乳白色微高起斑膜，周围无炎症反应。形似奶块无痛感，擦去斑膜后可见下方不出血的红色创面。斑膜面积大小不等，可出现在舌颊腭或唇内黏膜上。

好发于颊舌软腭及口唇部的黏膜，白色的斑块不易用棉棒或湿纱布擦掉。在感染轻微时，除非仔细检查口腔否则不易发现。也没有明显痛感或进食时痛苦表情，严重时孩子会因疼痛而烦躁不安，胃口不佳、啼哭、哺乳困难有时伴有轻度发热。

护理与预防

1.日常护理

(1)口腔内涂抹制霉菌素鱼肝油，先用棉棒将瓶内沉积的药物与鱼肝油混匀，再涂抹在患处，每天3～4次。也可用制霉菌片50万单位加蒸馏水10ml，配成制霉菌素溶液涂口腔，每天3～4次。

(2)加强营养，适量增加维生素B_{12}和维生素C，可喂果汁水。

2.家庭预防

(1)婴幼儿进食的餐具清洗干净后再蒸10～15分钟。

(2)哺乳期的母亲在喂奶前应用温水清洗乳晕；而且应经常洗澡、换内衣、剪指甲，每次抱孩子时要先洗手。

(3)对于婴幼儿的被褥和玩具要定期拆洗晾晒；孩子的洗漱用具尽量和家长的分开并定期消毒。

(4)幼儿应经常性地进行一些户外活动以增加机体的抵抗力。

(5)在幼儿园过集体生活的婴幼儿用具一定要分开不可混用。

3.食疗方法

●苦瓜汁

材料：苦瓜一根，冰糖适量。

做法：将苦瓜榨成汁取60毫升，放入沙锅内煮开，适量冰糖加入溶化搅匀，即可服用，不拘时服。

●冰糖银耳羹

材料：银耳10～12克，冰糖适量。

做法：将银耳加冷开水浸一小时左右，待银耳发胀后再加冷开水及冰糖适量，放蒸锅内蒸熟，一顿或分顿食用，每日一次。

中耳炎

症状表现及并发症

1.病因分析

中耳炎是由病毒或细菌，引起中耳部位发生炎性变化的一种耳病。可分为急性和慢性两类，这两类又各自分为非化脓性和化脓性两种。

主要与孩子的耳部解剖特点有关。与成人相比，孩子的咽鼓管位置呈水平状，且较宽、直、短，故孩子患上呼吸道感染时，鼻咽部的细菌或病毒容易通过咽鼓管侵及中耳，引起急性化脓性中耳炎。患中耳炎的孩子还常伴有发热、畏寒、呕吐及腹泻等症状。

2.症状表现

(1)急性非化脓性中耳炎在孩子中仅见于一般的上呼吸道感染，没有耳痛和耳道流水的症状，但会出现轻度听力障碍。而急性化脓性中耳炎则会出现发热、耳痛、听力减退、脓液外流等症状，甚至还会转变为慢性中耳炎。

(2)中耳炎是孩子发生耳痛的一种常见病因，孩子常会感觉到耳朵跳痛或刺痛，在吸吮、吞咽及咳嗽时耳痛就会加剧。较大的孩子会说耳痛，但婴幼儿由于不能表达自己的想法，常表现为烦躁、哭闹、夜眠不安、摇头或用手揉耳等。由于吸吮和吞咽时耳痛会加剧，所以患中耳炎的孩子往往不肯吃奶。

3.并发症

严重时脓液可向颅内蔓延，引起硬脑膜外脓肿、化脓性脑膜炎、脑脓肿等并发症。颅外并发症如耳后骨膜下脓肿、迷路炎和周围性面瘫等，这些并发症的发生将会有生命危险。

护理与预防

1.日常护理

(1)药液温度要与体温相近，如果药液过冷，应稍稍加温，以免在药液滴入后孩子出现恶心、呕吐等不良反应。

(2)耳朵内常有脓液流出的孩子，一定要经常将他耳内的脓液清洗干净。将孩子的耳廓向后下方牵拉，同时将耳屏向前推移，使外耳道变直张开，再用消毒棉签轻轻进行清洗。

(3)在孩子洗澡、洗头前，要用消毒棉球填塞他的两个耳孔，防止污水进入耳朵。

(4)孩子的饮食要清淡、容易消化、营养丰富，让他多吃新鲜蔬菜和水果，不要吃辛辣刺激的食物。

2.家庭预防

(1)教会孩子正确的擤鼻方法，要先擤一侧鼻孔，再擤另一侧鼻孔，不要捏住双侧鼻孔一起擤，以免鼻涕和细菌经咽鼓管进入中耳，引起感染

(2)掌握正确的喂养方法，哺乳时应把婴儿抱起来，头高一点。喂完后把孩子竖起来，使头倚在家长肩膀上，轻拍其背，促使胃内气体排出。喂奶时不要过多过快，吐奶时，要马上抱起来，让其侧头把奶吐出来，或把婴儿竖起来，防止奶流到咽鼓管里。

(3)如果游泳或洗澡时耳内进了水，可用棉签吸出，并耳内滴药。

(4)不要用发卡、火柴梗等给小儿掏耳朵，以免划破皮肤引起感染。也要防止小儿将异物塞入外耳道。

(5)积极治疗鼻窦炎、腺样体肥大等疾病。

(6)切忌打耳光。外伤可造成鼓膜破裂，细菌乘虚而入，造成中耳炎。

(7)平时要注意休息、营养要全理，要注意锻炼身体，增强机体抵抗力。

3.食疗方法

本病多因外感风热湿邪所致，或因小儿热病后余毒未清，或因不慎泪水或水灌耳而成。若急性期治疗不彻底，或反复发作，脾肾亏损，则可转为慢性。治疗常需内治与外治相结合。

(1)肝胆郁热

起病较急，耳内疼痛，并见耳鸣，听力下降，或耳道流脓黄稠，可有发热，怕冷，口苦咽干，小便黄赤，大便干结，舌红苔黄，脉弦数。

●夏桑菊茶

材料：夏枯草15克，桑叶12克，野菊花15克。

做法：水煎去渣加红糖适量，代茶

饮用。

●苦瓜汁

材料：生苦瓜1条，红糖30克。

做法：生苦瓜1条，捣烂如泥，加红糖30克，捣匀，1小时后将汁滤出饮用。

●金银花薏米粥

材料：金银花15克，柴胡9克，鳖甲15克，薏米20克，红糖适量。

做法：前三味煎汤后去渣，入薏米、红糖煮粥服用。

(2)脾虚湿困

耳内流脓，经年累月，时轻时重，无明显臭味，面色萎黄无华，疲乏，纳少腹胀，大便偏溏，舌淡苔白润，脉缓细弱。

●茯苓山药薏米粥

材料：茯苓、山药各15～20克，共研成粉，薏米20克，红枣5～10枚，大米适量。

做法：合在一起煮粥服食。

●白术山药煲扁豆

材料：白术15克，山药18克，扁豆20克，红糖适量。

做法：白术煎汤后去渣，加入其他三味煲烂服。

(3)肾气亏虚

耳内流脓清稀，日久不愈，或有耳鸣、耳聋，或有头昏眼花，夜多小便，腰膝酸软，舌淡苔润，脉细弱。

●黑豆煲猪肾

材料：黑豆60克，猪肾2个。

做法：猪肾洗净切块，加适量水与黑豆一起煲熟，用盐调味服食。

●杞子黄芪炖乳鸽

材料：杞子15克，黄芪15克，乳鸽一只(去毛和内脏)，水适量。

做法：隔水炖熟，用盐调味，饮汤食鸽肉。

●核桃仁炖龟肉

材料：核桃仁15～20克，龟肉150克，水适量。

做法：隔水炖熟，用盐调味服食。

中耳积液

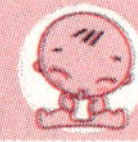

症状表现及并发症

1.病因分析

常见的原因有上呼吸道感染，急性中耳炎未完全治愈，乘飞机或潜水引起的气压伤，或者鼻咽部肿瘤。

因为儿童的咽鼓管宽，短、平坦，开口较低，咽鼓管软骨比较软，而且儿童常有鼻咽部腺样体肥大，细菌容易沿咽鼓管进入中耳。因为儿童常不会主动说耳朵胀或听力下降，中耳积液不容易被家长发现，经常是家长因为小孩注意力不集中，小孩看电视开大音量而发现。

有些患者因听力下降和耳朵闷胀到医院就诊，被诊断为积液性中耳炎，或分泌性中耳炎。

2.症状表现

这是一种因为咽鼓管机能障碍，上

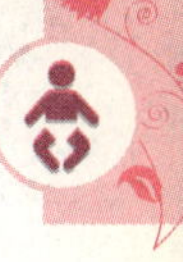

呼吸道急性感染等造成中耳腔负压，积液的非化脓性炎症。

中耳积液即在中耳腔隙里积存液体，各种不同的病因会产生不同性质和色泽的液体，可通过耳镜检查或鼓膜穿刺抽取得到证实和鉴别。它的体征不是独立的疾病，也不是症状。常见的积液有淡黄色液体、清澈无色液体、棕褐色液体、血液、脓液。

3.并发症

中耳积液不及时治疗，会引起感音神经性聋，或者粘连性中耳炎，治疗更加困难。

护理与预防

日常护理

(1)孩子哺乳避免卧位，避免乳汁进入中耳，鼻炎尽早治疗。

(2)擤鼻涕时不要同时捏住两侧鼻孔，腺样体肥大导致反复中耳炎的应当尽早切除，急性中耳炎应当规范治疗。

听力障碍

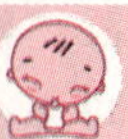

症状表现及并发症

1.病因分析

听力系统的任何部位疾病都可导致儿童听力乏失。单独发生在外耳道，和中耳的畸形。可导致传导功能的丧失，单独中耳畸形的儿童，可发生先天性感觉神经性听力丧失。

耳朵包括外耳、中耳、内耳和听神经。听觉正常，还必须有健全的大脑。

在正常情况下，3个月以内孩子听到突然声音，会出现眨眼、皱眉，可伴有握拳、蹬腿或全身抖动，这是一种听性反射活动。3～9个月的孩子，听到突然声音，会转过头来，脸朝向声音的方向。9个月的孩子，已经可听懂呼唤他的名字。10个月的孩子会呀呀学语，有时能叫妈、爸等单调。1岁半的孩子，听到小鼓或铃声，会转过头来寻找玩具或仰手抢夺。2岁半的幼儿，只要智力正常，可以配合耳科医生，做各种游戏测听。

2.症状表现

听力丧失可发生在任何年龄，1/800～1/1000的新生儿，在出生时有严重和极度的听力丧失。有程度略低的听力丧失，包括轻至中度的，双侧性或单侧性听力丧失。在儿童期，另有2/1000～3/1000的儿童，有后天性的中度到重度的进行性或永久性听力丧失，许多青少年因为过度暴露于噪音或头部损伤，而有发生感觉神经性听力丧失的危险。

3.并发症

耳聋、语言障碍等。

护理与预防

日常护理

(1)积极防治中耳炎，及早治疗鼻炎、鼻窦炎等疾病。

(2)夏天游泳时，要防止外耳道进水

或鼻子呛水。

(3)婴幼儿哺乳时要注意姿势，不宜一次进食太饱，或者口含橡胶奶嘴睡觉，因为这样容易引起呕吐，从而引起中耳炎的发生。

(4)预防外耳道耵聍栓塞，定期到医院检查或自我检查，一旦发现双耳耵聍较多，应到医院检查。

(5)尽量避免使用有耳毒性的药物。对于突发性耳聋的防治。由于其原因不明。暂无很好的预防方法。唯一可行的是及早发现，及早治疗。

(6)感觉神经性听力丧失可通过各种助听器得到帮助，在诊断后尽可能早地安装放大助听器。

鼻窦炎

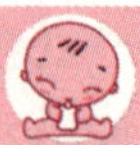

症状表现及并发症

1.查找病因

鼻窦是对上颌窦、筛窦、额窦、蝶窦的统称。小儿出生后就可能罹患上颌窦炎和筛窦炎。

幼儿反复的感冒，或是每次感染后治疗不完全，而使鼻腔及鼻窦的黏膜持续发炎肿胀，造成鼻窦的开口阻塞，使得鼻窦不易排出分泌物，堆积过多后引起发炎，这就是鼻窦炎的成因。此外，游泳时不慎呛入脏水，脏水经鼻腔被挤入鼻窦而引起感染，也是病因之一。

2.症状表现

儿童鼻窦炎与成年人鼻窦炎临床表现相似，亦可分为急性和慢性两类，但小儿鼻窦炎症状较成人为重。

(1)急性鼻窦炎发病较急，在成人以头痛症状为主，而儿童则以全身症状为主。表现为高热、脱水、精神不振、呼吸急促、拒食，严重者会出现烦躁，抽搐。也经常伴有呼吸道感染症状，如咽痛、咳嗽等。

(2)慢性鼻窦炎。有间歇性或经常性鼻塞，流涕以粘脓性或粘液性为主，常拖挂于上唇。有时鼻涕倒流入咽部，则无流涕症状。有时可出现鼻出血，或鼻前庭湿疹症状如鼻唇沟潮红、糜烂、渗液。头痛及嗅觉障碍较少见。

3.并发症

急性鼻窦炎除鼻塞、多脓鼻涕外，可有发热咳嗽、精神萎靡、烦躁不安，也可伴发中耳炎、鼻出血和关节痛，较大患儿可诉头痛。形成慢性鼻窦炎后，出现闭塞性鼻音和张口呼吸，黏液性鼻涕“源源不断”。长期鼻阻塞和张口呼吸会影响面部和胸部的发育。

护理与预防

1.日常护理

(1)应将蓄积的鼻涕吸取出。要教导小孩擤鼻涕的习惯，以及让他多加练习用手指按住一侧鼻孔和闭口，然后将气推出的动作。若为孩子，则可使用吸鼻器，帮他吸出。

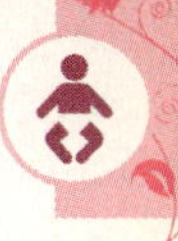

(2)在孩子的鼻子上，敷上用温水沾湿的纱布，也能轻易地将鼻涕吸出来。同时多补充维生素和蛋白质也是很重要的。

(3)用棉棒及时清除鼻腔脓性分泌物。

(4)室内保持适宜的温度和湿度。

(5)要提高机体抵抗力，加强锻炼，保证营养，不偏食、多吃水果和蔬菜；衣着要适度，既要避免受风寒，又不要穿戴过厚。

2.家庭预防

(1)避免呼吸道感染，小儿感冒后要及早治疗。

(2)加强身体锻炼，增强机体抗病能力。

(3)加强营养，均衡摄入瘦肉、鱼肉、鸡肉、鸡蛋、牛奶、蔬菜、水果、粗粮等食物。

鼻出血

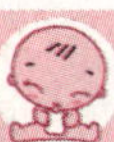

症状表现及并发症

1.病因分析

鼻出血又称鼻衄，是指由于鼻腔黏膜血管破裂引起的出血。鼻出血是儿童的常见病，一年四季均可发病，在天气炎热或室内空气干燥时容易发生，多见于学龄前或学龄儿童。

儿童处于生长发育过程中，鼻黏膜比较娇嫩，黏膜下血管较成人丰富，受到外界因素刺激很容易破裂。引起鼻出血的因素有以下几方面：

(1)气候变化影响。如空气干燥、室温偏高，鼻黏膜干燥导致鼻出血。

(2)不良生活饮食习惯。如抠挖鼻孔、异物塞入、擤鼻过重等，均可损伤鼻黏膜而导致鼻出血。如挑食、偏食或不吃蔬菜水果等，体内维生素缺乏可导致鼻出血。

(3)剧烈运动或鼻外伤。剧烈运动、鼻外伤或摔伤，可导致鼻出血。

(4)见于全身或局部疾病，如血小板减少性紫癜、再生障碍性贫血、白血病等血液病，或干燥性鼻炎、鼻血管瘤等鼻部疾病。

2.症状表现

轻度的出血，量少或涕中带血，多能自止。严重的出血，量比较多，需马上填塞油纱条压迫止血。鼻出血反复发作，会出现头晕、乏力、面色苍白、出汗、脉快等贫血征象，极少数可出现早期休克。

护理与预防

1.日常护理

(1)鼻出血时可先采用指压法止血，让患儿采取半卧位，用食指和拇指将鼻翼向鼻中隔方向挤压3～5分钟，并配合用冷毛巾敷患儿前额和鼻梁处。稍候片刻，再用棉花团蘸0.5%～1%麻黄素溶液(如无此药可单用棉花团)，塞入出血的鼻孔内，再继续捏住双侧鼻翼10分钟左右，即能止血。

(2)捏鼻止血时，尽量使患儿保持安静，避免哭闹，头不要过分后仰，以免血液流入喉中。如患儿有吐血症状，最好让其采取坐位，头稍向前倾，尽量将血吐出。

(3)左鼻腔出血举右手，右鼻腔出血举左手，约3~5分钟。

(4)若出血不多用以上方法可以止住，如出血量较多，用蘸有止血药的棉花团填塞鼻腔、压迫止血。然后送往医院。

(5)止血后要保持鼻黏膜湿润，可涂以金霉素眼膏或石蜡油。

2.家庭预防

(1)在气候炎热的夏季，注意多饮水，不要在太阳暴晒下进行室外活动。

(2)冬季，如果室内空气干燥，可以使用加湿器、开窗通风，使湿度保持在40%~50%为宜。

(3)教育孩子不要偏食，多吃蔬菜水果，少吃巧克力糖等易上火和辛辣油腻的食物。

(4)当孩子患鼻炎、鼻窦炎时要及时治疗。

(5)帮助孩子尽快改掉抠鼻子的坏习惯。

婴幼儿先天性鼻泪管阻塞

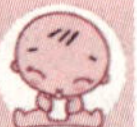

症状表现及并发症

1.查找病因

小儿流泪的原因很多，除了眼睛外伤，多为先天性异常，例如，鼻泪管发育异常，眼皮发育异常及眼睛的疾病等。

如果孩子从一出生或出生不久就一直眼泪汪汪，即使不哭的时候也一样，有时还会合并红眼睛或黄白色的分泌物，这时就要怀疑孩子可能患有“先天性鼻泪管阻塞”。

2.症状表现

临床看起来就是泪眼汪汪，持续流泪及分泌物增加现象，若轻压泪囊处，有时可以看到黏液或脓自泪点流出，常会合并结膜炎，有眼红及眼屎的现象，厉害者甚至会引起泪囊发炎、细菌感染，造成急性泪囊炎，此时内眦至鼻梁之间(眼睛内下方)会有红肿热痛的现象，以手指轻压泪囊会有脓液从泪点逆流而出，感染厉害者需住院治疗。

3.并发症

结膜炎等。

护理与预防

日常护理

照顾这类患儿。家长平常应保持幼儿眼睛的干净，避免细菌感染。如果同时有发炎现象，眼科医生会给予抗生素点眼，并应按摩泪囊以挤出蓄积的脓，让抗生素药水能进入泪管系统发挥作用以抵抗细菌。

很重要的是要定期到医院，让眼科医生做适当的检查及治疗。

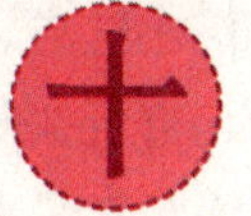

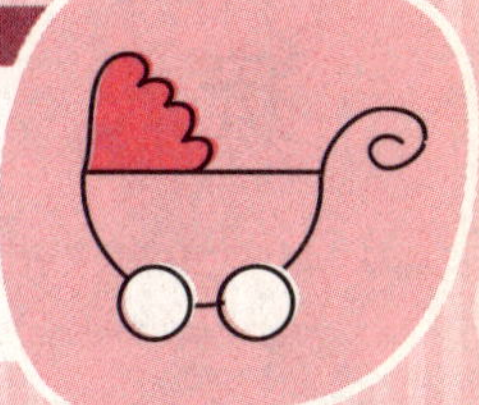

十 皮肤疾病

痣

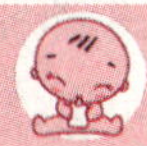

症状表现及并发症

1.病因分析

色素痣又称痣细胞痣，黑素细胞痣，是由痣细胞局部聚集组成的良性肿瘤。依照痣细胞在皮肤内的位置，可将色素痣分为交界痣复合痣和皮内痣。几乎人人都有通常有一个发展和退化的过程。在幼儿期为扁平的交界痣，以后至青春期随年龄增长，痣增大为复合痣或皮内痣。

2.症状表现

(1)结合痣是后天形成，一般较扁平，痣细胞是介于表皮与真皮的交界处，细胞数日多且活性强，较易恶性变化。

(2)复合痣。后天的结合痣会随时间由原先的平坦变成轻微突出的半球状，表面平滑，由丁更深入往下生长至上真皮层，因此颜色会变为肤色或者棕黑色，且因黑色细胞活性降低，恶性变化几率也低。

(3)皮内痣。由复合痣演变而成，痣细胞向下生艮，完全脱离表皮，临床上为凸起，呈棕色至肉色。

3.并发症

由色素细胞构成的先天良性肿瘤，大多均属良性。多数增长缓慢或持续多年并无变化，但很少发生自发退变。个别类型的色素痣也有转变为恶性的可能。

护理与预防

日常护理

绝大多数色素痣不需治疗。面部痣影响美观时可手术切除。面积较大时可以分次切除，也可以一次切除后行游离植皮或邻近皮瓣转移。如较小的痣切除后，可以潜行剥离皮肤创缘后直接拉拢缝合。术后不能沾水，防止污染。术后结痂后，5~7天会自然脱落。

疣

症状表现及并发症

1.病因分析

疣是由病毒引起的一种皮肤表面赘生物。多见于儿童及青年，潜伏期为1～3个月，能自身接扩散。病毒存在于棘层细胞中，可促使细胞增生，形成疣状损害。常见的有寻常疣、扁干疣、传染性软疣、尖锐湿疣等。

疣为病毒性皮肤病，寻常疣、扁平疣、尖锐湿疣均由乳头瘤病毒引起，三者都有表皮角化过度，棘层肥厚，皮突延长等病理改变。传染性软疣是由传染性软疣病毒(属痘类病毒)引起，其特征有表皮细胞内含有软化疣小体和发生变性是其特征。

2.症状表现

本病症状表现为阴血不足、肝失濡养、气血不和，血枯生燥、筋气外发于肌肤，或风毒之邪侵袭，阻于经络，凝聚肌肤而成。

(1)扁平疣呈米粒及芝麻大，扁平隆起的损害，表面光滑，色浅褐或正常皮色。

(2)传染性软疣初起为米粒大、半球形丘疹，中心有小白点，逐渐增至如绿豆大。境界明显、质硬、中心凹陷似脐窝，呈灰白、乳白、微红或正常皮色，表面光滑。损害数目不定，少数散在或数个簇集，不想融合，可挤出白色奶酪样物。

(3)寻常疣初起为米粒大小，微黄色角化性丘疹，中央可见一针头小红点，逐渐增至绿豆大，圆形或多角形乳头状隆起，境界明显，质硬，表面粗糙呈刺状，灰白，污染或污褐色。初发常为1个，长期不变或不断增多，邻近者互相融合，有时可自身接种。

3.并发症

有的症状细菌感染后，可出现红肿化脓大多数患者无自觉症状，但有少数患者可有轻微瘙痒感，若有继发感染时可有疼痛等症状。

护理与预防

日常护理

对传染性软疣及时有效的治疗，在预防自身接种和相互传染。对于免疫力正常的个体传染性软疣是一种单个症状疾病，多在2个月内消退。如果不治疗整个病程通常可持续6～9个月也有持续数年。治疗传染性软疣既方便又有效的方法，主要是外科治疗或外用尖锐湿疣药物疗法。注意个人卫生，不搔抓皮肤，要多开窗换气。

头癣

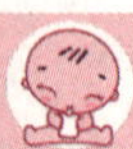

症状表现及并发症

1.病因分析

头癣是真菌感染头皮和头发所引起的疾病，患了头癣，头皮上会出现很多

灰白鳞屑或大片的黄痂，还可引起头发折断或脱落，严重者头发参差不齐甚至所剩无几，即人们所说的“癞痢头”。

头癣是头皮和头发的浅部真菌感染，根据病原菌和临床表现的不同可分为黄癣、白癣和黑点癣三种。头癣好发于儿童，传染性较强，易在托儿所、幼稚园、学校及家庭中互相传染。主要通过被污染的理发工具传染，也可通过接触患癣的猫、狗等家畜而感染。

头癣的发生主要是通过接触头癣患者或有病的动物而被传染。正常人与患头癣者经常密切接触，特别是儿童在一起玩耍头碰头的接触，很容易被传染。还有与有病的动物接触后患病，这都属于直接传染。如果使用头癣患者用过的帽子、头巾枕头、梳子或理发用品、剪刀等也可被传染这叫做间接传染。可见头癣是很容易传染的。但是真菌感染后不一定都引起头癣，这与机体对真菌的抵抗力密切相关。大多数成人对真菌抵抗力较强而儿童较弱，所以头癣多见于儿童。

2.症状表现

(1)黄癣。表现为盘状黄豆大小的黄癣痂，中心有毛发贯穿，愈后形成萎缩性疤痕；病发参差不齐，干枯无光泽，永久性秃发。

(2)白癣。表现为初发较大的鳞屑性母斑，周围继发较小的卫星状子斑，青春期后自愈，愈后不留疤痕；病发周边白套，且常距头皮2～3mm处折断。

(3)黑点癣。表现为多数散在鳞屑性小斑，愈合可有小片疤痕；病发刚出头皮即折断，残端呈黑点状。

3.并发症

该病无特殊并发症。

护理与预防

日常护理

(1)头癣易在公共场所传播，故一旦发现患病即应积极到医院诊治，同时追查传染源一并治疗。

(2)注意消毒生活用具及理发用具，发现患畜要及时处理，防止感染的传播。

(3)在服用灰黄酶素时最好同时进高脂餐以便于药物吸收。应用超过1个月均注意检查肝肾功能及血常规。

痱子

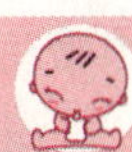

症状表现及并发症

1.病因分析

又名“汗疹”，多发于高温、多湿的夏季。原因是大量且持久的出汗，造成汗孔阻塞而引起。

2.症状表现

(1)红痱。表现为呈密集排列但不融合。多发于额颈胸背肘窝(国)窝等部位自觉有痒和灼热感。

(2)白痱。皮损为非炎症性针头大小，半透明水泡泡壁薄轻擦易破。好发于躯干部尤其是胸部，无自觉症状。

3.并发症

由于瘙痒而过度搔抓，可致继发感染发生毛囊炎，疖或脓肿。

护理与预防

1.日常护理

(1)汗疹大部分为自限性，1~2周内即会消失，轻微的痱子，只要让孩子处于通风好的环境，保持凉快，衣服能吸汗，或帮孩子泡个温水澡，再擦上适量痱子粉保持干爽即可。

(2)在炎炎夏日，给孩子穿宽大衣服、吸汗、透气性高的衣服，让孩子处在通风、凉快或有冷气设备的环境中。

(3)可进食清凉解暑药膳，如绿豆糖水、绿豆粥、清凉糖水等，避免搔抓勿用肥皂洗擦。可内服清热、利湿、解暑的中药，或制剂。

(4)可外用消炎止痒制剂，继发感染者可使用抗生素。

2.食疗方法

(1)痱毒初期

皮肤上仅见片状红斑，继则发出多数密集之丘疹或丘疱疹，如针尖大小，内含透明浆液，灼热刺痒，口渴烦躁，小便短赤，大便干结，饮食应以清热解暑解毒为主。

●西瓜汁

材料：西瓜1个。

做法：整个西瓜置冷水中浸泡2小时，剖开，吃西瓜瓤或取汁饮。

●苦瓜茶

材料：苦瓜1条，清茶5克。

做法：生苦瓜去瓤切成丝，风干，加入清茶，泡水代茶饮。

●绿豆粥

材料：绿豆30克，粳米30克，砂糖适量。

做法：先煮绿豆，豆烂再入米成粥，加糖不拘时食用。

(2)成脓期

红痱密集范围广泛，灼热刺痒，聚结成痈疖，疼痛难忍，甚者发热恶寒。

●薏苡藿香粥

材料：薏苡仁50克，鲜藿香50克，冰糖适量。

做法：薏苡仁煮成粥，将熟时加入鲜藿香、冰糖。放凉后，早晚各一次食之。

●马齿苋粥

材料：鲜马齿苋20克，粳米50克。

做法：煮粳米做粥，将熟入马齿苋，再煮几沸即可。可做早晚餐服用。

●冬瓜虾仁汤

材料：冬瓜250克，虾仁10克，精盐、麻油适量。

做法：将冬瓜削皮去瓤子，洗净后，切成小长方形块。虾仁水洗净。将冬瓜、虾仁放入锅中加适量水，煨30分钟左右，冬瓜熟软后再加精盐，盛汤碗中，放入麻油即可。

湿疹

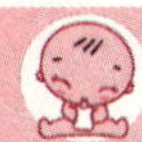

症状表现及并发症

1.病因分析

湿疹是小儿常见的一种过敏性皮肤病，多见于2岁以下的肥胖儿，在儿童期也有发病的可能。

生活中多种因素均可诱发湿疹：饮食方面，如食入牛羊肉、鱼、虾、蛋、奶等动物蛋白食物；气候变化，如日光、紫外线、寒冷、湿热等物理因素刺激；日常接触，如不当使用碱性肥皂或药物、接触丝毛织物等；机械性摩擦，如唾液和溢奶经常刺激皮肤；喂养方面，如营养过高，添加辅食种类偏多致使胃肠道功能紊乱等；此外，患儿家族中有过敏性鼻炎、鱼鳞病或哮喘等疾病史，湿疹发病率较高。

2.症状表现

婴儿湿疹大多在出生后1～3个月起病，皮疹多见于头面部，以后逐渐蔓延到颈、肩、背、臀和四肢，甚至可以波及全身。初起时为散发或群集的小红色丘疹或红斑，看上去像一堆堆小红疙瘩，继之破溃、糜烂、渗液和继发感染，最后结痂脱屑，反复发生，经久不愈，并有严重搔痒。由于剧烈瘙痒，患儿常烦躁不安，夜间哭闹，影响睡眠，到处搔抓，常可致皮肤细菌感染而使病情进一步加重。临床上将湿疹大致分为三型，即脂溢型、渗出型和干燥型。

护理与预防

1.日常护理

(1)母乳喂养时，避免哺喂过量以保持小儿的正常消化，母亲忌食辛辣刺激性食物及虾、海鲜等。如疑牛奶过敏，可将牛奶煮沸，促使牛奶蛋白质变性，减少过敏原，必要时可用豆浆代替牛奶。添加辅食时，要逐渐加量，切忌过快。儿童忌辛辣刺激性食物。

(2)湿疹局部红肿、糜烂、渗出明显时，可用1%～4%的硼酸溶液湿敷，外涂雷锌膏，每天2次。也可在医生的指导下口服抗过敏药物，如扑尔敏、非那根等。

(3)小儿宜穿宽松、吸湿、柔软的布料衣服，最好不要穿化纤和丝毛织物。婴儿要勤换尿布、尿裤。注意保持患处干燥清洁。睡觉时不宜盖得过多。

(4)切忌搔抓，以免继发感染。可将小儿指甲剪短，或用纱布把手包起来。

(5)洗澡时水温要适宜，过高会加重病情，过低易引起感冒。

2.家庭预防

在生活中尽可能找出发病原因，并加以预防。避免冷热潮湿、机械摩擦等刺激；避免食用易过敏和刺激性食物；在医生指导下合理用药，不要自行用药。

3.食疗方法

●荷叶粥

材料：粳米30克，鲜荷叶1张，食糖少许。

做法：粳米常法煮粥，待粥熟时，取鲜荷叶，洗净，覆盖粥上，再微煮少顷，揭去荷叶，粥成淡绿色，调匀即可，可加食糖少许。

脓痂疹

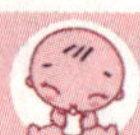

症状表现及并发症

1.病因分析

细菌感染可以导致全身性疾病，也能侵犯人体皮肤造成皮肤病变。脓痂疹好发于温热潮湿的气候，一年中夏天与初秋是流行的季节。

主要为凝固酶阳性的金黄色葡萄球菌，感染多半为Ⅱ组菌株。其次为乙型溶血性链球菌也可两种细菌混合感染，极少数由其他细菌如表皮葡萄球菌枯草杆菌等所致。

病人多半是儿童和婴幼儿，儿童由于解剖生理上的弱点如皮肤细嫩、局部抵抗力差、容易遭受轻微外伤、皮肤易污脏等因素。所以化脓菌容易感染，特别是新生儿皮肤薄嫩分泌机能未充分发育免疫力低下。

(1)神经机能不健全，当机体抵抗力减低，或患瘙痒性皮肤病使皮肤某一部位抵抗力减低时，及各种刺激皮肤外伤等治化脓球菌造成可乘之机容易感染。

(2)在家庭或托儿所中，儿童互相密切接触很容易传染。也可通过污染的毛巾日用品玩具衣服等间接传染。

2.症状表现

接触传染是传染的主要途径，而造成孩子感染的病菌常来自宠物、不干净指甲、群体中接触到有病的孩子等；身体上皮肤若有伤口、被蚊虫叮咬、烧烫伤或湿疹者等，都是发生脓痂疹的高危险群。

3.并发症

少数患者鼻腔、口腔及舌黏膜，亦可受累伴有淋巴结炎疖病、丹毒或淋巴管炎等，可有发热、畏寒等全身症状，也可诱发急性肾炎，极少数体弱儿童或新生儿患者可引起败血症导致死亡。

护理与预防

日常护理

(1)脓痂疹虽是由细菌感染造成，但有些病人不用治疗，10天左右可自行痊愈。治疗药物以口服与外用抗生素为主，一般而言对药物反应都不错。

(2)对于病灶较广泛的患者，建议给予7～10天口服抗生素，如孢头霉素、青霉素或红霉素等，可依培养菌种给予适当药物，也可并用外用抗生素药膏。

(3)对于一些只有少数病灶患者，可涂抹新外用抗生素药膏，2%莫匹罗星其疗效不次于口服抗生素。

(4)对于皮肤有小伤口，如蚊虫叮咬或擦伤，可建议1～3次施与外用抗生素药膏，也可以作有效预防。

(5)脓痂疹是传染性相当强的皮肤疾病，保持清洁、改善卫生状况。尽

量将病患与健康者隔离，患者手指甲修剪并保持清洁，避免用毛巾擦拭患者皮肤，可改用纸巾替代。避免让患者去游泳。

幼儿急疹

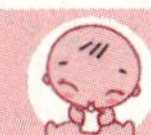

症状表现及并发症

1.病因分析

幼儿急疹又称孩子玫瑰疹，是人类疱疹病毒6型导致的婴幼儿期发疹性疾病，特点是持续高热3～5天，热退疹出。一年四季均有发病，以冬春季多发。除了幼儿急疹，儿童常出现的出疹性疾病还有麻疹、猩红热、风疹、水痘等。幼儿急疹病后可获得比较巩固的免疫力，再次发病的情况比较少见。幼儿急疹多发生于6～18个月的婴幼儿，潜伏期7～14天，平均为10天。

2.症状表现

临床特点是突然起病，病初即有高热，体温达39℃～40℃，持续3～5天而骤降，热退后疹出。发热期间食欲精神尚好，咽峡部充血，有时出现前囟膨隆，可出现高热惊厥。热退后9～12小时内出疹，皮损呈红色斑诊或斑丘疹，主要散布在躯干、颈部及上肢，皮疹间有3～5mm空隙，有时在皮疹周围可见晕圈。几小时内皮疹开始消退，一般在2～3天内消失，无色素沉着及脱屑。另起在流行时，少数病例亦可无皮疹出现。

3.并发症

健康的孩子很少出现并发症，但免疫功能低下的孩子可能发生肝炎或肺炎等并发症。还可能并发症幼儿急疹并发急性睾丸炎、急性喉炎、支气管肺炎、腹泻、良性颅内压增高惊厥。

护理与预防

1.日常护理

(1)孩子得急疹后，家长要让孩子卧床休息，尽量少去户外活动，注意隔离，避免交叉感染。

(2)孩子发热时，要给患儿多饮水，给予容易消化的食物，适当补充B族维生素和维生素C等。如果体温较高，孩子出现哭闹不止、烦躁等情况。

(3)可以给予物理降温或适当应用少量的退烧药物，以免发生惊厥。在遇到这种情况下，不要急于给孩子退烧，应查看疫苗接种情况，配合医生治疗。

2.家庭预防

预防的关键在于不要与待急疹患儿的孩子接触，同时应提倡和鼓励孩子增加运动，提高自身的免疫力，才能从根本上防患。

婴幼儿尿布疹

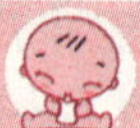

症状表现及并发症

1.病因分析

婴幼儿尿布疹是由孩子大便中的氨产生的细菌引起的。

2.症状表现

孩子的臀部出现一块红红的斑块，这就是孩子尿布疹。轻度的尿布疹也叫臀红，即在会阴部。肛门周围及臀部，大腿外侧，皮肤的血管充血，发红，继续发展则出现渗出液，表皮脱落，浅表的溃疡。

3.并发症

不及时治疗则会发展为较深的溃疡，甚至褥疮。

护理与预防

日常护理

(1)勤换尿布。孩子尿布最好是用旧棉布作，既柔软又吸水，化纤布不吸水又有刺激。尿布一般应有两块，一块叠成长方形，另一块叠成三角形垫在臀部。

(2)尿布下最好垫一块棉的或较厚的尿垫，尿垫下再放油布或塑料布，尽量不要让塑料布或油市直接接触皮肤，因为它们都密不透气，影响水分的吸收及蒸发，是造成尿布皮炎的主要因素。

(3)每次大小便后要用清温水冲洗外阴及肛门部，然后擦干，多撒爽身粉，保持局部清洁。

(4)污染大小便的尿布。首先要清除大便，然后用清水洗一遍，再用开水烫一下、接着打肥皂搓洗，用肥皂洗过后一定要多用清水冲几遍，以去掉肥皂的碱性痕迹，如果尿布洗不净，碱性物对皮肤有刺激。

(5)洗净的尿布一定要晒干，潮湿的尿布也会沤出尿布疹。也可用一次性尿布，但尿湿后要及时更换。

婴幼儿荨麻疹

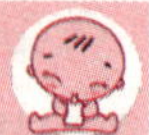

症状表现及并发症

1.病因分析

荨麻疹俗称“风疹快”，是由于皮肤、黏膜小血管扩张及渗透性增加而出现的一种局限性水肿反应。

临床上造成荨麻疹的原因很多，例如，一般父母所知道的海鲜、药物等，但其实有很多的病例是找不到病因的，尤其慢性荨麻疹更高达70%～80%无法确知病因。一般多以食入性过敏原、吸人性过敏原、接触性过敏原引进。

2.症状表现

有15%～20%的人一生中至少发作过一次荨麻疹。皮肤瘙痒，随即出现风团，呈鲜红，苍白或皮肤色，少数病例亦有水肿性红斑。部分患者可伴有恶心、呕吐、头痛、头胀腹泻等。急性变态反应，有时可伴有休克的症状。

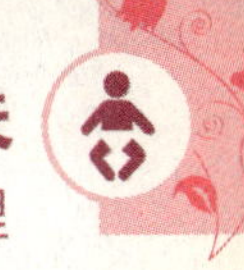

3. 并发症

荨麻疹样血管炎，伴有呕吐、腹泻、腹痛等症状，严重的可引起体克左心衰、双上肢疼痛等症状。

护理与预防

1. 日常护理

(1)避免接触过敏原，如食物、药物、花粒等，由感染因素造成的要积极抗感染治疗。

(2)药物治疗，口服药可在医生的指导下选择扑尔敏、息斯敏、仙特明、开瑞坦或葡萄糖酸钙等，皮肤瘙痒可选用炉呋洗剂外涂。急性和慢性病例可配合汤药治疗。

(3)护理方面，注意皮肤清洁卫生，防止皮肤继发感染，如剪短指甲、小婴儿可戴手套等。

(4)饮食方面，建议给予清淡、易消化饮食，忌鱼、虾、蟹、牛奶等动物蛋白食物，同时忌辛辣食物。

2. 家庭预防

(1)尽量避免环境中尘的滋生，例如保持家中的环境卫生，拿掉地毯、有毛衣物，尽量使用纯棉的衣物、寝具等，使用除湿机保持适当的湿度，50%～60%湿度，不宜太潮湿，以免滋生霉菌、尘等。

(2)远离致病因素，平时注意饮食，减少不必要的用药，对花粉或动物皮屑过敏的小儿，家中不要养花或宠物。

(3)避免各种感染，感染后要及时就诊，合理用药。

3. 食疗方法

●冬瓜芥菜芫荽汤

材料：冬瓜200克，芥菜30克，白菜根30克，芫荽5株，红糖适量。

做法：将冬瓜切成块，芥菜、白菜根、芫荽切成丝，水煎，熟时加适量红糖调匀，即可饮汤服用。

接触性皮炎

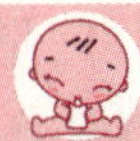

症状表现及并发症

1. 病因分析

接触性皮炎是皮肤黏膜由于接触外界物质，如化纤衣服、化妆品、药物等引发的炎性反应。

由于禀性，不耐皮毛腠理不密。一旦接触某些物质如药物、化纤之品、花草等，就会引起邪毒外侵皮肤。郁而化热，邪热与气血相搏而发病；或素体湿热内蕴复外感毒邪两者相合发于肌肤造成。

2. 症状表现

其临床特点为，在接触部位发生边缘鲜明的损害，轻者为水肿性红斑，较重者有丘疹。水疱甚至大疱，更严重者则可有表皮松弛，甚至坏死。如能及早去除病因和做适当处理，可以治愈，否则可能转化为湿疹样皮炎。

3. 并发症

除瘙痒疼痛外，少数患者可有恶寒、发热、恶心、呕吐等，全身症状。

护理与预防

日常护理

(1)局部皮炎处用温水或硼酸水、双氧水。醋酸铝溶液清洗，如有油脂应用植物油清洗，如皮炎处在肢端，可用温热高锰酸钾溶液浸泡或湿敷，每日3～4次，第一次清洗可用少许碱性肥皂或中性肥皂，肥皂水清洗后即用大量清水冲洗干净。

(2)避免再刺激。严禁用热水烫洗、摩擦、搔抓或进食刺激性食物。特别要避免搔抓。病情轻得患儿在睡觉时可适当戴上手套。

(3)为患儿创造良好休息环境，适当给予脱敏药物。对重型的接触性皮炎(皮肤松解大疱型)，应按大疱性皮肤病护理。

(4)多食维生素含量高的食物，如水果与蔬菜类，保证体内维生素的供给。对皮损康复有一定的辅助作用。

皮肤念珠菌症

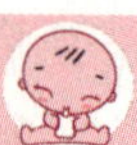

症状表现及并发症

1.病因分析

包尿布的部位，容易因霉菌而引起皮肤炎。即使健康的人，在口腔中也会有念球菌，一般情况下是不会引起发炎的。但是，包尿布和容易流汗的部位，其高温湿热的环境，非常适合念球菌的滋生。在相同的条件下，梅雨季到夏季的这段时间，也容易感染念球菌皮肤炎。另外，念球菌也潜藏在粪便中，当身体抵抗力较弱，和尿布长时间没更换，就会造成念球菌异常繁殖，而出现症状。

2.症状表现

念珠菌是一种外表看起来很像酵母菌一样的霉菌，在人体最常见的念珠菌是白色念珠菌，所以会称为“念珠”的原因，是这种菌会不停的发芽，长出一颗颗圆圆的像念珠一样的孢子，也会长出一条长长的菌丝，出现的红疹与尿布疹和汗疹很类似。与尿布疹不同的是，在皮肤皱褶处内，也会出现相同的红疹。此一疾病的特征为，出疹周围的皮肤，会有剥落和一粒粒化脓的情况。股沟周围像是覆盖着一层，如糯米纸的薄皮肤。

包尿布的部位会出现红疹。适时地涂抹药物，约2周后就能痊愈。

3.并发症

常见并发症有肝炎；慢性肺部疾病；有些人可累及内分泌系统如甲状旁腺功能低下等。

因新生儿对念珠菌没有免疫力，所以新生儿常可见念珠菌感染所造成的皮肤病，最常见的是尿布型念珠菌感染、念珠菌性对磨疹与鹅口疮，较罕见的是新生儿感染表皮念珠菌症与先天性表皮念珠菌症。

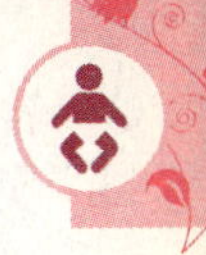

护理与预防

日常护理

(1)勤换尿布时，可用温水清洗屁股，或用淋浴来冲洗脏污和汗水，屁股擦干后，再穿上尿布。以及使用通气性好的尿布或尿布套，也是很重要的。

(2)使用抗霉菌药物，约两周后就能治愈。各种念珠菌症只要使用局部外用抗霉药物，可在一星期左右获得痊愈。对于有皮肤以外部位感染念珠菌的幼儿，必需局部外用，再加口服的抗霉菌药物，才足以降低皮肤和消化道念珠菌的数目，并降低全身性感染之机会。

脂溢性皮肤炎

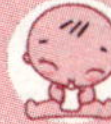

症状表现及并发症

1.病因分析

真正造成孩子脂漏性皮肤炎的原因尚无确实的证明，目前大约有以下5种说法。

(1)皮脂腺分泌旺盛。

(2)感染皮屑芽孢菌。

(3)营养缺乏。

(4)内分泌。

(5)遗传等因素。

2.症状表现

不像异位性皮肤炎一样会奇痒无比，所以，只要孩子吃和睡都没问题，精神也很好，就不需要太担心。婴幼儿的脂性皮肤炎是在孩子出生数个月后发生在孩子体表的一种皮肤病，常常好发于头皮、额头、眉毛、两颊、耳朵，有时甚至在胸部的乳头上方，及下腹部都可以看到这种黄色带有油亮光泽的脱屑。初期症状孩子的脸颊、头顶、或包尿布的区域发现异样。后期症状渐渐可能会向外扩散到颈部、腋窝、胸部、肚脐边缘或下腹部，而脸上的表现则以前额发际、眉毛、嘴唇沟等地方情况最为严重。初期若情况不严重时，只会觉得孩子的皮肤摸起来粗粗的，看起来红咚咚的，严重一点可能会有丘疹，可能就会有流汤水及结脓的状况。

3.并发症

少有并发症，除非使用错误药物治疗，而造成刺激性接触皮肤炎，或搔抓后有续发性的细菌或合并有念珠感染。尤其在腋窝、腹股沟与包尿布区等潮湿温暖的环境中。

另外，少数孩子会产生全身广泛性的脂漏性皮肤炎，此时病程持续较久，且易有上述的感染并发症。

护理与预防

日常护理

(1)在日常洗澡时，尤其是洗头，孩子脂漏性皮肤炎的患儿，可以在洗头前半小时，用乳液湿润有鳞屑和痂皮的部位，使其软化易于脱落。可用柔软的刷子来刷头，而且要仔细刷头，预防病情恶化。

(2)若患部有裂伤及湿疹出现，就需要皮肤专科医生的帮忙，来解决脂溢性皮肤炎的困扰。

(3)饮食方面可补充B族维生素。

传染性软疣

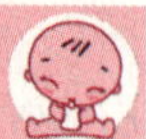

症状表现及并发症

1.病因分析

传染性软疣是一种由软疣病毒感染引起的皮肤良性、自限性疾病。因为传染性软疣不能重复地在细胞培养中生长，因此本病的发病机制还不清楚。

感染人类的痘病毒有许多，引起本病的病毒系痘病毒科的一种DNA病毒，是人体最大的病原性病毒之一。病毒的形成与胞质有密切关系，胞质基质浓缩并出现嗜酸性颗粒，集聚成大颗粒，称颗粒组合型病毒(初期型病毒)；继而形成细颗粒型病毒(中期型)；最后形成一层砌样外壳和哑铃状DNA内核整个胞质基质变成病毒包涵体，又称软疣小体。

2.症状表现

多见于小儿，其传染途径有直接接触传染，也可通过共享毛巾衣物等传染，在成人可通过性接触传染。潜伏期1周至6个月，典型损害为受感染局部表皮细胞增生形成的丘疹，直径2～8mm，单发或多发圆形或半球形。有蜡样光泽，中心脐凹状并含有干酪样栓塞物，丘疹呈肉色或粉红色。初期质地坚硬成熟变软，可挤压出干酪样物。

3.并发症

常因自觉微痒、搔抓后并发感染，或周围继发湿疹样损害。

护理与预防

1.日常护理

可采用将疣体挑破挤出的方法，先用2%的碘酒将软疣和周围皮肤消毒，然后用粗针或尖镊子将疣挑破，挤出疣体，再用棉棒蘸2%的碘酒消毒。还可用外用石炭酸液，每周1次，3～4次后有望痊愈。

2.家庭预防

(1)本病由直接接触而传染，不要到卫生条件差、消毒措施不到位的公共浴池及游泳池内洗澡或游泳，免疫功能低下者或长期合用免疫抑制剂的患儿，则应避免去公共浴池和游泳池。

(2)注意卫生勤剪指甲、避免搔抓皮肤，不与患者共穿衣物对于预防该病有一定的作用。

结缔组织疾病

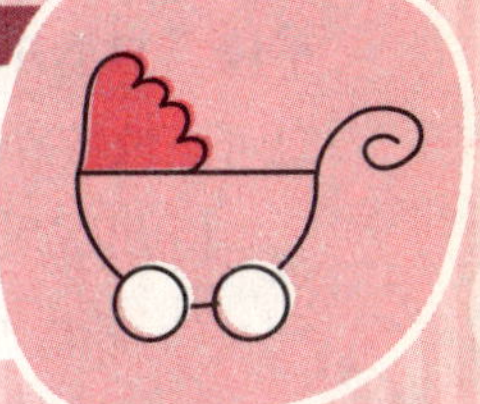

川崎病

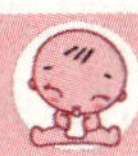

症状表现及并发症

1.病因分析

皮肤黏膜淋巴结综合征又称川崎病。1967年由一位叫川崎富作的日本医生首先报告了此病，由此被命名为川崎病。

川崎病是一种免疫介导的、以全身血管炎为主要病变的急性发热出疹性疾病，病变主要累及给心脏本身供血的冠状动脉，还有全身其他重要器官。目前此病的病因不明，推测与病毒、细菌、支原体感染有关，但未得到证实。川崎病现已取代风湿热而成为我国小儿后天性心脏病的主要病因之一。

2.症状表现

此病主要表现为以下几点：①孩子往往发热超过5天，且体温高热，多在39℃以上，抗感染治疗无效。②双眼结膜充血。③口唇红裂，口腔黏膜发红，舌体发红起刺，状似杨梅。④手足硬肿，掌心、足心充血。⑤躯干、四肢可有红色皮疹。⑥颈部可摸到一个或数个“疙瘩”(肿大的淋巴结)。患川崎病的孩子起病后10天左右，手脚尖会出现特征性的膜状脱皮表现。本病最常见、最严重的合并症是冠状动脉病变，出现冠状动脉扩张，甚至冠状动脉瘤，因此需要做超声心动图检查，千万不要轻视冠状动脉病变，因为冠状动脉瘤一旦破裂，会直接威胁孩子的生命。其他合并症有胆囊炎、心肌炎、心包炎、关节炎，以及抽搐等。在急性期查血常规白细胞升高，血沉增快。

护理与预防

1.日常护理

(1)急性期应卧床休息，多饮温开水，如体温≥38.5℃时，应及时药物降温。

(2)保持室内安静，空气新鲜，多通风。

(3)饮食方面，急性期给予富含维生素、易消化的流食或半流食

(4)皮肤黏膜的护理，保持皮肤清洁

干燥，口唇干裂处可涂石蜡油，结膜充血可不做特殊处理。

(5)出院后门诊定期复查。

2.家庭预防

(1)加强身体锻炼，若天气好，要多做户外活动，增强机体抗病能力。

(2)避免接触呼吸道感染病人。

风湿热

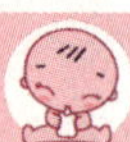

症状表现及并发症

1.病因分析

一般认为本病的发生与上呼吸道A组β溶血性链球菌感染有关，是链球菌感染后的引起的免疫反应。发病机理目前尚未阐明。本病在发病前1～3周可有咽炎、扁桃体炎或猩红热等感染史，起病可急可缓，一般症状有发热、精神不振、疲倦、食欲减退、腹痛等。

2.症状表现

心脏损害为小儿风湿热最突出的表现，临床上称为风湿性心脏炎，它包括心肌炎、心内膜炎和心包炎，轻者症状不多，重者则可发生心力衰竭。急性期过后可留有瓣膜损害，最常见的为二尖瓣关闭不全或狭窄，其次为主动脉瓣关闭不全。

关节炎多见于膝、肘、腕、踝等大关节，呈游走性，即部位不固定，以红肿热痛为表现的关节炎症状已极少，多为关节痛，数日或数周消失，但不会留关节畸形。除心脏和关节外，风湿热的患儿还可有环形红斑、皮下小结和舞蹈病等表现，环形红斑多位于躯干部和四肢屈侧，呈环形或半环形，边缘稍隆起，呈淡红色，不痛不痒，环内皮肤颜色正常，环形红斑的发生率约10%，除环形红斑以外，还可见结节性红斑、多形性红斑、荨麻疹等皮疹特点。皮下小结是一种豌豆大小的圆形小结，隆起于皮下，可以被推动，无压痛，其数目不等，多位于膝、肘、腕、踝等关节腱鞘附着处，近年来皮下小结已非常少见。舞蹈病多见于女孩，表现为全身或部分肌肉不自主运动，以四肢动作最多，例如不能持物、不能解纽扣、走路不稳等，还可有皱眉、耸额、闭眼、缩颈等表现。风湿热的患儿心电图往往异常，血沉多明显增快，抗链O(ASO)升高。

护理与预防

1.日常护理

(1)急性期应卧床休息，以减轻心脏负担，待病情稳定后方可下床活动。

(2)饮食方面，给予有营养、易消化的饮食，宜少食多餐，不要吃的过饱，保证大便通畅，心衰者应予低盐或无盐饮食。

(3)当体温高于38.5℃时，要给予物理或药物降温，出汗多时可用干毛巾轻擦以防感冒。

(4)保持关节功能位，防止肌肉萎缩和关节挛缩。

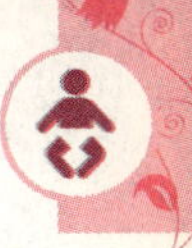

(5)保持皮肤清洁，每天擦洗身体。

(6)做好心理疏导工作，使患儿树立战胜疾病的信心。

(7)抗风湿治疗，常用药有阿司匹林和强的松，长期服用要注意不良反应。阿司匹林有胃肠刺激、出血和肝功能损害等不良反应，长期大剂量服强的松可出现柯兴氏征、高血压、免疫下降和骨质疏松等不良反应。用药一定要遵医嘱，不得擅自用药。

(8)风湿热可复发，风湿热病后头三年内的复发率约为75%，每次发作都会加重瓣膜病变，因此，预防风湿热的复发非常重要。

2.家庭预防

(1)链球菌感染可引起咽峡炎、化脓性扁桃体炎、脓疱病等疾病，若抗链O明显升高，医生会给患儿进行肌注长效青霉素，每月一次，直至抗链O恢复正常。对青霉素过敏者，可改服红霉素，疗程10天，这样可减少风湿热的发病几率。

(2)风湿热可复发，风湿热病后头三年内的复发率约为75%，每次发作都会加重瓣膜病变，因此，预防风湿热的复发非常重要。

过敏性紫癜

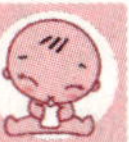

症状表现及并发症

1.病因分析

过敏性紫癜是儿童最常见的结缔组织疾病，冬春季节发病。该疾病以皮疹、关节炎、腹痛和肾脏损害为主要表现，按上述症状可分为皮肤型、关节型、腹型和肾型(紫癜肾)四种类型。

病因尚不完全清楚。本病是一种由某种致敏因素导致的全身毛细血管炎性疾病，致敏因素包括：感染(细菌、病毒、寄生虫等)、食物(牛奶、鸡蛋、肉、鱼虾等)、药物(抗生素、解热镇痛药等)、花粉、虫咬、疫苗接种等，以上因素作用于过敏体质的机体而发生变态反应。临床以感染和食物因素较多见。

2.症状表现

皮疹常为首发表现且很有特点，最初为双侧小腿、双踝关节周围出现针尖或粟米大小的红色出血点，呈鲜红色，对称性分布，压之不褪色，有些患儿会感觉小腿肌肉疼痛。随后皮疹向上蔓延至臀部，逐渐变大，微突出皮面并可融合成片，但无明显痒感，上肢亦可见皮疹，但较下肢稍轻，少数较重病例躯干部也可累及。皮疹可反复成批出现。

关节炎以踝、膝等下肢关节多见，但肘和腕关节亦可见，关节肿痛且活动受限，数天后可减轻消失，无关节变形。

腹痛轻重不一，轻者呈一过性，可自行缓解。重者持续绞痛，可见呕吐、呕血、黑便和肠套叠。肠套叠表现为剧烈腹痛，腹部可扪及包块，肠鸣音亢进。有的患儿以腹痛起病，易被误认为急腹症而行剖腹探查术。肾损害在临床称为过敏性紫癜性肾炎，简称紫癜肾，包括镜下血尿、肉眼血尿、微量蛋白尿、大量蛋白尿、管型尿、高血压或水肿等表现，轻重不一，轻者蛋白尿或血尿呈一过性，可治愈；重者(如尿蛋白2+～3+)虽经治疗可缓解，但也很容易复发。若蛋白尿持续3+，血清胆固醇升高，血清白蛋白降低，且出现浮肿者，则说明肾损害已经非常重了，已发展到肾病的程度，可能出现肾功能衰竭患儿一旦病史迁延，以反复蛋白尿或血尿为主要表现，其皮疹往往不再出现。

本病常伴有血管神经性水肿，主要分布与头皮、眼眶、眼睑、手足背和腰部等处，表现为局部隆起伴疼痛，但不红，一般1～2天自行消退。中枢神经系统和心脏受累较少见，部分患儿脑电图异常，心电图有心肌缺血、室性早搏等改变。血常规检查血小板正常。腹型紫癜患儿做胃镜多提示胃、十二指肠炎改变，少部分呈十二指肠溃疡改变。

护理与预防

1.日常护理

(1)饮食方面，建议给予素食，腹痛、呕血者应予暂时禁食，紫癜肾炎的患儿应予素食、低盐、软饭。

(2)患儿腹痛、呕血时应卧床休息，关节型要尽量减少活动，紫癜肾炎更要休息好。

(3)使用激素的患儿要避免感染。

(4)皮肤护理，保持皮肤清洁，不要搔抓皮疹。若出现皮肤感染，应及时治疗。

(5)中药治疗。采用具有清热解毒，凉血消斑功效的中药。

(6)定期复查尿常规。

2.家庭预防

(1)注意锻炼身体，增强机体抗病能力。

(2)有过敏体质的儿童要避免过敏原刺激。

(3)避免呼吸道感染。

(4)门诊定期查尿，目的是监测肾脏损害。

系统性红斑狼疮

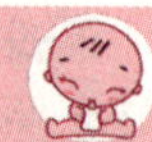

症状表现及并发症

1.病因分析

系统性红斑狼疮(SLE)是一种多系统、多器官受累的全身结缔组织疾病。

病因尚不完全明确，重要有以下几种诱因：①遗传因素，据文献报道，本病存在遗传倾向。②感染因素，尤其是病毒感染已引起普遍重视。③药物因素，如雷米封、阿司匹林、青霉胺、磺胺药等。④免疫因素，患儿体内可查出多种自身抗体。⑤内分泌因素，本病多见于女性，故内分泌因素亦应考虑。⑥其他因素，如紫外线照射。目前认为本病由以上因素诱发自身免疫反应，形成免疫复合物，激活补体，沉积于靶器官，造成组织病理损害。

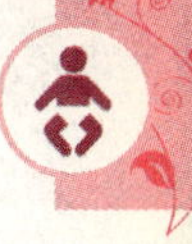

2.症状表现

受累器官和系统包括皮肤、浆膜、关节、心脏、肺脏、肾脏、血液和中枢神经系统等，以自身免疫为特征，患儿体内存在多种自身抗体。因首先受累的器官不同，故首发症状有很大不同，起病可急可缓，全身症状有不规则发热、乏力、食欲下降和体重减低。皮肤改变呈多样性，有红丘疹、斑丘疹、急性丹毒样皮疹、大疱样皮疹、糜烂结痂或紫癜等多种形态，对称分布且暴露部位多见，皮疹对光敏感。

典型的蝶形红斑仅见于50%～60%的病例，它位于两颊和鼻梁，鲜红色，边缘清晰或不规则。约30%病例有口腔黏膜溃疡。关节症状较常见，表现为关节肿痛、活动受限。

肾脏是最易受累的器官，临床称为狼疮肾，症状轻重不一，轻者为血尿、蛋白尿或管型尿，重者可出现急性或慢性肾功能衰竭。

呼吸系统有胸膜炎、胸腔积液、肺出血或肺纤维增生等病变。

心血管系统以心包炎最常见，心肌和心内膜亦可受累，表现为心电图不正常、心律失常、心脏扩大和心力衰竭。雷诺氏现象发生率不高，但可为首发症状。

血液系统病则表现为白细胞下降、淋巴细胞绝对值减少、血小板减少或溶血性贫血。中枢神经系统表现为神经或精神异常，如性格改变、头痛、癫痫、惊厥、舞蹈病或颅内压增高等，大部分患儿脑电图均有异常。血清中可查出抗核抗体(ANA)、抗双链DNA抗体(抗ds-DNA抗体)、抗Sm抗体等多种自身抗体。狼疮细胞阳性。其他需做血、尿常规、血沉、肝肾功能、免疫功能、骨髓穿刺、腹部B超、头颅CT等多项检查。

护理与预防

1.日常护理

(1)急性期应卧床休息。

(2)加强营养，给予高蛋白、高维生素饮食，如瘦肉、鱼、新鲜蔬菜和水果等。

(3)外出时要避免日光照射，避免受寒和精神刺激，慎用或禁用诱发狼疮的药物，如磺胺、肼苯达嗪等。

(4)做好患儿心理工作，消除其恐惧和顾虑，帮助患儿树立战胜疾病的信心。

(5)本病需要根据医嘱进行长期服激素治疗，因此需注意预防感染。

(6)面部或肢端红斑可用丙酸倍氯美松软膏外涂，忌用对皮肤有刺激的碱性肥皂、化妆品等。

(7)口腔溃疡护理，进食后要清洁口腔，局部用金霉素鱼肝油或紫药水外涂。

2.家庭预防

(1)加强身体锻炼，增强机体抗病能力。

(2)有免疫功能紊乱的女童要避免病毒感染，也要慎用磺胺、阿司匹林等药物。

幼年型类风湿关节炎

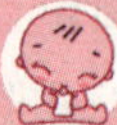

症状表现及并发症

1.病因分析

幼年型类风湿关节炎是儿童时期常见的一种结缔组织病，以慢性关节炎为主要特点，伴有全身多系统损害。本病临床有不规则发热和关节肿痛、日久可致关节畸形、常伴肝脾和淋巴结肿大等症状。

病因尚不完全清楚。一般认为与自身免疫、病毒感染和遗传有密切关系。

2.症状表现

根据起病方式、临床表现，该病可分为三型，即全身型、多关节型和少关节型，各型之间差异较大。

全身型，起病较急，表现有发热、皮疹、和多发性关节炎，多数患儿有肝、脾和淋巴结肿大。热型呈弛张热，每天体温波动在36℃～41℃，热退后活动自如。皮疹是此型的典型症状，通常为充血性斑丘疹，融合成片，可分布于全身，常于高热时出现，热退后皮疹逐渐消失。关节炎可出现在病程早期或后期，大小关节均可受累。有些患儿仅有关节痛。从血象上看白细胞明显升高，中性粒细胞中有中毒颗粒。轻度贫血。

多关节型，受累关节≥5个，以指趾小关节受累比较突出。女孩发病多于男孩。起病可急可缓，表现为关节僵硬、肿痛和局部发热。通常从膝、肘、踝等大关节开始，逐渐累及小关节，出现梭形指。颈椎、颞颌或髋关节也可受累，出现疼痛、活动受限等功能障碍表现。此型关节炎可反复发作，最终出现关节僵直、变形、肌肉萎缩等严重损害。很少合并虹膜睫状体炎。

少关节型，受累关节≤4个，以大关节为主，多累及膝、肘、踝等关节，除关节炎外多合并虹膜睫状体炎。

护理与预防

1.日常护理

(1)患儿如有发热、关节肿痛等症状，应卧床休息。

(2)病情缓解后，应下床适当活动，加强关节功能锻炼，防止关节变形和肌肉萎缩。

(3)配合中药外洗或中药药浴治疗。中药药浴把药汁煎好后用蒸汽浴的方法，(让孩子躺在治疗床上)，需要到医院治疗。

(4)已出现关节畸形者可以矫形外科治疗。

(5)合并虹膜睫状体炎者定期眼科复查。

(6)心理治疗，帮助患儿克服因身体残疾造成的自卑心理，鼓励他们参加正常活动和上学，增强战胜疾病的信心。

2.家庭预防

(1)服用强的松时，要避免呼吸道感染。

(2)常用药如阿司匹林、萘普生、布洛芬等长期服用可出现肝功能损害、白细胞下降等不良反应，因此要定期检查肝功能和血常规。

泌尿生殖系统疾病

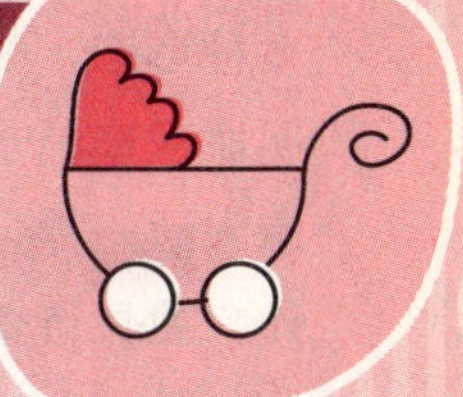

血尿

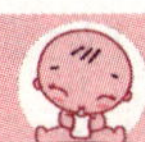

症状表现及并发症

1.病因分析

引起血尿的原因很多，可分为以下几个方面：①泌尿系统疾病，常见病有急慢性肾炎、IgA肾病、先天性肾畸形（如多囊肾、马蹄肾）、胡桃夹现象、肾挫伤、泌尿系感染、肾周围脓肿、肾脏肿瘤、肾脏结石或膀胱异物等。②全身性疾病，如血小板减少性紫癜、再生障碍性贫血、白血病、系统性红斑狼疮、过敏性紫癜、肾毒性药物损伤、盆腔炎症、溶血尿毒综合征或家族遗传性肾炎等。③其他因素，如剧烈运动、特发性高尿钙症等。

婴幼儿期反复发生血尿要注意泌尿系统畸形；学龄儿童血尿同时伴有浮肿、高血压、蛋白尿者要注意急性肾炎；伴尿频、尿急、尿痛者要注意泌尿系感染，伴排尿疼痛、尿流中断者，可能是泌尿系结石；感冒后反复出现肉眼血尿，一般情况良好者，可能是IgA肾病；伴出血、贫血、血小板下降者，则可能是血液病，如血小板减少性紫癜、再生障碍性贫血、白血病或血友病等疾病。有血尿家族史、耳聋和眼病者，可能是家族性肾炎；庆大霉素、卡那霉素、磺胺类、环磷酰胺等可引起药物性血尿。但临床极少用，特发性高钙尿者，临床可无症状，多表现为镜下血尿，需做尿钙方面的检查。剧烈运动后可出现一过性血尿，不是病态。胡桃夹现象又称左肾静脉压迫综合征，需做腹部B超确诊。

2.症状表现

血尿是儿科常见症状之一，血尿可为一过性、间歇性或持续性。临床上将肉眼可见的洗肉水样或浅茶色尿，称为肉眼血尿；若离心尿沉渣红细胞≥5个/高倍视野，称为镜下血尿。根据尿中红细胞的形态将血尿分为肾小球性血尿和非肾小球性血尿两种，前者红细胞有多种形态，如指环、穿孔、芽孢等，说明血尿来源于肾小球；而后者红细胞形态大致一样，说明血尿来源于肾小球以外。血尿待查涉及很多疾病，要根据发病年龄、血尿特点、具体病情及用药情况综合考虑，完善相关检查后诊断，有时需做肾穿检查。

护理与预防

日常护理

(1)治疗原发病。

(2)祛除致病因素。

隐睾

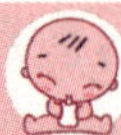

症状表现及并发症

1.病因分析

隐睾是指睾丸未从腹膜后下降至阴囊而停留在腹腔、腹股沟区或阴囊入口等部位。它包括睾丸下降不全、睾丸异位和睾丸缺如三种类型，是常见的先天性泌尿生殖系统畸形。

病因尚未肯定，不是单一因素。有些可能与患儿睾酮水平低于正常和纤维带阻止睾丸下降有关。

2.症状表现

隐睾多为单侧，右侧较左侧多见，约有20%为双侧。患儿多无自觉症状，检查阴囊内空虚，有时在腹股沟处可触及停留的睾丸，若睾丸在腹腔内，则根本不能触到睾丸。隐睾患儿患侧阴囊发育不良，很多患儿合并腹股沟斜疝。隐睾的危害主要在于睾丸萎缩造成生育能力下降甚至不育，还有接近体表易受损伤、发生癌变或精索扭转等问题。因此，隐睾应早期治疗，不可忽视。检查手段有B超、CT、和腹腔镜。

护理与预防

1.日常护理

(1)对于生后10个月仍为隐睾者，应开始激素治疗，目的是促进睾丸发育和下降。药物有绒毛膜促性腺激素(HCG)或促性腺激素(GNRH)。

(2)激素治疗无效时，应尽早手术治疗，最晚不应超过3岁。并发疝气者，均需手术。

2.家庭预防

平时注意避免磕碰或挤压腹股沟处。

急性肾炎

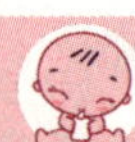

症状表现及并发症

1.病因分析

急性肾炎是由A组β溶血性链球菌感染引起的一种免疫复合物性肾炎，一般认为是机体对链球菌的某种抗原产生抗体，形成免疫复合物，随血流抵达肾脏，沉积于肾小球基底膜，进一步激活机体，造成肾小球病理损伤所致。

急性肾炎是急性肾小球肾炎的简称，

是一种急性疾病，以浮肿、血尿、高血压和肾功能减退为特征的肾小球疾病。

2.症状表现

发病前1～3周常有急性扁桃体炎、脓疱病等疾病。浮肿是最早出现的症状，多见于眼睑及面部，早晨起床时明显，其次为小腿，很少波及全身，浮肿程度为轻到中度，较肾病综合征轻，性质为非可凹性浮肿，伴随浮肿出现尿少，血尿和高血压，尿量较平时明显减少。血尿分肉眼血尿和镜下血尿两种，约半数患儿为肉眼血尿，颜色呈洗肉水样或浅茶色，持续1～2周转为镜下血尿，尿常规除大量红细胞、少量白细胞、管型外，常有+或++的蛋白，但很少超过+++。高血压常在病初1周内出现，2周后随着浮肿消退和尿量增加，血压逐渐降至正常。除以上表现外，有些患儿可诉乏力、头痛、恶心或腰痛等不适。主要合并症有充血性心力衰竭、高血压脑病和急性肾功能衰竭，常出现在起病后的2周内。

护理与预防

1.日常护理

(1)病初2周内应卧床休息，减少活动量，待尿量增多、血压正常后可加大活动量。

(2)给予低盐、低蛋白质饮食，有肾衰时应严格限水。

(3)病初2周内应严格记录尿量。每3天称1次体重，若浮肿减轻、尿量增加、体重下降，说明病情趋于好转。

(4)配合中药治疗，疏风行水，利尿消肿。

(5)肾炎痊愈后也要注意休息，避免剧烈运动，建议免体育课1～3个月。

2.家庭预防

(1)患猩红热、化扁或脓疱病后应积极抗感染治疗，注意2～3周后查尿。

(2)加强身体锻炼，增强抗病能力。

(3)保持皮肤清洁，搞好个人卫生。

肾病综合征

症状表现及并发症

1.病因分析

肾病综合征是儿科常见的泌尿系统疾病，发病率仅次于急性肾小球肾炎，具有四大特点：大量蛋白尿、低蛋白血症、高胆固醇血症和高度水肿。

肾病综合征分型多，病因和发病机制尚不明晰。芬兰型肾病综合征属常染色体隐性遗传病，其他肾病可能与感染、遗传、药物、免疫功能紊乱有关。

2.症状表现

临床分为先天性肾病综合征、原发性肾病综合征和继发性肾病综合征三大类：

先天性肾病综合征，具有发病早、病情重、预后差的特点。患儿多为早产儿，蛋白尿在出生时就已出现，随后在1～3个月龄时出现水肿、低蛋白血症等肾病综合征表现，常有喂养困难、生长发育迟缓、容易感染等情况。

原发性肾病综合征，分为单纯性肾病和肾炎性肾病两类，男孩发病率高于女孩。单纯性肾病的表现即肾病四大特点，多见于学龄前儿童。水肿首先见于颜面和眼睑，渐及躯干、四肢，常有胸腔和腹腔积水，男孩有明显的阴囊水肿，体重增加同时尿量减少。肾炎性肾病除四大特点外，还应有血尿、高血压、氮质血症和持续低补体四项的至少一项，多见于较大儿童。

继发性肾病综合征，可继发于过敏性紫癜、系统性红斑狼疮、急性肾炎、药物或金属中毒等。

肾病综合征的病程较长，且容易反复发作，主要合并症是继发感染，加上药物的副作用影响，使患儿的生活质量明显下降，因而是威胁患儿健康的一大痼疾。

护理与预防

1.日常护理

(1)对于原发性肾病来说，除高度水肿外，一般不需绝对卧床，病情缓解后逐渐增加活动量。

(2)应给予低盐、优质蛋白、低脂肪的饮食，可选优质蛋白如牛奶、鸡蛋、瘦肉、鱼等。水肿明显和血压高时要忌盐。

(3)皮肤护理，高度浮肿的患儿，床褥应松软，勤翻身，防止皮肤擦伤，防止发生褥疮。阴囊水肿时，可用棉垫将阴囊托起。

(4)避免各种感染，尤其避免与水痘、麻疹等患儿接触，以免加重病情。

(5)肾病患儿需长期服激素治疗，为防止骨骼脱钙，应同服维生素D和钙剂。

(6)因治疗时间长，对年长儿要做好健康指导，不要擅自停药或不连续服药，以免造成复发。

2.家庭预防

(1)避免各种感染，感染后肾病易复发。

(2)平时加强身体锻炼，增强机体抗病能力。

泌尿系感染

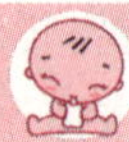

症状表现及并发症

1.病因分析

泌尿系感染是小儿泌尿系统常见病之一，是指细菌直接侵入尿路而造成的炎症。

易感因素：女婴尿道短且尿道口暴露，易被粪便污染；男婴包茎积垢也容易引起感染；婴儿免疫功能尚不健全，抵抗力弱，也为细菌血行播散创造了条件；先天泌尿系畸形如多囊肾、后尿道瓣膜、输尿管狭窄等可继发泌尿系感染；结石、肿瘤、异物可导致泌尿道梗阻，从而继发感染；严重膀胱输尿管返流是本病反复发作和肾实质损害的重要因素。

致病菌：与绝大部分致病菌为肠道杆菌，最常见为大肠杆菌，其次为副大肠杆菌、变形杆菌、克雷白杆菌、铜绿假单胞菌等。本病偶由病毒、支原体或真菌引起。

感染方式：主要为上行感染，即致病菌由尿道上行感染膀胱、肾盂等器官，此方式以女孩多见。还有血行感染和直接感染，血行感染多发生在新生儿和小婴儿，见于脓疱病、肺炎或败血症病程中。直接感染是由于外伤或周围组织病灶直接波及所致。此外，尿路器械检查也可引起感染。

2.症状表现

感染可累及尿道、膀胱、肾盂和肾实质，按病程长短可分为急性和慢性泌尿系感染两类，病程在6个月以内的为急性泌尿系感染，其临床表现差异较大。

新生儿期：多由血行感染所致，以全身症状为主，如发热、体温不升、面色苍白、拒奶、纳少、啼哭、呕吐、腹泻、腹胀、体重不增等，部分患儿会有黄疸、抽风、嗜睡等症状。

婴幼儿期：仍以全身症状为主，如发热、纳少、体重增长缓慢，可伴见呕吐、腹泻等消化道症状，还可出现精神萎靡、嗜睡、烦躁，甚至惊厥以尿频、尿急、尿痛为特点的膀胱激惹症不明显，若小儿有排尿时哭闹、尿频或顽固性尿布疹时，应注意本病。可由上行感染或血行感染所致。

儿童期：上尿路感染时全身症状较明显，常有发热、寒战、全身不适、可伴腰痛及肾区叩击痛。下尿路感染时仅表现为尿频、尿急、尿痛等尿路刺激症状，可有终末血尿，而全身症状多不明显。

慢性泌尿系感染的病程多在6个月以上，其特点为时轻时重，反复发作迁延不愈，表现有间歇发热、腰痛、乏力、消瘦、进行性贫血等，患儿多有尿返流或先天泌尿系统发育畸形，后期发展为慢性肾功能不全。

护理与预防

1.日常护理

(1)卧床休息，多饮水，勤排尿，减少细菌在膀胱内停留时间。

(2)保持外阴清洁干燥，特别是女婴或女童，勤换尿布，尿布用开水烫洗晒干。大便后清洗臀部。

(3)饮食无特殊要求，选择有营养、易消化的食物即可。

(4)每周查尿常规2次，即使临床症状消失，也应服够疗程，连续两次尿常规正常后再停药，此后建议每个月查尿一次，连续3个月。对于反复发作的患儿，疗程6～8周，甚至会更长。

2.家庭预防

(1)家长要掌握正确的育儿知识，注意外阴清洁，勤清洗，勤换尿布，尽量不穿开裆裤。

(2)婴儿应有单独的毛巾和澡盆，不

要让孩子爬坐在地面上玩耍。

(3)如果反复发生泌尿系感染，应及时到医院查明病因，有针对性地进行治疗。

2.家庭预防

(1)避免呼吸道感染。

(2)加强身体锻炼。

系膜IgA肾病

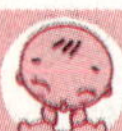

症状表现及并发症

1.病因分析

系膜IgA肾病是一种病因不明的、以反复发作性血尿为特点的肾小球疾病，这里所说的病因不明需除外过敏性紫癜、系统性红斑狼疮等全身性疾病。

多数学者认为，本病是含有IgA的循环免疫复合物在肾内沉积而致病。

2.症状表现

典型表现是发作性肉眼血尿，尿色呈浅茶色或洗肉水色，一般情况良好，学龄儿童可诉腰痛，没有高血压和浮肿表现。大多数患儿发病前1～2天有呼吸道或消化道感染史，肉眼血尿多在3～7天内消失，此后可反复发作。少数患儿起病隐匿，常在化验尿常规时发现镜下血尿。本病血清免疫球蛋白A可升高，但不是确诊依据，确诊需做肾活检免疫荧光检查，同时除外其他疾病。

护理与预防

1.日常护理

(1)本病用中药治疗效果较好。

(2)卧床休息，病情好转后下地活动。

(3)饮食宜清淡少盐。

急性肾功能衰竭

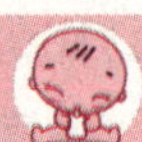

1.病因分析

急性肾功能衰竭是指任何原因引起肾功能急剧下降或消失，以氮质血症、高钾血症和代谢性酸中毒为主要特征的一组临床综合征，各年龄组均可发生，按临床经过分为三期，但小儿常无明显分期界限。

急性肾功能衰竭又称急性肾功能不全，其病因可分为肾前性、肾性和肾后性三大类原因，其中以肾性原因最多见，它主要是指肾脏本身疾病或某些致病因子(如药物、毒物等)造成的肾功能不全，常见疾病有急性肾炎、急进性肾炎、间质性肾炎、狼疮肾炎、紫癜肾炎、肾脏畸形、肾静脉栓塞、溶血尿毒综合征、肾脏肿瘤、重金属(如汞、砷)中毒、肾毒性药物中毒、鱼胆或毒蘑菇中毒等。肾前性因素是指任何原因引起的有效循环血量急剧减少，肾血流灌注不足而出现肾功能不全，可见于严重脱水、大量失血、重症感染、各种休克、大面积烧伤等情况。肾后性因素是指任何原因引起的尿路梗阻而造成的肾功能不全，常见于泌尿系结石、肿瘤压迫或泌尿道畸形等疾病。

不同年龄的小儿肾衰的病因不同，

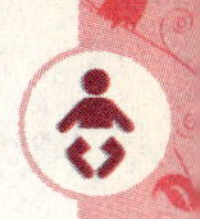

新生儿期以缺氧、败血症、严重溶血和出血较常见；婴儿期以严重腹泻、重症感染和肾脏畸形多见；年长儿则以各种肾炎、休克多见。

2. 症状表现

少尿期：患儿大多数以少尿起病，尿量急剧减少，甚至无尿，每天尿量少于250ml/m^2，称为少尿，每天尿量30～50ml则称为无尿，由于肾功能下降，体内代谢产物蓄积增多，内环境发生紊乱，多个系统器官功能受到影响，可出现精神萎靡、面色苍白、呼吸深长、恶心、呕吐、贫血、水肿、血压偏高、心律不齐等表现。血生化提示：尿素氮和肌酐升高；血钾、血镁和血磷升高，血钠、血钙和血氯降低；血液pH降低。少尿期持续数天至数周不等，此期持续时间越长，疾病的转归越不好，可因严重感染、心律紊乱、肺水肿等原因死亡。

多尿期：表现为尿量增多，肾功能逐渐恢复，每天尿量400～600ml以上，随着尿量的增多，临床症状逐渐好转，尿素氮和肌酐下降，酸中毒纠正，应注意血钾下降过快造成低钾或血钠进一步下降。多尿期一般持续1～2周。

恢复期：患儿一般情况好转，尿量和血生化恢复正常，肾功能完全恢复需较长时间，少数患儿会发展为慢性肾功能衰竭。

护理与预防

1. 日常护理

(1)少尿期、多尿期均应卧床休息，恢复期逐渐增加活动量。

(2)少尿期要严格限制液体入量，防止出现心力衰竭、肺水肿或脑水肿，每天测量体重，以每天体重下降0.5%～1%为宜。

(3)尽量吃低盐、低蛋白饮食，减轻肾脏负担。

(4)监测血压、脉搏、呼吸等生命体征，注意精神状态、食欲、呕吐等情况，严格记录尿量。

(5)预防感染，注意皮肤及口腔清洁，定时给患儿翻身、拍背。

(6)病室保持安静，每天紫外线消毒，经常通风换气。

(7)避免感染、劳累或剧烈运动而加重病情。

(8)慎用对肾脏有损伤的药物，如庆大霉素、卡那霉素、多粘菌素E、复方新诺明等药物。

(9)加强小儿看护，避免接触有毒重金属、农药、杀虫剂等，不要食用鱼胆或来历不明的蘑菇。

2. 家庭预防

(1)积极治疗原发病，如急进性肾炎、狼疮肾炎、紫癜肾炎等肾脏疾病。

(2)避免感染、劳累或剧烈运动而加重病情。

(3)慎用对肾脏有损伤的药物，如庆大霉素、卡那霉素、多粘菌素E、复方新诺明等药物。

(4)加强小儿看护，避免接触有毒重金属、农药、杀虫剂等，不要食用鱼胆或来历不明的蘑菇。

(5)对于有手术指征的泌尿系统肿瘤或先天畸形宜早期手术。

外阴阴道炎

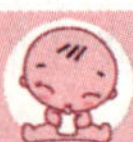

症状表现及并发症

1.病因分析

外阴阴道炎是小儿妇科常见病，发病年龄有很大不同，从婴儿期到青春期均可见到。

常见病因有以下几种：①细菌，如葡萄球菌、链球菌、大肠杆菌和淋病奈瑟氏菌。②真菌，如白色念珠菌。③寄生虫，如阴道毛滴虫、蛲虫。④异物，如曲别针、发卡。

感染方式有直接感染和间接感染两种，有的还与长期使用抗生素、体内雌激素水平变化或原发病有关。

2.症状表现

临床表现有外阴局部红肿痒疼，尿道口、阴道口黏膜充血水肿，阴道分泌物增多，呈黄色脓性、脓血性或豆腐渣样，有的臭味很浓，可伴有尿频、尿疼、排尿困难或行走困难。因手指搔抓，可使感染扩散。

护理与预防

1.日常护理

(1)临床可采取外洗、坐浴、栓剂、膏剂、输液、口服等多种治疗措施。

(2)注意外阴卫生，对污染的衣裤、毛巾要及时清洗消毒。

(3)急性期卧床休息，避免剧烈运动，忌辛辣油腻之物。

(4)确诊为淋菌性外阴阴道炎后，为避免传染他人，不要去公共场所游泳、洗浴。若家长患此病者，亦应及时治疗。物品应个人专用。

(5)确诊为念珠菌性外阴阴道炎者，应积极治疗原发疾病，如糖尿病。与使用抗生素有关的，可酌情调整或停用抗生素。

(6)确诊为滴虫性外阴阴道炎的，内衣、内裤、毛巾等应煮沸消毒15分钟。

2.家庭预防

(1)教给孩子一些卫生常识，如不要席地坐卧；便后要从前向后擦拭，以免粪便污染外阴。

(2)保持外阴清洁干燥，每天清洗1～2次。勤换内裤，婴儿勤换尿布，幼儿尽量不穿开裆裤。

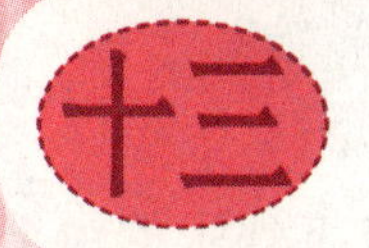

十三 骨关节和肌肉系统疾病

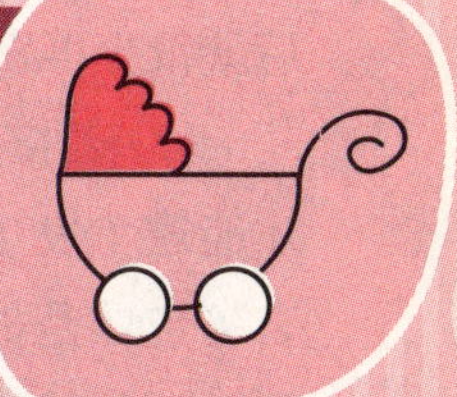

牵拉肘

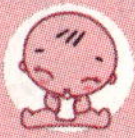

症状表现及并发症

1. 病因分析

牵拉肘的医学称呼应该是“桡骨小头半脱位”，多是由于家长没有正确搀住幼儿的上肢，用力牵拉手部而引起的。例如家长拉着幼儿手臂上楼梯；幼儿要跌倒时，猛然拉住他的手部；家长牵拉幼儿的双手玩耍，给幼儿穿衣把手从袖口抽出，以及给幼儿做按摩时用力过猛等。

幼儿的桡骨头尚未完全发育，尚未完全位于肘关节囊内，周围仅被一条韧带附着。该韧带起于尺骨后缘，即桡骨环状韧带。它可因桡侧副韧带的过度牵张而被动运动，在外力作用下易卡位，阻碍骨关节自行复位，发生半脱位。

2. 症状表现

孩子的手臂呈现半弯曲下垂，不能举手，拒绝拿、取食物及玩具，并拒绝大人碰触。肘部可从略有肿胀但外形无明显变化，肘部由于受牵拉伤后疼痛、怕触碰，尤其在肘关节压痛明显，肘关节活动范围受限制。

3. 并发症

等年龄增大以后，骨头发育完全，就不易再发生了，也不会留下后遗症。

护理与预防

日常护理

(1)牵拉肘都是由于不当的牵拉造成，因此除此之外的损伤不可轻易误认为是牵拉肘而尝试自行复位。特别是由于孩子跌伤后导致的手臂不能活动一般都不是牵拉肘，此时如果尝试手法复位那么很可能会出现危险(例如使骨折错位加大)，此时必须去医院让医生拍片检查。

(2)当牵拉肘复位后一般不需要固定或其他治疗，但要注意的是避免近期再度牵拉，否则很容易转变成习惯性的脱位，也就是很轻微的动作就会导致再次的脱位，到8～9岁后待桡骨头基本发育后就很少再发生脱位了。

(3)家长只有正确搀住幼儿的上肢才能避免发生桡骨小头半脱位。正确的姿势应该是抓住孩子的肘关节或上臂部位，而尽量避免直接牵拉幼儿的手。开始时可能不太习惯，经过一阶段就会逐渐适应了。1岁的幼儿，家长应该把两手放在他的腋窝下训练其走路，避免牵着手臂练习。

发展性髋关节发育不良

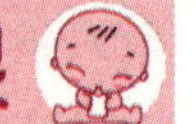

症状表现及并发症

1.病因分析

大腿股骨头脱出盘骨。“髋关节”是指大腿股骨头和骨盘骨连接的关节。正常大腿股骨头的前端，和骨盘连接，腿能完全的向外张，但是当大腿股骨头的前端，没有和股骨头连接，脱臼时则称为“发展性髋关节发育不良”。而髋关节脱臼有单侧及两侧两种类型。

婴幼儿的腿，平常如同青蛙一样，为膝盖弯曲张开的姿态。但因为某种因素，使髋关节的股骨头，脱离了髋骨的凹臼，而造成外张困难。

髋关节脱臼，虽然是由先天性髋关节异常所引起的，但多数是因为原本关节韧带松弛，伸展时引起脱臼等后天原因较多。另外，根据了解怀孕胎位不正，造成胎儿的腿有伸直的状态.出生后也很容易引起髋关节脱臼。

一般认为可能是女性荷尔蒙造成关节松动的关系。

2.症状表现

其最大的特征为跨下外张的情况不良。一般孩子仰睡时，膝盖会自然弯曲、跨下会张开、两腿会向左右外展，并呈现对称的样子。

至于两腿脱臼的情况为左右两侧又出现特别差异，较不容易被发现。但如果用手把两腿弯曲向左右外展时，就会发出“拍嗒”声。

3.并发症

如果脱臼不治疗，孩子走路时就会很困难，或两腿一拐一拐的样子。另外，髋关节脱臼，依程度不同也分为髋关节完全脱臼、半脱位状态(亚脱臼)、关节不稳定，以及髋关节的髋臼部分形成不良状态等。

护理与预防

日常护理

(1)使用T字型的尿布，可让髋关节和脚能自由活动。避免给他穿着太紧和太小的衣服，以穿着宽松为宜。而且抱或背时，不可让他的脚直立，而是要让他膝盖能弯曲、跨下能外张，脚能夹住母亲身体的姿势。

(2)不可让他睡在太软或太窄的地方，以免双脚无法自由活动；在可能的范围内，最好能给它可活动的空间。

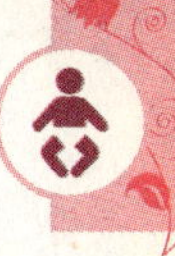

先天性肌性斜颈

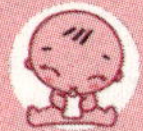

症状表现及并发症

1.病因分析

先天性肌性斜颈俗称歪脖儿，系侧胸锁乳突肌挛缩所致，头颈部向患侧倾斜的一种先天性畸形。若发现孩子不论是吃奶还是睡觉时，头总是向一侧偏斜，则要警惕是否患有先天性肌性斜颈。

本病的直接原因是胸锁乳突肌的纤维化，引起挛缩和变短。但引起此肌纤维化的真正原因还不清楚，可能与先天性胸锁乳突肌发育不良、胸锁乳突肌因产伤出血、挛缩、宫内胎位不正有关，缺血继而过度退化为纤维结缔组织所替代。

2.病状表现

先天性肌性斜颈，在生后头2周内在颈部可摸到圆形或椭圆形较硬的肿块。1～2个月肿块可发展到枣核大小，此后2～3月内便逐渐变小或消失，右侧比左侧要常见。其次注意观察小儿头部姿式，患儿头部常固定在一个正确的位置上头。总偏向有肿块的一例，面部朝向无肿块的一侧。

3.并发症

本病的并发症较少，但随着本病的发展，胸锁乳突肌挛缩，逐渐加重头面部，继发性畸形加重，患侧面部缩小两眼不在同一平面下颌。向患侧转动受限胸锁乳突肌挛缩，呈条索状颅骨发育偏而小，双肩不平。

护理与预防

日常护理

(1)新生儿期发现颈部有包块时，在医生指导下由父母对患儿颈部被动牵拉活动，头部先向健侧牵动，然后下颌转向患侧，每个动作缓慢进行。每天做颈部活动3～4次，每次10分钟左右。另外哺乳时患侧固定在母亲胸前，使患侧得到牵拉，逗引孩子时站在患侧一边也是起到牵拉胸锁乳突肌的一种方法。也可辅以局部理疗经一年左右的保守治疗76%～86%患儿可得到矫正。

(2)睡觉时调整卧位位置，使阳光或灯光照在病侧；发声和发光的玩具以及电视机、录音机等声音也要来放于病侧，并可用枕头垫在病侧。母亲坐位横抱孩子时要让病侧向上，通过抬头，训练颈部的肌肉。

(3)热敷疗法，可用小号暖水袋，温度保持在45℃左右，放置于患部。

图书在版编目（CIP）数据

健康影响孩子一生的幸福：婴幼儿疾病防治与家庭护理手册/宁桦主编．—北京：中国人口出版社，2012.5

ISBN 978-7-5101-1189-1

Ⅰ.①健…Ⅱ．①宁… Ⅲ．①小儿疾病-防治-手册②婴幼儿-护理-手册 Ⅳ．①R72-62②R174-62

中国版本图书馆CIP数据核字（2012）第076185号

权威·实用·父母必备

健康影响孩子一生的幸福：

婴幼儿疾病防治与家庭护理手册

宁桦 主编

出版发行 中国人口出版社
印　　刷 北京睿特印刷厂大兴一分厂
开　　本 710毫米×1020毫米 1/16
印　　张 14
字　　数 120千字
版　　次 2012年9月第1版
印　　次 2012年9月第1次印刷
书　　号 ISBN 978-7-5101-1189-1
定　　价 28.80元

社　　长 陶庆军
网　　址 www.rkcbs.net
电子信箱 rkcbs@126.com
电　　话 (010)83519390
传　　真 (010)83519401
地　　址 北京市宣武区广安门南街80号中加大厦
邮　　编 100054